# 告别
# 肠胃病

饮食+理疗+中医调养

赵春杰　主编



华龄出版社
HUALING PRESS

责任编辑：郑建军
责任印制：李未圻

图书在版编目（CIP）数据

告别肠胃病 / 赵春杰主编. -- 北京 : 华龄出版社，2020.1

ISBN 978-7-5169-1493-9

Ⅰ. ①告… Ⅱ. ①赵… Ⅲ. ①胃肠病－中医治疗法 Ⅳ. ①R256.3

中国版本图书馆CIP数据核字（2019）第246527号

书　　名：告别肠胃病
作　　者：赵春杰

出 版 人：胡福君
出版发行：华龄出版社
地　　址：北京市东城区安定门外大街甲57号　　邮　　编：100011
电　　话：010-58122246　　传　　真：010-84049572
网　　址：http://www.hualingpress.com

印　　刷：德富泰（唐山）印务有限公司
版　　次：2020年1月第1版　　2020年1月第1次印刷
开　　本：710×1000　1/16　　印　　张：14
字　　数：200千字
定　　价：68.00元

目录

# 第一章 肠胃是人体后天之本，是健康的起点

## 一、胃，人的后天之本



## 二、肠，是人体食品加工厂，营养吸收之所



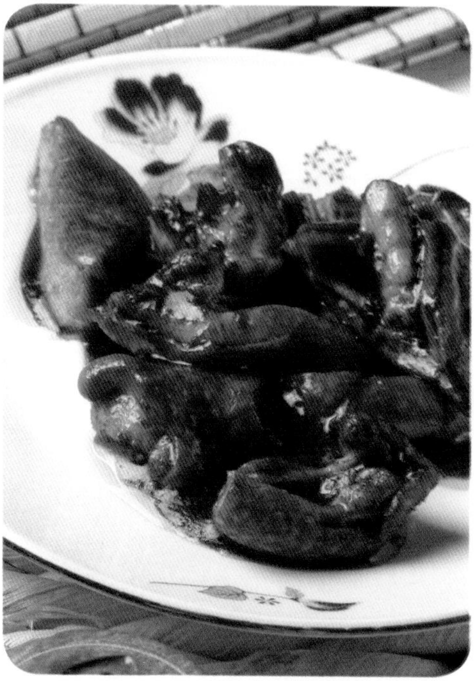

## 三、肠胃有问题，不能疏忽的身体信号



## 四、肠胃病青睐的人群



## 五、轻松养好你的小肠胃



## 六、肠胃病需三分治，七分养，十分防

## 第二章 养护肠胃的黄金饮食，把肠胃疾病吃走

### 一、助消化护肠胃的新鲜蔬菜



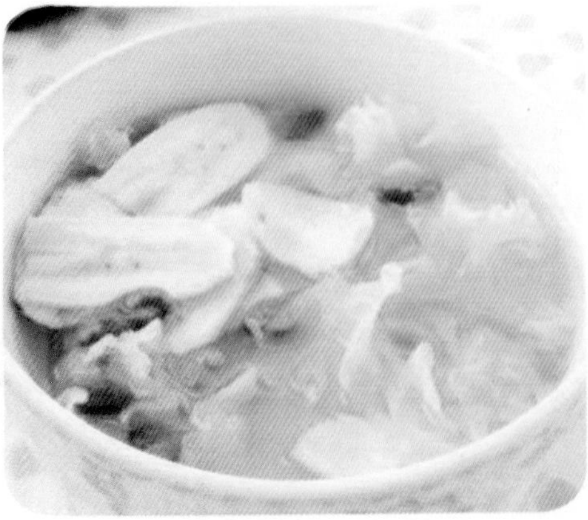



### 二、助消化护肠胃的新鲜水果



### 三、调理肠胃的五谷杂粮

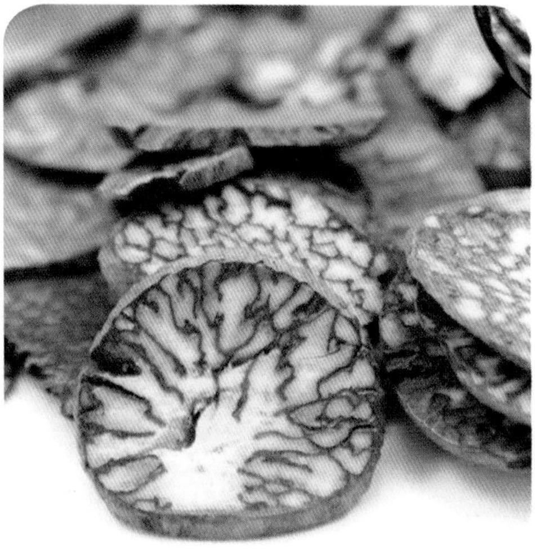

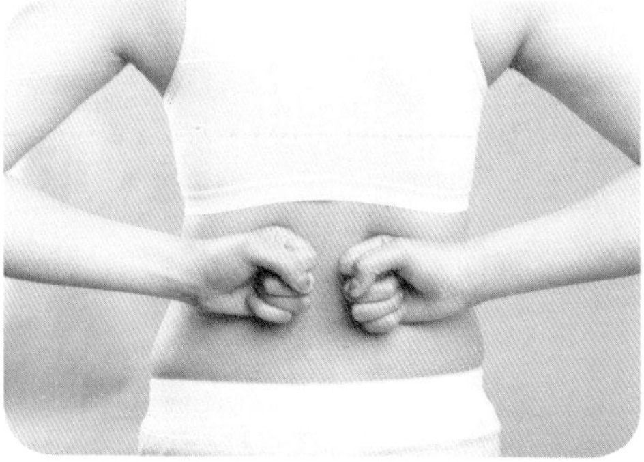

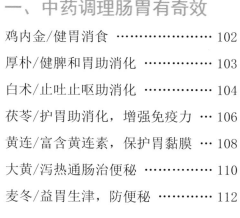

## 第四章 手到肠胃安，简单又实用

### 一、找准穴位的方法技巧



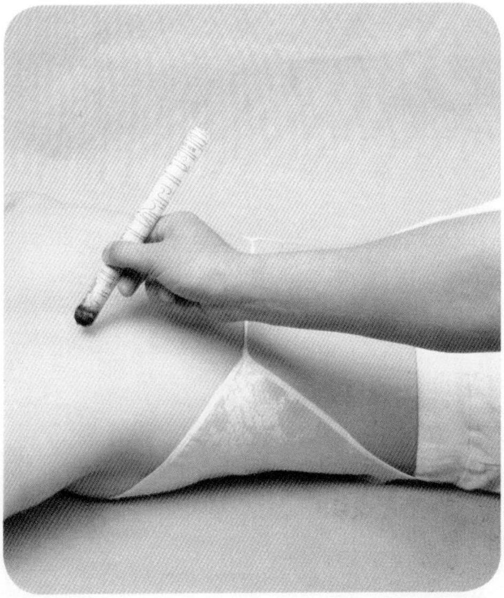

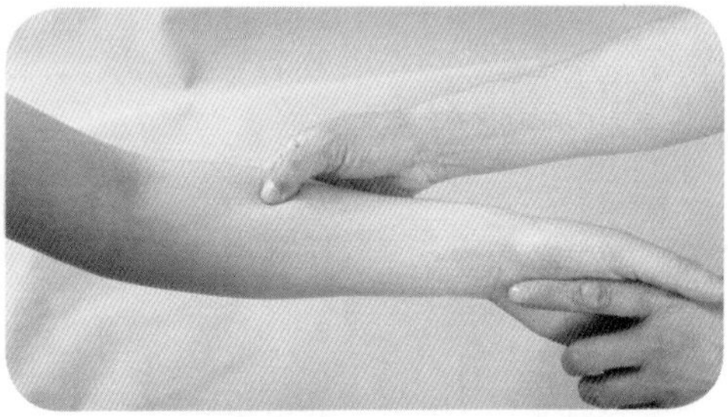

### 二、调理肠胃病特效穴

# 第五章 辨证理疗——让肠胃病远离你

## 呕吐



## 胃痛



## 消化不良



## 结肠炎



## 消化性溃疡



## 胃下垂



## 慢性胃炎



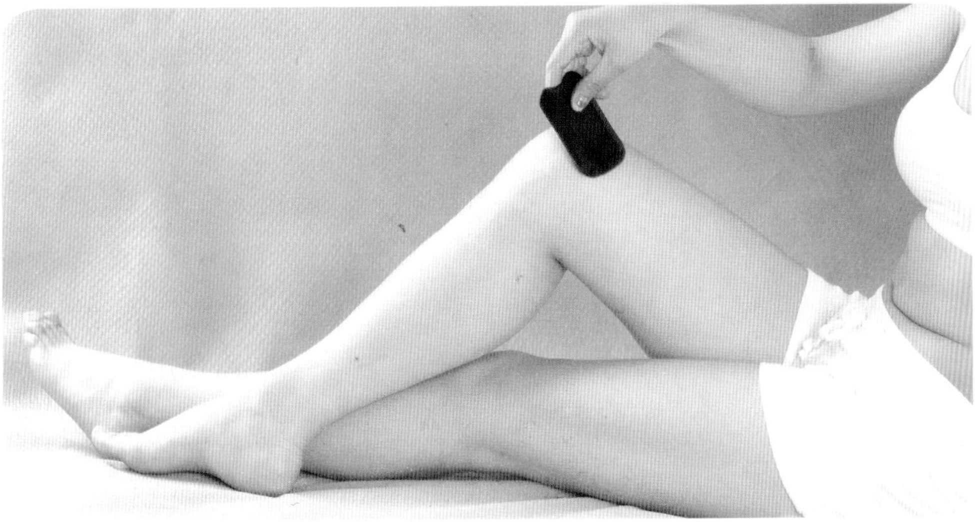

## 慢性腹泻



## 便秘



## 痔疮



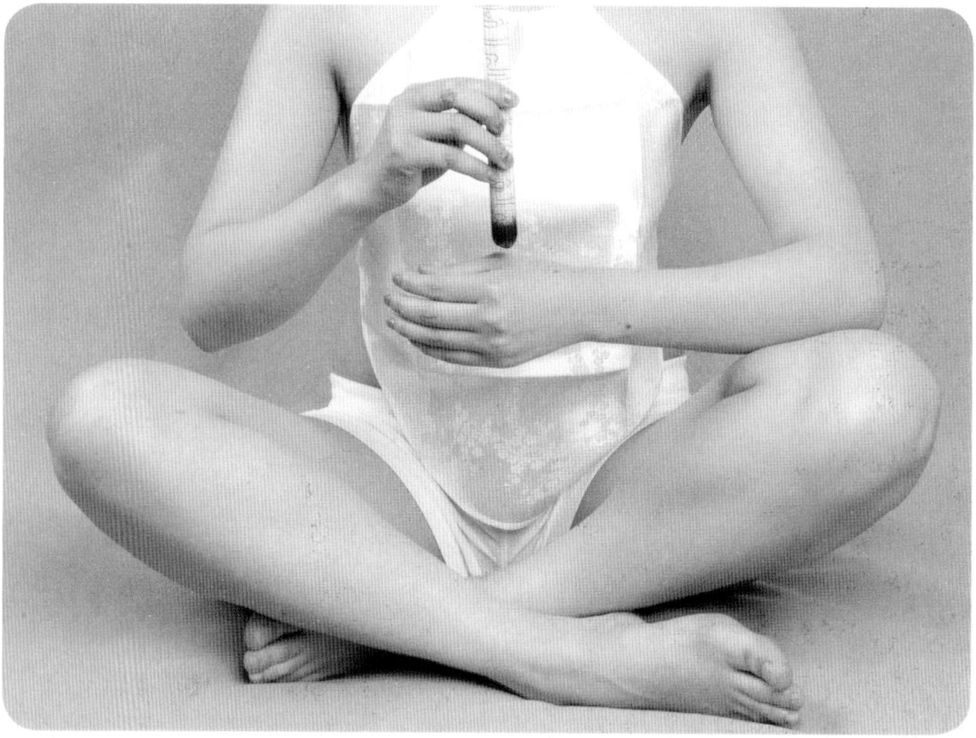

# 第一章

# 肠胃是人体的后天之本，是健康的起点

胃肠道是人体食品加工厂，水、食物、药物等进了肠胃道，就会被分割成比原来体积小得多的物质，经过胃肠道自身一些消化酶的作用，变成人体能吸收的小分子，被胃肠道的血管吸收，食物的营养才能为身体所用。所以说，健康的起点在于肠胃。

# 一、胃，人的后天之本

胃是腹腔中容纳食物的器官。其外形屈曲，上连食道，下通小肠。主受纳腐熟水谷，为水谷精微之仓、气血之海，胃以通降为顺，与脾相表里，脾胃常合称为后天之本。

## 胃的形态

胃位于膈下，腹腔上部，上接食道，下通小肠。胃腔称为胃脘，分上、中、下三部：胃的上部为上脘，包括贲门；下部为下脘，包括幽门；上下脘之间名为中脘。贲门上接食道，幽门下接小肠，为饮食物出入胃腑的通道。

## 胃的生理功能

（一）胃主受纳水谷：受纳是接受和容纳之意。胃主受纳是指胃接受和容纳水谷的作用。饮食入口，经过食道，容纳并暂存于胃腑，这一过程称之为受纳，故称胃为“太仓”“水谷之海”。

机体的生理活动和气血津液的化生，都需要依靠饮食物的营养，所以又称胃为水谷气血之海。胃主受纳功能是胃主腐熟功能的基础，也是整个消化功能的基础。若胃有病变，就会影响胃的受纳功能，而出现纳呆、厌食、胃脘胀闷等症状。

胃主受纳功能的强弱，取决于胃气的盛衰，反映于能食与不能食。能食，则胃的受纳功能强；不能食，则胃的受纳功能弱。

（二）胃主腐熟水谷：腐熟是饮食物经过胃的初步消化，形成食糜的过程。胃主腐熟指胃将食物消化为食糜的作用。胃接受由口摄入的饮食物并使其在胃中短暂停留，进行初步消化，依靠胃的腐熟作用，将水谷变成食糜。饮食物经过初步消化，其精微物质由脾之运化而营养周身，未被消化的食糜则下行于小肠。如果胃的腐熟功能低下，就出现胃脘疼痛、嗳腐食臭等食滞胃脘之候。

胃主受纳和腐熟水谷的功能，必须和脾的运化功能相配合，才能顺利完成。中医学非常重视“胃气”，认为“人以胃气为本”。胃气强则五脏俱盛，胃气弱则五脏俱衰，有胃气则生，无胃气则死。

胃气可表现在食欲、舌苔、脉象

和面色等方面。一般以食欲如常，舌苔正常，面色荣润，脉象从容和缓，不快不慢，称之为有胃气。临床上，往往以胃气之有无作为判断预后吉凶的重要依据，即有胃气则生，无胃气则死。所谓保护胃气，实际上保护脾胃的功能。

### 胃的生理特性

（一）胃主通降：胃主通降与脾主升清相对。胃主通降是指胃脏的气机宜通畅、下降的特性。饮食物入胃，经过胃的腐熟，初步进行消化之后，必须下行入小肠，再经过小肠分清泌浊，其浊者下移于大肠，然后变为大便排出体外，从而保证了胃肠虚实更替的状态。这是由胃气通畅下行作用而完成的。中医的脏象学说以脾胃升降来概括整个消化系统的生理功能。胃的通降作用，还包括小肠将食物残渣下输于大肠和大肠传化糟粕的功能在内。脾宜升则健，胃宜降则和，脾升胃降，彼此协调，共同完成饮食物的消化吸收。

胃之通降是降浊，降浊是受纳的前提条件。所以，胃失通降，可以出现纳呆脘闷、胃脘胀满或疼痛、大便秘结等胃失和降之证，或恶心、呕吐、呃逆、嗳气等胃气上逆之候。脾胃居中，为人体气机升降的枢纽。所以，胃气不降，不仅直接导致中焦不和，影响六腑的通降，甚至影响全身的气机升降，从而出现各种病理变化。

（二）喜润恶燥：是指胃喜于滋润而恶于燥烈的特性，主要体现在两个方面：一是胃气下降必赖胃阴的濡养；二是胃之喜润恶燥与脾之喜燥恶湿，阴阳互济，从而保证了脾升胃降的动态平衡。

## 二、肠，是人体食品加工厂，营养吸收之所

人们一说起胃，总是不免要提起肠，肠胃，这都是常见的说法。胃是后天之本，那与它关联紧密的肠道呢？

肠道的主要家庭成员是小肠和大肠。小肠包括十二指肠、空肠及回肠三部分。大肠位于消化道的下段，包括盲肠（包括阑尾）、升结肠、横结肠、降结肠、乙状结肠、直肠几部分。

### 小肠的生理功能

（一）主受盛化物：小肠主受盛化物是小肠主受盛和主化物的合称。受

盛，接受，以器盛物之意。化物，变化、消化、化生之谓。小肠的受盛化物功能主要表现在两个方面：一是小肠盛受了由胃腑下移而来的初步消化的饮食物，起到容器的作用，即受盛作用；二指经胃初步消化的饮食物，在小肠内必须停留一定的时间，由小肠对其进一步消化和吸收，将水谷化为可以被机体利用的营养物质，精微由此而出，糟粕由此下输于大肠，即“化物”作用。在病理上，小肠受盛功能失调，传化停止，则气机失于通调，滞而为痛，表现为腹部疼痛等。如化物功能失常，可以导致消化、吸收障碍，表现为腹胀、腹泻、便溏等。

（二）主泌别清浊：泌，即分泌。别，即分别。清，即精微物质。浊，即代谢产物。所谓泌别清浊，是指小肠对承受胃初步消化的饮食物，在进一步消化的同时，并随之进行分别水谷精微和代谢产物的过程。分清，就是将饮食物中的精华部分，包括饮料化生的津液和食物化生的精微，进行吸收，再通过脾之升清散精的作用，上输心肺，输布全身，供给营养。别浊，则体现为两个方面：其一，是将饮食物的残渣糟粕，通过阑门传送到大肠，形成粪便，经肛门排出体外；其二，是将剩余的水分经肾脏气化作用渗入膀胱，形成尿液，经尿道排出体外。

小肠分清别浊的功能正常，则水液和糟粕各走其道而二便正常。若小肠功能失调，清浊不分，水液归于糟粕，即可出现水谷混杂，便溏泄泻等。因“小肠主液”，故小肠分清别浊功能失常不仅影响大便，而且也影响小便，表现为小便短少。所以泄泻初期常用“利小便即所以实大便”的方法治疗。

小肠的受盛化物和泌别清浊，即消化吸收过程，是整个消化过程的最重要阶段。在这一过程中，食糜进一步消化，将水谷化为清（即精微含津液）和浊（即糟粕，含废液）两部分，前者赖脾之转输而被吸收，后者下降入大肠。小肠的消化吸收功能，在脏象学说中，往往把它归属于脾胃纳运的范畴内。脾胃纳运功能，实际上包括了现代消化生理学的全部内容，以及营养生理学的部分内容。

## 小肠的生理特性

小肠具升清降浊的生理特性：小肠化物而泌别清浊，将水谷化为精微和糟粕，精微赖脾之升而输布全身，糟粕靠小肠之通降而下传入大肠。升降相因，清浊分别，小肠则司受盛化物之职。否则，升降紊乱，清浊不分，则现呕吐、腹胀、泄泻之候。小肠之升清降浊，实为脾之升清和胃之降浊功能的具体体现。

## 大肠的生理功能

传导糟粕：大肠主传导是指大肠接受小肠下移的饮食残渣，使之形成粪便，经肛门排出体外的作用。大肠接受由小肠下移的饮食残渣，再吸收其中剩余的水分和养料，使之形成粪便，经肛门而排出体外，属整个消化过程的最后阶段，故有“传导之腑”“传导之官”之称。所以大肠的主要功能是传导糟粕，排泄大便。大肠的传导功能，主要与胃的通降、脾之运化、肺之肃降以及肾之封藏有密切关系。

（一）大肠有病，传导失常，主要表现为大便质和量的变化和排便次数的改变。如大肠传导失常，就会出现大便秘结或泄泻。若湿热蕴结于大肠，大肠气滞，又会出现腹痛、里急后重、下痢脓血等。

（二）吸收津液：大肠接受由小肠下注的饮食物残渣和剩余水分之后，将其中的部分水液重新再吸收，使残渣糟粕形成粪便而排出体外。大肠重新吸收水分，参与调节体内水液代谢的功能，称之为“大肠主津”。大肠这种重新吸收水分功能与体内水液代谢有关。所以大肠的病变多与津液有关。如大肠虚寒，无力吸收水分，则水谷杂下，出现肠鸣、腹痛、泄泻等。大肠实热，消烁水分，肠液干枯，肠道失润，又会出现大便秘结不通之症。机体所需之水，绝大部分是在小肠或大肠被吸收的。

## 大肠的生理特性

大肠在脏腑功能活动中，始终处于不断地承受小肠下移的饮食残渣并形成粪便而排泄糟粕，表现为积聚与输送并存，实而不能满的状态，故以降为顺，以通为用。六腑以通为用，以降为顺，尤以大肠为最。所以通降下行为大肠的重要生理特性。大肠通降失常，以糟粕内结，壅塞不通为多，故有“肠道易实”之说。

# 三、肠胃有问题，不能疏忽的身体信号

## 信号一：腹痛

如果在行走或跑步时会有一边肚子痛，放屁后或者轻揉肚子时会感觉疼痛减轻了一点，且能在腹部摸到小的包块，这种状态多是结肠痉挛。

如果腹痛的同时还出现恶心、呕吐、积食的现象，并且在秋季时表现更明显，就可以进一步确认是结肠痉挛了。

如果疼痛有一定的节律性，而且常常是因为受凉、上火，或者吃辛辣食物刺激而诱发，这种情况则应是胃溃疡。

如果腹部的疼痛是隐隐地胀痛，并且位置是在左腹部位置，还经常受到便秘困扰，而且腹痛后大便时还出现便血，身体也明显消瘦，这就要考虑直肠癌或结肠癌的可能。

### 信号二：进食后胃痛

如果常在饭后两小时开始胃痛，有时候发生在半夜，痛感明显时甚至会痛醒，且在秋季和冬季还常有泛酸现象，吃点温热的东西痛感减轻，这是十二指肠溃疡或发炎的表现。

### 信号三：面部生痘痘，多斑

《黄帝内经》讲述了胃经在面部的循行路线，大致起于鼻翼两侧，上下延行，总体沿着面部轮廓走行，上方到左右发际处，再沿着发际继续往上。了解了这些，在照镜子的时候注意观察，如果顺着胃经的路线上有新生的斑点、痘痘等，这很可能是胃病早期的预警。

### 信号四：舌边齿痕，舌中有裂痕

观舌诊病是中医看诊的一绝。针对胃病，我们可以观察舌头的形态。如果你发现自己舌头边缘有被牙齿咯的印子，也就是齿痕，这是身体在提醒我们，健康可能出现问题了，脾胃已经变得虚弱了。

### 信号五：饱胀感强烈

饭后感觉饱胀或整天都感觉肚子胀，口气重，体重下降，面色轻度苍白或发灰，中老年人要想到慢性胃炎，特别是慢性萎缩性胃炎、胃下垂。

### 信号六：饭后腹泻

刚吃完一顿饭，肚子就难受、腹泻，基本上吃一顿泻一次。不吃东西的时候，稍微受凉就会发作。腹泻的排泄物为水样。虽然腹泻，但不见消瘦，这有可能是慢性过敏性肠炎。

## 四、肠胃病青睐的人群

### 第一类人群：上班族白领

我们身边很多人会因为工作压力、饮食不当等原因患上肠胃病。其实，得肠胃病的人是有一定群体性的。也就是说，有些群体的人相比较其他人更容易患上肠胃疾病。第一类人群：上班族白领，上班族工作繁忙，精神压力大，平时运动量少，进食不规律，这都可能会引起自主神经的功能性紊乱，胃及十二指肠壁的平滑肌和血管就会痉挛、收缩，使胃肠组织供血不足，营养供应发生障碍，这时胃及十二指肠黏膜的抵抗力减弱，反酸、饱胀、嗳气等不适的感觉就会出现，如果长时间得不到有效的调整，就有可能形成胃溃疡、胃炎等一系列的疾病。

## 第二类人群：酒桌族

对于不少人来说，终日辗转于酒桌上忙于应酬已成了必不可少的生活内容。研究表明：酒精可使食管黏膜受刺激而充血、水肿，形成食管炎；更会破坏胃黏膜的保护层，刺激胃酸分泌、胃蛋白酶增加，引起胃黏膜充血、水肿和糜烂，引起急、慢性胃炎和消化性溃疡，出现胃灼热、胃痛、胃酸、胃胀、呕吐、食欲差等症状。因此，常饮酒者要当心自己的肠胃。

## 第三类人群：开车族

随着汽车的普及，开车族日益壮大。开车时，血液被供应到紧张的肌肉和大脑里，流到肠胃的血液不多，长时间驾车的人经常吃过饭就开始开车，时常处于这种状态，极易出现肠胃消化不良，出现胃痛、胃胀、嗳气等症状。出租车司机、长途运输的司机及其他专业驾驶员是这种情况的高危人群，平时应当多注意自己的肠胃功能。

## 第四类：出差族

因为工作的关系，不少人成了“空中飞人”。经常出差，不断面对舟车劳顿，适应不同的环境，调整作息习惯，比其他人更易出现肠胃的健康危机。此外，经常出差外地还存在水土不服、饮食不得当等健康隐患，导致肠胃常会出现不适症状。

## 第五类：银发族

专家表示，上了年纪的人由于胃肠功能的减弱，稍不注意就更容易出现胀、堵、闷的情况。随着年纪的增长，老年人消化腺分泌功能降低、胃肠蠕动减弱、消化功能减退，餐后食物长时间不能消化，在胃中停留的时间过长，容易造成消化不良、胃内饱胀。胃内饱胀会使横膈的活动受阻，引起呼吸困难，增加心脏负担，严重的甚至可能出现心绞痛之类的症状。

## 第六类：网民

网民是每天坐在电脑前时间最长的一群人。长时间地坐在电脑前，运动量少，食物长时间停滞在胃里，胃排空减缓，胃部负担加重，胃黏膜受到更多刺激。这种看起来什么都没有做的“静止”状态其实就是胃健康最大的隐患。

另外，网民以年轻人居多。他们在长时间面对电脑后，口渴时最常见的是无限制地饮用碳酸饮料，而这样只会加重对胃黏膜的刺激和损伤，同时也是引发胃炎、胃溃疡的原因之一。

既然已经有这么多人都受到肠胃病的伤害，那我们怎样才能打好肠胃的“保卫战”呢？

一定要记住四条：合理膳食、坚持锻炼、心情愉悦、合理用药。如果不能更换工作，也要尽量调整自己的作息，让身体的生物钟处于相对规律、稳定的状态，不能放任病情的发展，否则胃病进一步发展后，再后悔就来不及了。

# 五、轻松养好你的小肠胃

俗话说，少吃一口，舒坦一宿。这些从实践中积累总结出来的经验，是宝贵的养生防病之道。暴饮暴食影响身体健康，也是造成肠胃疾病的重要原因。吃得过多，不仅使肠胃消化压力增大，也会使身体其他器官缺血，影响健康。

## 饮食结构：荤素搭配1：7

现代人首先要改善饮食结构，应多吃绿色植物、谷物等自然食品，少吃荤菜，两者的搭配比例为7：1。根据长寿的饮食结构指南，一个人每天摄入的鱼虾蛋为50～75克，奶为300克。

研究发现，人每天摄入20～25克膳食纤维，能让肠道更“环保”。高纤维饮食可降低食道癌、胃癌的风险。蔬菜、水果中所含“水溶性纤维”较多，能清扫肠道，并调整肠内菌群环境。不仅防癌，而且能缓解便秘，对肠胃健康大有裨益；五谷杂粮中所含“非水溶性纤维”较多，可刺激肠壁蠕动，缩短食物在大肠中滞留的时间，减少有害物质的吸收。

因此，饮食营养要均衡，不要吃一大堆单一食物，而应每种食物都摄入一些。全谷物、菠菜、花椰菜、苹果、西兰花、梨、豆类食品等都应该成为餐桌上的常客。

## 补充“好细菌”护肠胃

此外，肠道中栖息着数以亿计的细菌，比如益生菌和致病菌等，前者的作用在于平衡各菌群，维持肠道健康。当有益菌的“总体实力”小于有害菌时，肠道菌群的平衡就被打破，可能导致便秘、腹泻等多种问题。

生活中常补充益生菌不仅能提升有益菌的战斗力，有助于维持肠道健康，增进肠道蠕动，还能改善细菌所在的肠道环境，抑制有害菌生长。

其实，除了酸奶、奶酪外，其他一些发酵食物中也含有益生菌，如泡菜、纳豆、腐乳等。另外，为了刺激益生菌的增长，还要多吃含丰富低聚糖的食物，比如香蕉、大蒜、蜂蜜、洋葱及芦笋等，因为低聚糖是肠道内益生菌的养分。

## 肠胃喜欢4类食物，三种食物养胃

### 消食

研究发现，常吃排肠气的食物，如肉蔻、桂皮等能增强胃肠蠕动，有助消化；姜能缓解孕期和手术后的恶心、反胃；薄荷叶能放松胃部肌肉，缓解消化紊乱症状；燕麦片则是保护胃壁的“缓和剂”。

另外，红薯、南瓜、海带三种食物能养胃消食。平时吃点红薯粥、蒸红薯都是不错的选择。南瓜有很好的养胃功效，它富含的碳水化合物、果胶可以保护胃部免受刺激，其含有的膳食纤维非常细软，易吸收。血糖高的人群可以选择食用蒸南瓜，每餐吃一块正合适。海带属于碱性食物，富含的碘可促进血液中三酸甘油酯的代谢，并防止血液酸化，有助于润肠通便，而且热量很低，膳食纤维丰富，能加速肠道的运动。另外，海带中还含有褐藻酸，可降低肠道吸收放射性元素锶的能力，并将其排出体外，在排毒减肥的同时，起到预防白血病的作用，一举两得。

### 怎么吃要有讲究

一是避免吃生冷食物。生冷食物不仅不易消化吸收，而且有损脾胃。生冷食物常常把各种病菌和寄生虫卵带进体内，招致疾病。熟食过冷，也会伤害脾胃，体质虚寒的人，尤其不可多吃生冷饮食。

二是避免饥饱失常。饥饱失常往往造成精气虚弱，或招致其他疾病。过饥则饮食摄入量不足，气血化源匮乏，久而久之则精气虚少，感受邪气而引发相关病症。相反，过饱或暴饮暴食又容易损伤脾胃，造成脾胃受伤，饮食停滞。

三是注意饮食卫生。进食不干净的食物也是导致肠胃疾病的一种重要原因。吃的东西不干净或已经腐烂变质就易引发腹痛、泄泻、痢疾或蛔虫等疾病。

很多人肠胃生了病，只想着靠医生和特效药，在生活饮食上却毫不用心。即使医生提醒了，仍然坚持不了多久就又开始瞎吃瞎喝。

大家可能觉得肠胃小毛病不是什么大问题，实际上，如果继续放任饮食，病情加剧会非常快的。很多例患者，因为饮食不当，病情由普通的肠胃小问题，发展到胃出血和胃穿孔，甚至出现胃癌的现象。

# 六、肠胃病需三分治，七分养，十分防

人一生中，胃要接纳几百吨的水和食物，无论大小、冷热、酸甜苦辣，都要吸收、消化。这样大的工作量，如果我们还不善待肠胃的话，肠胃生病就只是时间早晚的问题。所以，当我们意识到胃部出了问题、应该注意的时候，往往情况已经比较严重了。想要肠胃健康，平时的养护是重中之重，不管有病没病都要注重养护肠胃。

## 早养早治，饮食合理

对肠胃的养护，民间不少俗语都凝结了医学的智慧。比如，“调理肠胃，三分治，七分养”。七分养是基础，三分治也是在七分养的基础上进行的，精神方面进行调养，配合医生的全面检查才能达到理想的治疗效果。

首先，第一步就是调整作息。不管工作多忙，一日三餐必须定时定量。这看起来很简单的安排，但现实中有相当的一部分人，尤其是年轻人很难做到。忙碌起来连吃早饭的时间都没有，午餐瞎凑合，晚上又要应酬，周末或者假期又因为睡懒觉，往往是省掉早餐直接奔午饭了，这种习惯是普遍存在的。

其次，饮食习惯要合理。饮食时应以软、松的食物为主，比较有韧性的、爽口的食物也不宜多吃。该吃饭时就吃饭，别总是想着自己没事，其实你的肠胃真的撑不住。

## 补药有度，培养自愈力

不少中老年人有自己的一套补药养胃的方法。他们认为自己老了，精气神不足，抵抗力下降，需要用补药补回来。其实，补药本身是好东西，但不少人在使用上存在误区。不少肠胃患者花了不少钱吃补药，但肠胃毫无起色，甚至适得其反。

人体的自愈力也是三分病，七分养。药物不过是依赖某一方面的偏性来调动人体的元气，来帮助身体恢复健康。但是，人体的元气是有限的，如果总是透支，总有一天会没有了。而我们要活下去，依靠的就是体内的元气，元气没有了，再好的药也没用了。所以，生病了不用慌张，人体有自愈的能力，我们可以充分地相信它，用自愈力把疾病打败。

当然，这并不是说人体有了自愈力，我们就可以完全放心了，生病了不找医生、不吃药、不打针，并且还吃冷饮、熬夜，如果这样的话，病怕是永远都好不了。

应该怎么做呢？我们应该配合人体自愈力开展工作，每天按时吃饭，早睡早起，适当地锻炼，保持愉悦的心情，这样才能保证体内的元气充足，只要元气充足了，病很快就会好的。

# 第二章

# 养护肠胃的黄金饮食，把肠胃疾病吃走

# 一、助消化护肠胃的新鲜蔬菜

## 白萝卜

### 能排除肠胃毒素

别　　名　莱菔、萝卜、萝白。
性味归经　性凉，味辛辣；归脾、胃、肺、大肠经。
建议食用量　每餐 100 ~ 200 克。

### 营养成分

蛋白质、糖类、碳水化合物、维生素、芥子油、淀粉酶和粗纤维等。

### 护肠胃功效

白萝卜中的芥子油能促进胃肠蠕动，增进食欲，帮助消化；白萝卜含有丰富的膳食纤维，能排出肠道毒素，具有防治便秘以及慢性痢疾的作用。

### 黄金搭配

白萝卜 + 大白菜

大白菜和白萝卜同食有解渴利尿、帮助消化的作用。

白萝卜 + 鲫鱼

白萝卜和鲫鱼煮汤有温中下气、健脾利湿的功效。

### 食用功效

白萝卜中的淀粉酶能分解食物中的淀粉，使之得到充分的吸收；白萝卜含有木质素，能提高巨噬细胞的活力；此外，白萝卜所含的多种酶，能分解致癌的亚硝胺；白萝卜还可以降低胆固醇，防止胆结石形成；白萝卜含有丰富的钾元素，能有效预防高血压。

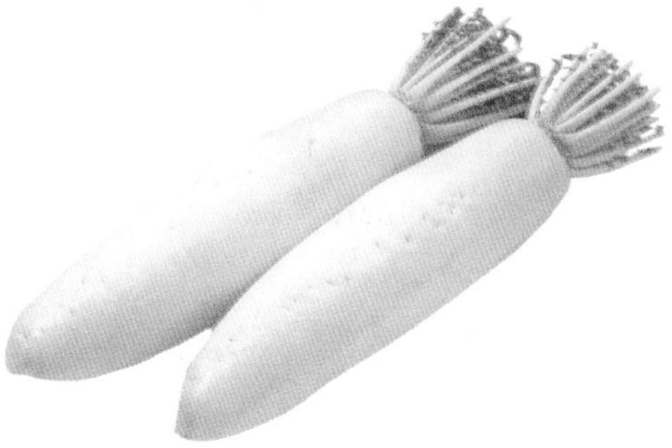

### 食用宜忌

白萝卜可生食、炒食、煮食，或煎汤、捣汁饮，做药膳，或外敷患处。烹饪中也可作配料和点缀。白萝卜种类较多，生吃以汁多辣味少者为好。

养生食谱

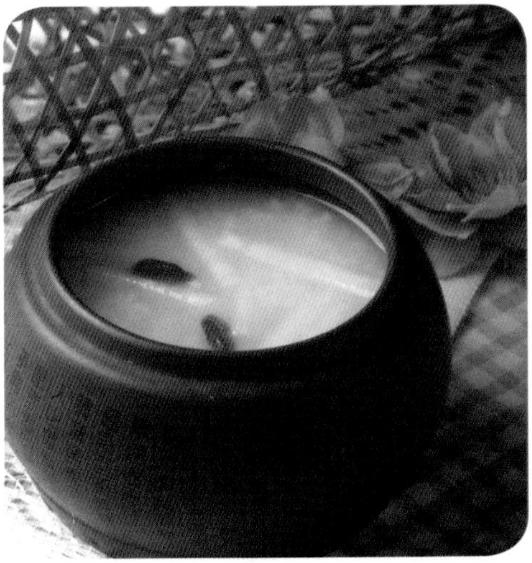

◆ 白萝卜圆白菜汁

**主　料：**圆白菜菜叶4片，白萝卜半根，柠檬汁适量。

**做　法：**将白萝卜、圆白菜菜叶彻底洗净，切碎，放入榨汁机中加适量凉开水榨汁，最后加柠檬汁调味即可。

**功　效：**健脾胃，缓解胃炎。

◆ 芥末萝卜粥

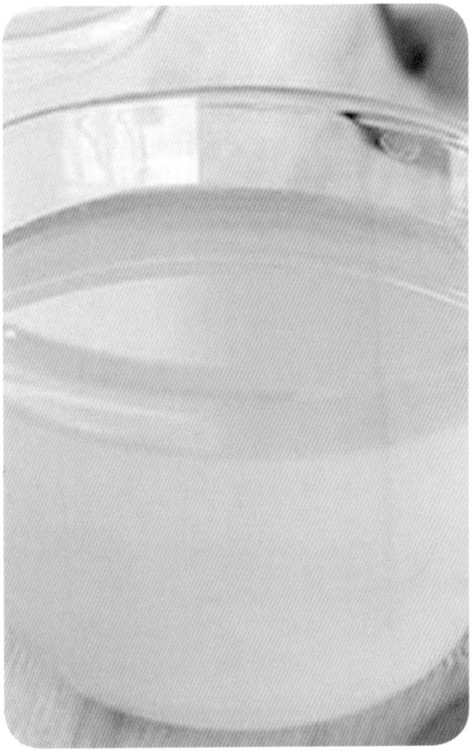

**主　料：**芥末10克，白萝卜150克，大米150克。

**做　法：**

1. 将大米洗净，萝卜切成滚刀块。
2. 锅中放入适量水，烧开后放入大米，待半熟后入白萝卜煮15分钟，最后放芥末搅匀即可。

**功　效：**温中散寒，顺气清肺。《本草纲目》上载：芥末“温中散寒，豁痰利窍。治胃寒吐食，肺寒咳嗽，风冷气痛，口噤唇紧。消散痈肿、瘀血”。

# 大白菜

## 润肠胃，助消化

别　　名　白菜、结球白菜、包心白菜等。

性味归经　性平、微寒、味甘；归肠、胃经。

建议食用量　每餐100 ~ 200克。

### 营养成分

蛋白质、脂肪、碳水化合物、粗纤维、灰分、胡萝卜素、维生素$B_1$、维生素$B_2$、烟酸、维生素C、钙、磷、铁、钾、钠、镁、氯、有硅、锰、锌、铝、硼、铜、镍、钼、硒等。

### 护肠胃功效

大白菜含有丰富的粗纤维，能润肠、刺激肠胃蠕动、促进大便排泄、帮助消化，促进排毒的作用，对预防肠癌有良好作用。

### 药典论述

1.《滇南本草》："性微寒，味微酸，走经络，利小便。"

2.《本草拾遗》："食之润肌肤，利五脏，且能降气，清音声。惟性滑泄，患痢人勿服。"

3.《随息居饮食谱》："甘平，养胃。"

4.《中医食疗营养学》："气虚胃寒者不宜多食。"

### 食用功效

白菜中的有效成分能降低人体胆固醇水平，增强血管弹性，可以有效预防动脉粥样硬化和某些心脑血管疾病。大白菜含有丰富的膳食纤维，不仅能促进胃肠蠕动，还具有降低血糖的作用。秋冬季节空气特别干燥，寒风对人的皮肤伤害极大，大白菜中含有丰富的水分和维生素C、维生素E，可以起到护肤养颜的效果。大白菜中还含有对人体有用的硅元素，能够将人体中超标的铝元素转化为硅铝酸盐排出体外，可预防智力衰退、老年痴呆症等。

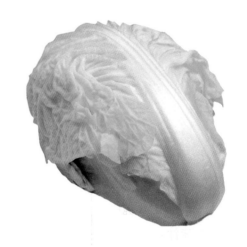

### 食用宜忌

大白菜在腐烂的过程中会产生毒素，所产生的亚硝酸盐能使人体血液中的血红蛋白丧失携氧能力，使人体发生严重缺氧，甚至有生命危险，所以腐烂的大白菜一定不能食用。

养生食谱

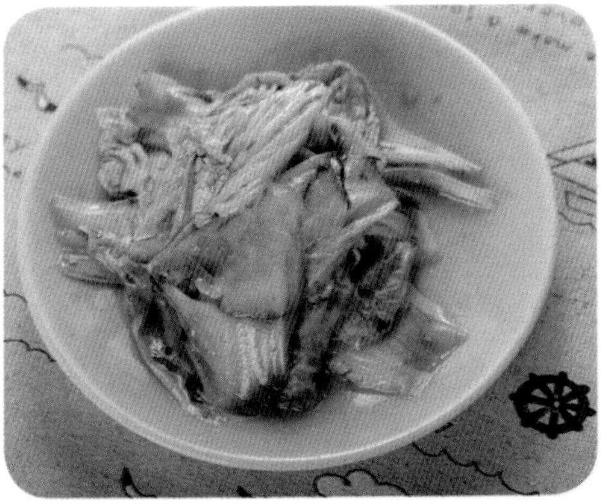

### ◆ 醋熘白菜

**主　料：**大白菜300克。

**辅　料：**香菜少许。

**调　料：**植物油、香醋、精盐、鸡精、水淀粉各适量。

**做　法：**

1. 大白菜洗净，去叶留梗，切成厚片。

2. 锅置火上，加入适量水烧沸，放入大白菜焯水，沥去水分。将香醋、鸡精、精盐、水淀粉加入碗中，调成均匀的味汁。

3. 锅内入植物油烧热，放入大白菜略煸炒后，倒入味汁，翻炒装盘，撒上香菜即成。

**功　效：**清热健胃，润肠排毒。

### ◆ 蒸白菜卷

**主　料：**白菜250克，猪肉(肥瘦搭配)100克，鸡蛋2个。

**调　料：**大葱、姜、料酒、鸡精、精盐、淀粉、胡椒粉、香油各适量。

**做　法：**

1. 将大白菜叶放入沸水锅中焯一下，再放入冷水中过凉，捞出备用；葱、姜切末备用；将猪肉洗净后剁细成馅备用。

2. 将猪肉馅加入葱末、姜末、料酒、鸡精、精盐、胡椒粉、鸡蛋、香油搅至上劲；将烫好的大白菜摊开，包入搅好的猪肉馅成卷状。

3. 将包好的大白菜卷用旺火蒸5分钟，取出装盘。

4. 将锅置于旺火上，倒入汤汁，再加入适量清水、精盐、鸡精，用湿淀粉勾芡，淋入葱姜汁，浇在大白菜卷上即可。

**功　效：**除烦解渴，通利肠胃，养胃生津。

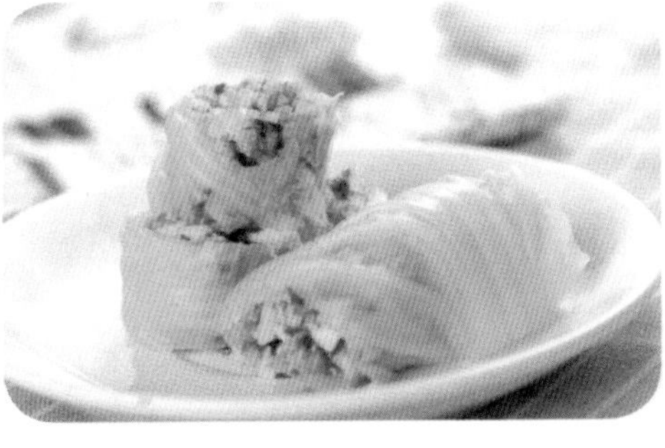

# 胡萝卜

## 利膈宽肠，通便

别　　　名　红萝卜、黄萝卜、金笋、丁香萝卜、红芦菔、药萝卜。

性味归经　性平，味甘；归肺、脾、肝经。

建议食用量　每次 100 ~ 200 克。

### 营养成分

糖类、蛋白质、膳食纤维、挥发油、胡萝卜素、维生素 A、维生素 $B_1$、维生素 $B_2$、花青素、钙、铁、磷、槲皮素、木质素、干扰素诱生剂等。

### 护肠胃功效

胡萝卜含有植物纤维，吸水性强，在肠道中体积容易膨胀，是肠道中的“充盈物质”，可加强肠道的蠕动，从而利膈宽肠，通便。

### 食用宜忌

胡萝卜适宜高血压、夜盲症、干眼症患者以及营养不良、食欲不振者、皮肤粗糙者食用。

胡萝卜最好炒熟后食用，因为胡萝卜中所含的是脂溶性的维生素，与油混合后有利于吸收。

### 食用功效

胡萝卜中含有丰富的胡萝卜素，可以起到清除人体中血液和肠道的自由基，可以达到防治心脑血管疾病的作用，因此对于冠心病，高血压患者来说，常吃胡萝卜，就可以起到一个保护心脑血管健康的作用；胡萝卜素有补肝明目的作用，可治疗夜盲症；胡萝卜素摄入人体消化器官后，可以转化为维生素 A，是骨骼正常生长发育的必需物质，有助于细胞增殖与生长，对促进婴幼儿的生长发育具有重要意义；胡萝卜中的木质素也能提高人体免疫力。

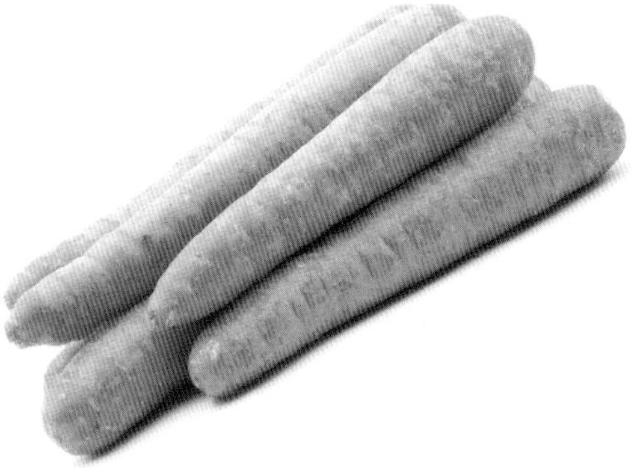

养生食谱

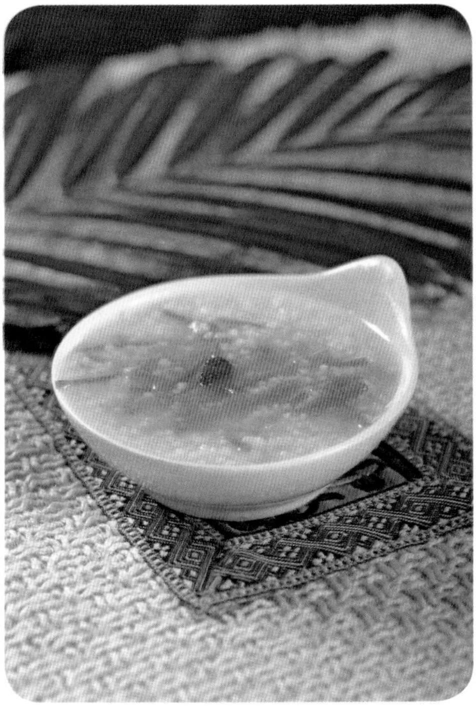

◆ 胡萝卜炒黄瓜

**主　料：**胡萝卜 200 克，黄瓜 200 克。

**调　料：**精盐、味精各 2 克，酱油、料酒各 5 克，葱花、姜末各 5 克，植物油 20 克。

**做　法：**

1. 先将胡萝卜和黄瓜切成片状。
2. 锅内倒入植物油，油热后用葱花、姜末炝锅。
3. 放入胡萝卜、黄瓜及调味料翻炒片刻即可装盘，佐餐食用。

**功　效：**益肝明目，利膈宽肠，增强免疫功能。

◆ 胡萝卜小米粥

**主　料：**小米 100 克，胡萝卜 100 克。

**做　法：**

1. 小米洗净，胡萝卜去皮切丝。
2. 把水烧开加入小米和胡萝卜丝同煮 15 分钟，小米软糯即可。

**功　效：**益脾开胃，补虚明目。

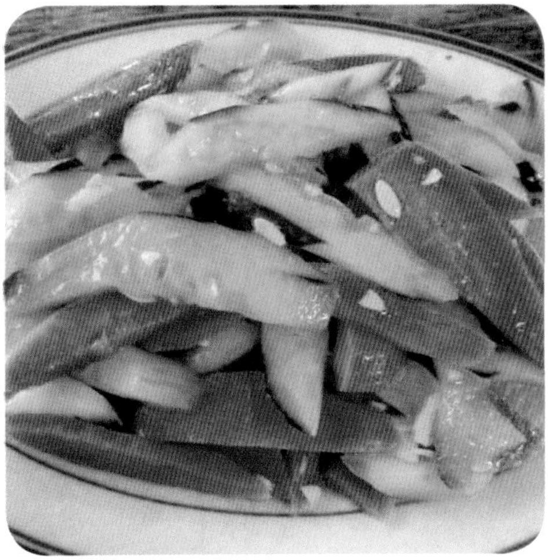

# 花椰菜

## 清除宿便，改善便秘

别　　　名　花菜、花甘蓝、洋花菜、球花甘蓝、西兰花。

性 味 归 经　性平，味甘；归肾、脾、胃经。

建议食用量　每餐100 ~ 200克。

### 营养成分

蛋白质、脂肪、碳水化合物、食物纤维、多种维生素和钙、磷、铁等矿物质。

### 护肠胃功效

花椰菜含高食物纤维，能促进肠胃蠕动，有助于清除宿便，让体内废物顺利排出，能有效改善便秘症状。

### 黄金搭配

花椰菜 + 蘑菇

花椰菜含有丰富的营养，可润肺化痰；蘑菇有滋补作用，二者搭配可滋补元气、润肺化痰，提高身体免疫力，改善食欲不振、身体易疲倦等症状。

花椰菜 + 鸡肉

鸡肉有填精补髓、活血调经的功效，和花椰菜同食，对预防乳腺癌等有一定的功效。

### 食用功效

花椰菜含有抗氧化的微量元素，长期食用可以有助于降低乳腺癌、直肠癌及胃癌等癌症的发病率。据美国癌症协会报道，众多蔬菜水果中，十字花科的花椰菜和大白菜的抗癌效果最好。

丰富的维生素K：有些人的皮肤一旦受到小小的碰撞和伤害就会变得青一块紫一块的，这是因为体内缺乏维生素K的缘故，补充的最佳途径就是多吃花椰菜。

丰富的维生素C：花椰菜中的维生素C含量较高，能够增强肝脏解毒能力，并能提高机体的免疫力。

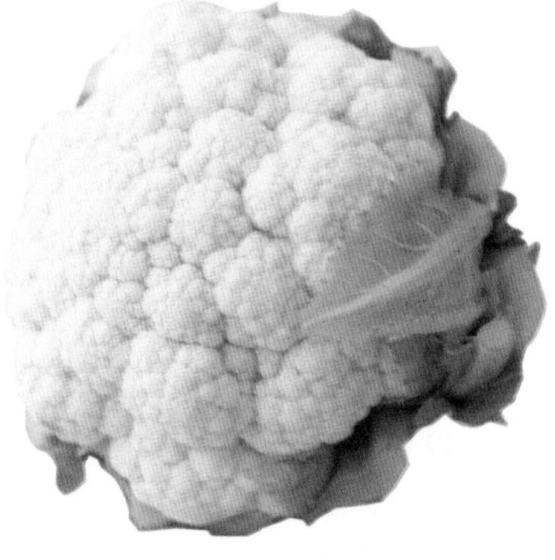

### 饮食宝典

花椰菜吃的时候要多嚼几次，这样才更有利于营养的吸收。花椰菜焯水后，应放入凉开水内过凉，捞出沥净水后再用。烹调时烧煮和加盐时间不宜过长，以免丧失和破坏营养成分。

养生食谱

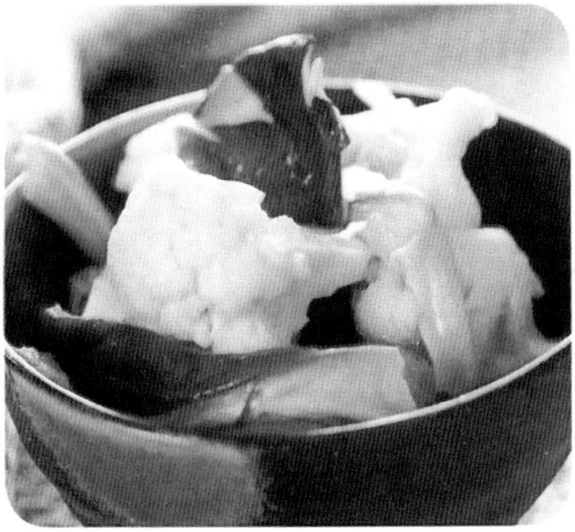

◆ 花椰菜糊

**主　料：**花椰菜 500 克。

**调　料：**盐适量。

**做　法：**

1. 花椰菜去梗，入盐水中浸泡片刻，洗净，掰成小朵，放入碗内。

2. 蒸锅内加入适量清水大火烧沸后，放入处理好的花椰菜，隔水蒸 10 分钟，至花椰菜变软。

3. 取出小碗，将花椰菜放入凉开水中过凉，用汤勺将花椰菜压成糊，放入盐调味即可。

**功　效：**健胃宽肠，还可以降低血压、血脂、胆固醇。

◆ 蘑菇烧花椰菜

**主　料：**花椰菜 300 克，蘑菇 200 克。

**调　料：**食用油、葱丝、姜丝、盐、味精、水淀粉、香油各适量。

**做　法：**

1. 花椰菜掰成小朵，洗净；蘑菇洗净，切片备用。

2. 炒锅倒入食用油烧热，爆香葱丝、姜丝，加入花椰菜，添少量水烧开，放入蘑菇片，加盐、味精调味，翻炒至熟，用水淀粉勾芡，淋上香油即可。

**功　效：**生津护膜、补益脾胃、解毒。

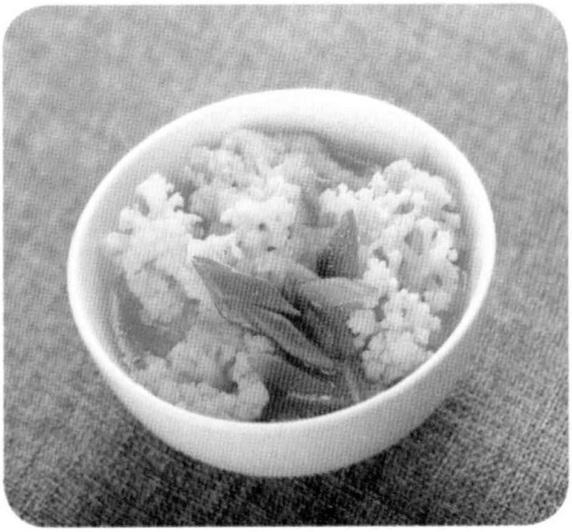

# 南瓜

## 保护胃肠道黏膜，助消化

别　　　名　麦瓜、番瓜、倭瓜、金瓜、伏瓜、饭瓜、北瓜。

性 味 归 经　性温，味甘；归脾、胃经。

建议食用量　每次 200 ~ 500 克。

### 营养成分

蛋白质、膳食纤维、碳水化合物、烟酸、维生素 C、氨基酸、活性蛋白、胡萝卜素、维生素 A、钙、钾、磷、镁、铁、铜、锰、铬、硼等。

### 护肠胃功效

南瓜所含果胶还可以保护胃肠道黏膜，使其免受粗糙食品的刺激，促进溃疡愈合，所以适合胃病患者。

### 食用宜忌

宜食：适宜肥胖者、糖尿病患者和中老年人食用。

忌食：南瓜性温，胃热炽盛者、湿热气滞者少吃。

### 药典论述

1.《本草纲目》：“甘，温，无毒。补中益气。”

2.《滇南本草》：“横行经络，利小便。”

### 食用功效

南瓜含有丰富的维生素和果胶，尤其是胡萝卜素的含量很高，果胶有很好的吸附性，能黏结与消除体内细菌毒素和其他有害物质，如重金属中的铅、汞和放射性元素，能起到解毒作用。

南瓜中含有丰富的果胶和微量元素钴，果胶可延缓肠道对糖和脂质吸收，钴能活跃人体的新陈代谢，促进造血功能，并参与人体内维生素 B 的合成，是人体胰岛素细胞所必需的微量元素，对防止糖尿病、降低血糖有特殊的疗效，能够有效预防心脑血管疾病的发生。

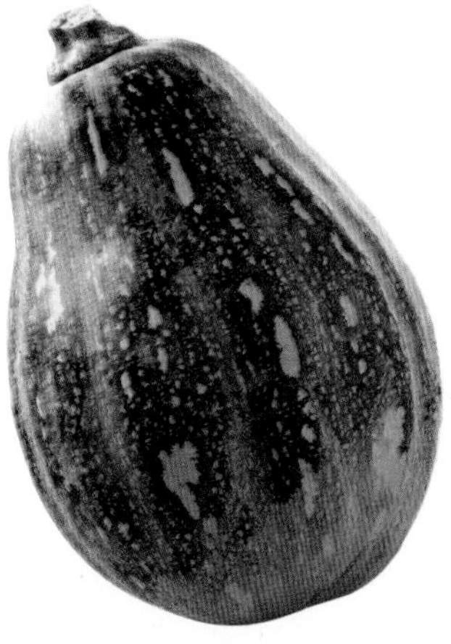

### 黄金搭配

南瓜 + 小米

两者搭配食用具有补中益气，健脾益胃的功效。对脾胃虚弱，气短倦怠等症有很好的辅助食疗的作用。

养生食谱

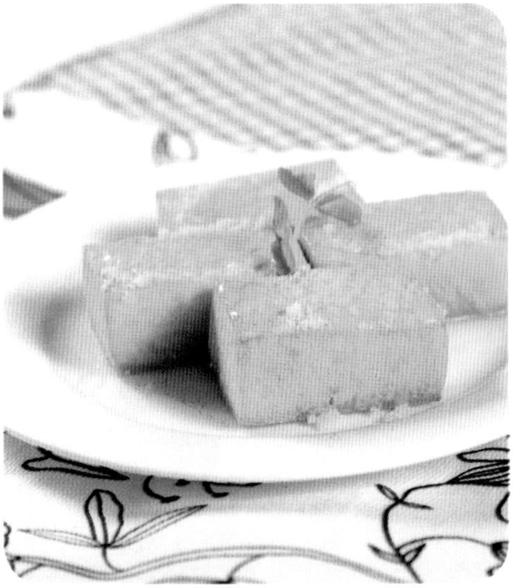

◆ 蜂蜜芝士烤南瓜

**主　料：**南瓜350克。

**辅　料：**芝士30克。

**调　料：**蜂蜜20克。

**做　法：**

1. 将南瓜去皮改刀成长6厘米宽4厘米的长方块，放入烤箱（烤箱温度调至180℃）烤20分钟烤成外干内软状即可。
2. 将烤好的南瓜刷上蜂蜜放入芝士片再烤5分钟，待芝士片软化上色即可。

**功　效：**滋阴润燥，补中益气。

◆ 南瓜百合蒸饭

**主　料：**小南瓜1个，大米150克，鲜百合75克。

**调　料：**冰糖、白糖各适量。

**做　法：**

1. 鲜百合逐瓣掰开，清洗干净；大米淘洗干净备用。
2. 锅中放入冰糖、白糖，加沸水溶化备用。
3. 南瓜洗净，将顶部打开，去子、瓤，做成南瓜盅备用。
4. 将大米、百合装入南瓜盅内，倒入溶化的糖汁，水量没过食材约2厘米，加盖蒸30分钟即可。

**功　效：**补中益气，清肺润燥。

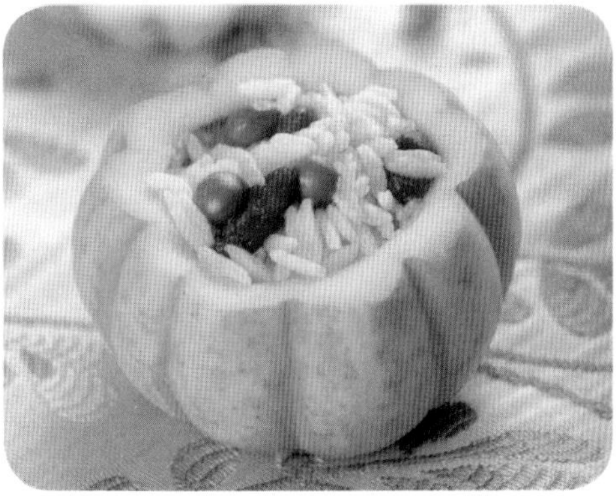

# 豌豆

清洁肠道，防便秘

别　名　青豆、雪豆、寒豆、麦豆、毕豆、留豆。

性味归经　性平，味甘；归脾、胃经。

建议食用量　每次 100 ~ 200 克。

## 营养成分

蛋白质、脂肪、碳水化合物、叶酸、膳食纤维、维生素 A、胡萝卜素、硫胺素、核黄素、烟酸、维生素 C、维生素 E、钙克、磷、钾、镁、铁、锌、硒、铜等。

## 护肠胃功效

豌豆中富含粗纤维，能促进大肠蠕动，保持大便通畅，起到清洁大肠的作用。豆苗中含有较为丰富的膳食纤维，可以防止便秘，有清肠作用。

## 食用宜忌

豌豆粒吃多了会发生腹胀，故不宜长期大量食用。炒熟的干豌豆不易消化，过量食用会引起消化不良、腹胀等症状。

许多优质粉丝是用干豌豆等豆类淀粉制成的，由于在加工时往往会加入明矾，经常大量食用会使体内的铝增加，影响健康。故应多选食新鲜豌豆。

## 食用功效

在豌豆荚和豆苗的嫩叶中富含胡萝卜素、维生素 C 和能分解体内亚硝胺的酶，具有提高免疫力的作用。豌豆与一般蔬菜有所不同，所含的有机酸、赤霉素和植物凝素等物质，具有抗菌消炎、增强新陈代谢的功效。豌豆中富含人体所需的各种营养物质，尤其是含有优质蛋白质，可以提高人体的抗病能力和康复能力。

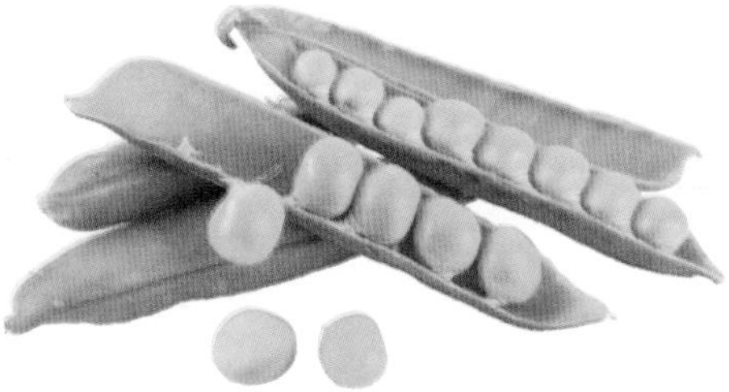

## 良方妙方

1. 豌豆芫荽汤：豌豆 120 克，陈皮 10 克，芫荽 60 克。加水煎汤。分 2 ～ 3 次温服。用于湿浊阻滞，脾胃不和，吐泻转筋。

2. 豌豆糯米粥：豌豆 50 克，糯米 30 克，蜜枣适量，加水适量，小火煮粥食用，经常服用有效。有补脾胃、助暖去寒、生津补虚、强体增肌的功效。

养生食谱

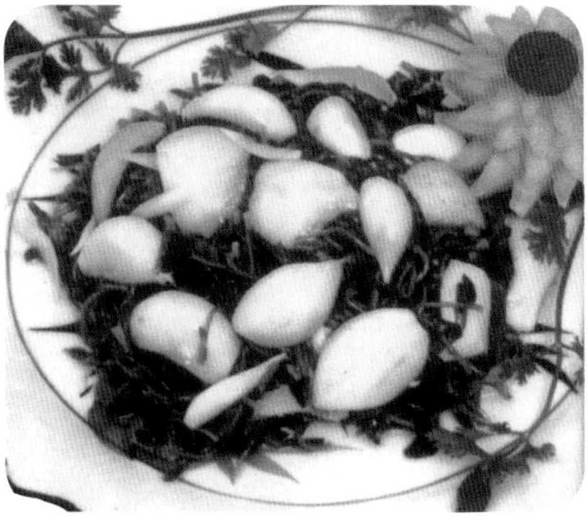

◆ 百合炒豌豆苗

**主　料**：豌豆苗 400 克，鲜百合 100 克。

**调　料**：植物油 50 克，盐 4 克，白糖少许，香油 5 克。

**做　法**：

1. 将百合放入滚水中汆烫约 1 分钟，捞出；

2. 豌豆苗洗净备用。锅中倒入植物油烧热，加入蒜泥略炒，放入豌豆苗、调味料，快炒至豌豆苗熟，盛入盘中。

3. 再用炒锅将烫好的百合略炒一下，淋香油，放在豌豆苗上即可。

**功　效**：滋润心肺，止咳，补养五脏。

◆ 玉米豌豆羹

**主　料**：豌豆 25 克，玉米(鲜)400 克，菠萝 25 克，枸杞子 15 克。

**调　料**：冰糖 250 克，水淀粉 10 克。

**做　法**：

1. 将玉米粒洗净，上锅蒸 1 小时取出；

2. 菠萝切成玉米粒大小的颗粒；枸杞子用水泡发。

3. 烧热锅，加水与冰糖煮溶后放入玉米、枸杞子、菠萝、豌豆煮熟，用水淀粉勾芡即可。

**功　效**：健脾开胃，通便润肠。

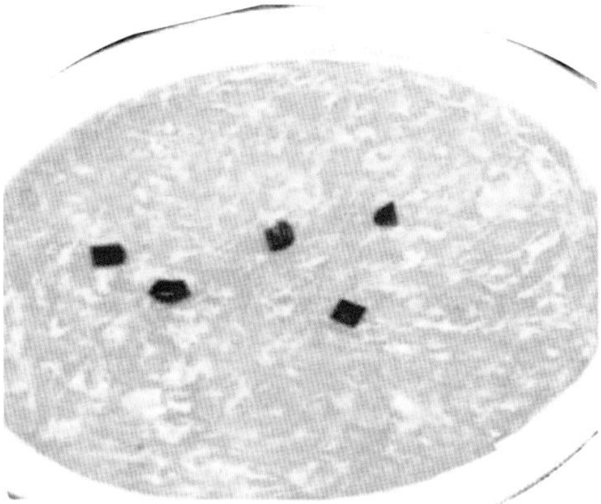

# 西红柿

## 调整肠胃功能防止便秘

别　　名　番茄、洋柿子。

性味归经　性微寒，味甘、酸；归心、肺、胃经。

建议食用量　每天吃 2 ~ 3 个。

### 营养成分

蛋白质、脂肪、葡萄糖、蔗糖、维生素 $B_1$、维生素 $B_2$、维生素 C、纤维素和磷、钙、铁、锌等。

### 护肠胃功效

西红柿含苹果酸、柠檬酸等有机酸，能促进胃液分泌，增强对脂肪及蛋白质的消化。还能增加胃酸浓度，调整肠胃功能，有助肠胃疾病的康复。且其中所含果酸及纤维素，有助消化、润肠通便作用，可防止便秘。

### 黄金搭配

西红柿 + 花椰菜

西红柿宜与花椰菜搭配食用，可以增强抗毒能力，治疗胃溃疡、便秘、皮肤化脓、牙周炎、高血压、高血脂等。

西红柿 + 芹菜

西红柿与芹菜一起吃，降压、降脂作用更显著，对高血压、高血脂患者适宜。

### 食用功效

西红柿含有丰富的维生素、矿物质、碳水化合物、有机酸及少量的蛋白质，有利尿、抑制多种细菌的作用。西红柿中含有的维生素可以保护血管，治疗高血压，还有延缓细胞衰老、增加人体免疫力的作用。西红柿中的胡萝卜素可维持皮肤弹性，促进骨骼钙化，防治儿童佝偻病、夜盲症和眼睛干燥症。西红柿中富含番茄碱、谷胱甘肽、红浆果素、葫芦巴碱等成分，能有效降低血糖，而且西红柿所含的脂肪、糖分热量都很低，适合糖尿病患者及肥胖者食用。

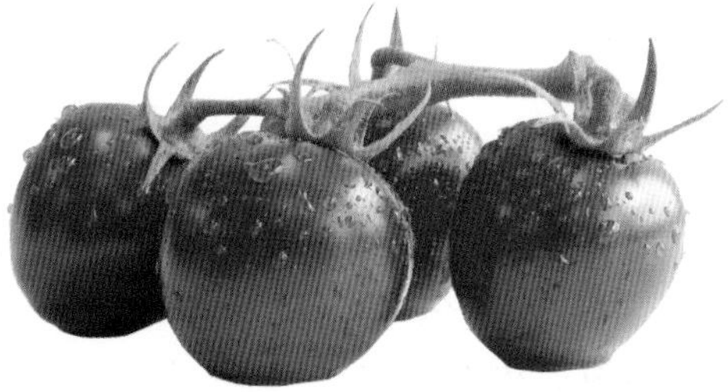

### 食用宜忌

不要吃不成熟的西红柿，因为青色的西红柿含有大量有毒的番茄碱，尤其是孕妇食用后，会出现恶心、呕吐、全身乏力等中毒症状，对胎儿发育有害。

养生食谱

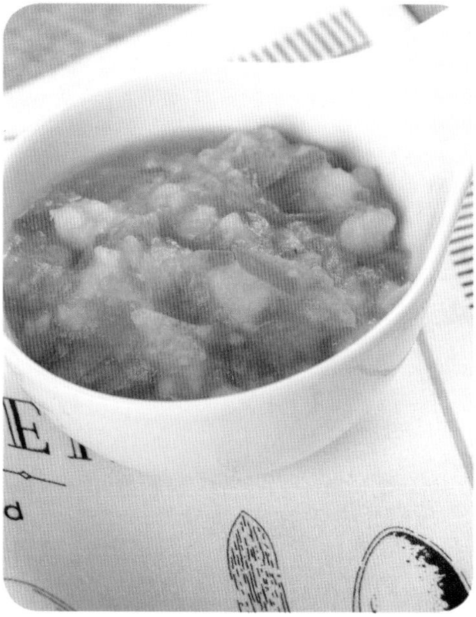



◆ 西红柿汁

**主　料：**西红柿 500 克。

**做　法：**

1. 把西红柿洗干净，用热水烫后去皮。

2. 将西红柿放进榨汁机打成汁倒入杯中，再加入少许的温开水调匀，即可食用。

**功　效：**生津止渴，健胃消食。

◆ 西红柿土豆羹

**主　料：**西红柿、土豆各 1 个，肉末 20 克。

**做　法：**

1. 西红柿洗净，去皮，切碎；土豆洗净，煮熟，去皮，压成泥。

2. 将西红柿碎、土豆泥与肉末一起搅匀，上锅蒸熟即可。

**功　效：**健胃开脾，防止便秘。

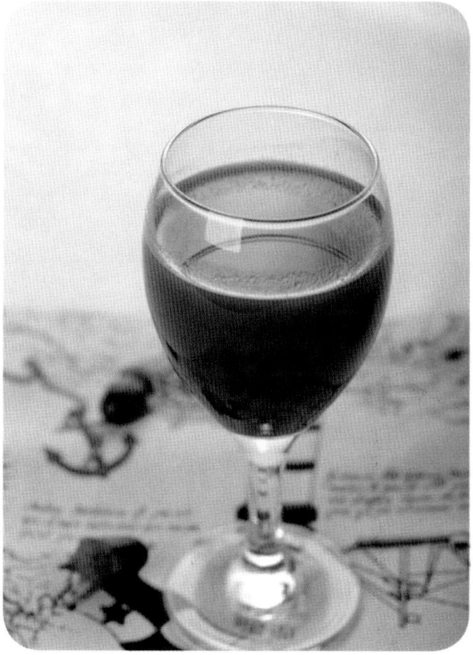

# 豇豆

## 助消化，调节血糖

别　　名　角豆、姜豆、带豆、裙带豆。

性味归经　性平，味甘咸；归脾、胃经。

建议食用量　每次 100 ~ 200 克。

### 营养成分

蛋白质、脂肪、淀粉、磷、钙、铁，维生素 A、维生素 $B_1$、维生素 $B_2$，烟酸等成分。

### 护肠胃功效

豇豆所含 B 族维生素能维持人体正常的消化腺分泌和胃肠道蠕动的功能，抑制胆碱酶活性，可帮助消化，增进食欲。

### 饮食宝典

豇豆中含胱氨酸较多。胱氨酸是一种对人体有益的氨基酸，不仅有抗衰老的作用，还可以保护人体免受自由基的不良影响，在医疗上常用于保护人体免受 X 射线和核辐射的伤害。因此，经常接触电脑者，可以多吃豇豆，以增强人体对电脑辐射的抵抗能力。中医认为豇豆多食则性滞，故不能一次吃太多，以免胀肚。豇豆不宜烹饪时间过长，以免造成营养损失。

### 食用功效

豇豆含有易于消化吸收的优质蛋白质、碳水化合物及多种维生素、微量元素等，是人体补充营养的良好食物。豇豆中所含的维生素 C 能促进抗体的合成，提高人体抗病毒的能力，可促进胆固醇的排泄，有助于预防动脉硬化。豇豆的磷脂有促进胰岛素分泌、参加糖代谢的作用，是糖尿病人的理想食品。豇豆角中含有较多的烟酸，是天然的血糖调节剂，对糖尿病患者很有益。

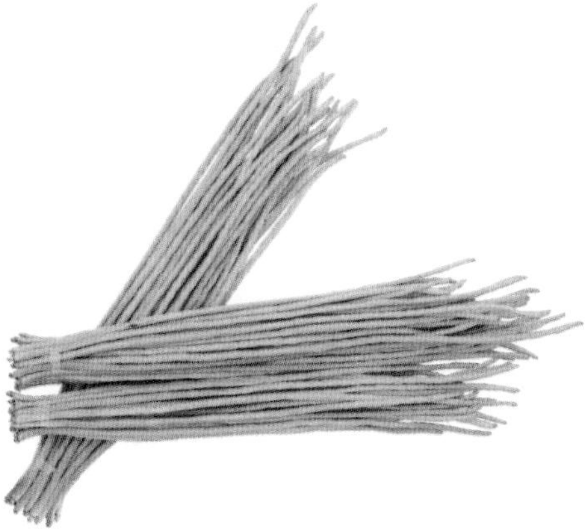

### 食用宜忌

豇豆一般人群均可食用。尤其适合糖尿病、肾虚、尿频、遗精及一些妇科功能性疾病患者多食；气滞便结者应慎食豇豆；豇豆要烹饪热透食用，不熟豆角易导致腹泻、中毒。

养生食谱

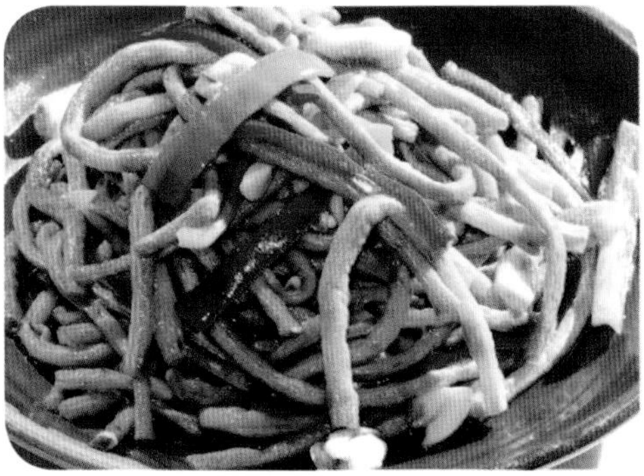

◆ 青椒豇豆

**主　料**：豇豆400克，青椒4个。

**调　料**：精盐、鸡精、水淀粉、食用油各适量。

**做　法**：

1. 把豇豆洗净，切成3厘米左右的段。

2. 青椒去蒂，去子后切成粗丝。

3. 炒锅置旺火上，将食用油烧至七成热，放入青椒丝炒出香味，加少许精盐炒匀，再倒入豇豆同炒。

4. 加入小半杯水，加鸡精焖一会儿，用水淀粉勾芡起锅即成。

**功　效**：健脾利湿，补肾填精，增强免疫力，抗氧化，抗癌防癌。

◆ 蒜泥豇豆

**主　料**：豇豆400克。

**辅　料**：鲜红椒适量。

**调　料**：蒜、香油、盐、味精各适量。

**做　法**：

1. 将豇豆洗净，去“头”掐“尾”后切成段，蒜剁末。

2. 鲜红椒切成圈。锅中加水烧沸，放一匙盐后再下豇豆煮熟；捞出沥干水分晾凉，上桌前加入蒜末、红椒圈、盐、香油、味精，拌匀后即可食用。

**功　效**：健脾，利湿，补肾填精。

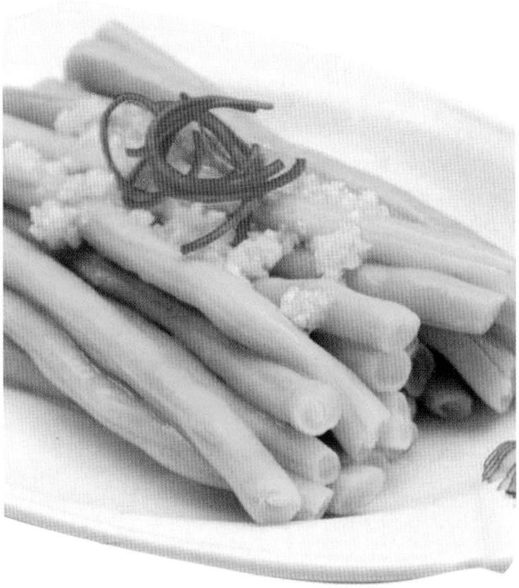

# 洋葱

## 开胃防癌

别　　名　洋葱头、玉葱、圆葱、球葱、葱头。

性味归经　性温，味甘、微辛；归肝、脾、胃、肺经。

建议食用量　每餐 50 ~ 100 克。

### 营养成分

蛋白质、粗纤维、糖类、维生素 A、维生素 B、维生素 C、磷、钙、铁，及多类氨基酸与咖啡酸、柠檬酸、槲皮酸、苹果酸等。

### 护肠胃功效

洋葱含有葱蒜辣素，有浓郁的香气，这特殊气味可刺激胃酸分泌，增进食欲。动物实验也证明，洋葱能提高胃肠道张力，促进胃肠蠕动，从而起到开胃作用，对萎缩性胃炎、胃动力不足、消化不良等引起的食欲不振有明显效果。

### 食用宜忌

洋葱不可过量食用，因为它易产生挥发性气体，过量食用会导致胀气和排气过多。

### 食用功效

洋葱含硒元素和槲皮素。硒是一种抗氧化剂，能刺激人体免疫反应，提高免疫力。而槲皮素则能抑制致癌细胞活性，阻止癌细胞生长。调查显示，常吃洋葱者比不吃的人患胃癌的概率少 25%。

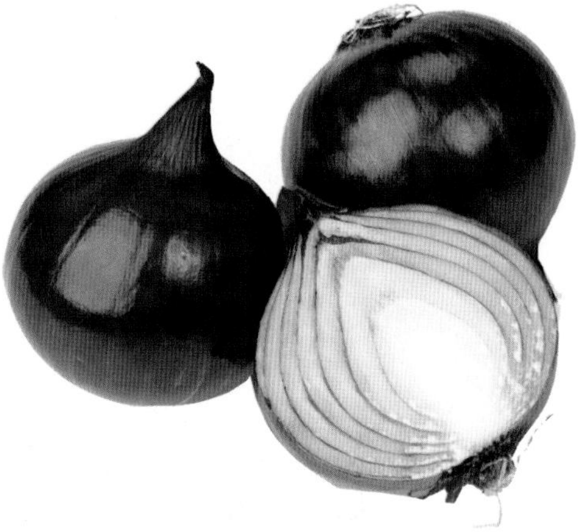

### 温馨贴士

根据皮色，洋葱可分为白皮洋葱、黄皮洋葱和紫皮洋葱三种。从营养价值的角度评估，紫皮洋葱的营养更好。这是因为紫皮洋葱含有更多的蒜素。此外，紫皮洋葱的紫皮部分含有较多的槲皮素。

养生食谱

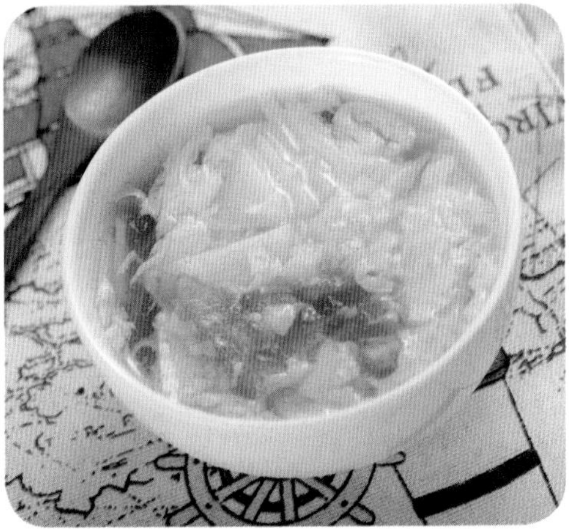

◆ 西红柿洋葱鸡蛋汤

**主　料：**西红柿、洋葱各50克，鸡蛋1个。

**调　料：**海带清汤、盐、白糖、酱油各适量。

**做　法：**

1. 将西红柿洗净，焯烫后去皮，切块;洋葱洗净，切碎;鸡蛋打散，搅拌均匀。
2. 锅置火上,放入海带清汤，大火煮沸后加入洋葱、酱油，转中火再次煮沸后，加入西红柿，转小火煮2分钟。
3. 将锅里的西红柿和洋葱汤煮沸后，加入蛋液，搅拌均匀加盐、白糖调味即可。

**功　效：**健胃消食，可降脂降压，防止血栓的发生。

◆ 洋葱煎蛋饼

**主　料：**鸡蛋150克，洋葱（白皮）50克，青椒15克，红椒15克。

**调　料：**黄油25克，精盐2克，胡椒粉2克，植物油100克。

**做　法：**

1. 青椒、红椒、洋葱均洗净，切丝。
2. 将鸡蛋的蛋清与蛋黄分离，先将蛋清搅打至浓厚，再加入蛋黄拌匀，煎盘内加植物油50克，高火4分钟。
3. 倒入青椒、红椒、洋葱爆香，加入精盐、胡椒粉拌匀。
4. 圆形煎盘中加植物油50克，高火5分钟。
5. 倒入蛋汁，煎成一块厚蛋皮，加入所有料，再加黄油，高火半分钟即可。

**功　效：**增进食欲，促进消化。

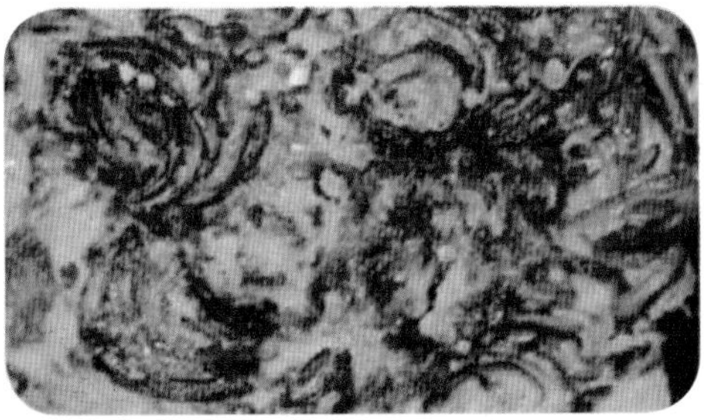

# 菠菜

促进胰腺分泌，助消化

别　　名　菠薐菜、赤根菜、波斯菜、鹦鹉菜、鼠根菜、角菜。

性味归经　性凉，味甘辛，无毒；归肠、胃经。

建议食用量　每餐 100 ~ 250 克。

## 营养成分

胡萝卜素、维生素 C、钙、磷、铁、维生素 E 铁、维生素 E、芸香苷、辅酶 $Q_{10}$ 等。

## 护肠胃功效

菠菜含有大量的植物粗纤维，具有促进肠道蠕动的作用，利于排便，还能促进胰腺分泌，帮助消化。对于痔疮、慢性胰腺炎、便秘、肛裂等病症的治疗有益。

## 食用宜忌

生菠菜不宜与豆腐共煮，以免妨碍消化影响疗效，将其用沸水焯烫后便可与豆腐共煮。

电脑工作者、爱美人士也可常食菠菜；糖尿病患者（尤其Ⅱ型糖尿病患者）经常吃些菠菜有利于血糖保持稳定；同时菠菜还适宜高血压、便秘、贫血、维生素 C 缺乏病患者和皮肤粗糙者、过敏者。

## 食用功效

菠菜含有较多的胡萝卜素，可以对抗人体的自由基，起到降血糖、降血压的作用，有助于预防心脑血管疾病和高血压性脑病的发生。

菠菜中的含氟 - 生齐酚、6- 羟甲基蝶陡二酮及微量元素物质，能促进人体新陈代谢，增进身体健康。大量食用菠菜，可降低中风的危险。

菠菜中所含的微量元素，能促进人体新陈代谢，增强身体免疫功能。菠菜提取物具有促进培养细胞增殖的作用，有抗衰老的功效。我国民间以菠菜捣烂取汁，每周洗脸数次，连续使用一段时间，可清洁皮肤毛孔，减少皱纹及色素斑，保持皮肤光洁。

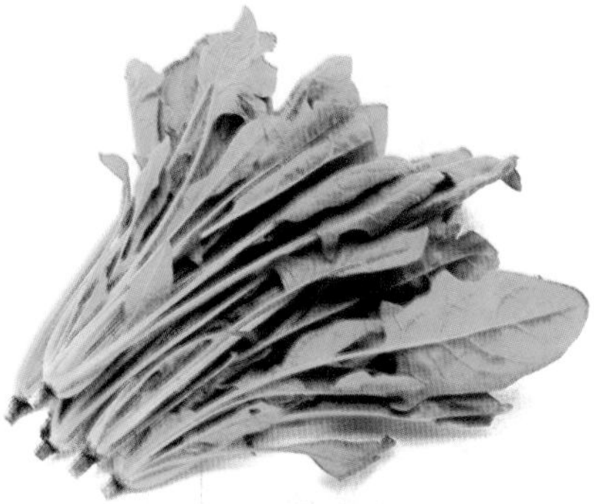

## 药典论述

1.《食疗本草》：“利五脏，通肠胃热，解酒毒。”

2.《本草纲目》：“甘冷、滑、无毒。通血脉，开胸膈，下气调中，止渴润燥，根尤良。”

养生食谱

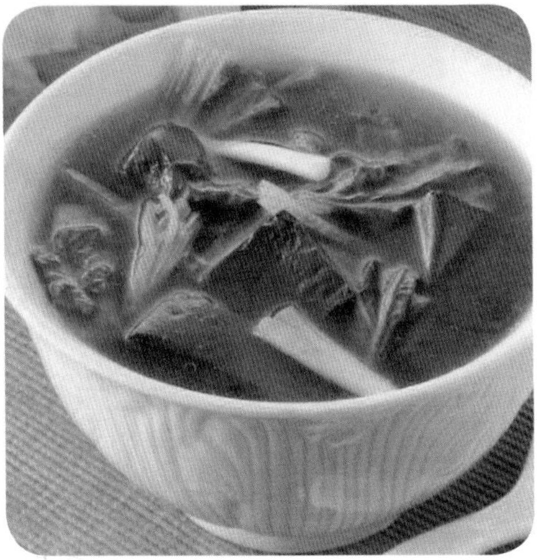

◆ 菠菜太极粥

**主　料**：菠菜 50 克，大米 100 克。

**调　料**：盐适量。

**做　法**：

1. 菠菜择洗干净，在沸水中焯一下捞起，过凉，用纱布将菠菜挤出汁备用，大米淘洗净。

2. 锅内倒水煮沸，放入大米，煮沸后转小火，熬煮至黏稠。

3. 将煮熟的粥分为两份，一份粥中调入菠菜汁，调匀并加入盐。

4. 在碗中放上 S 型隔板，将两份备好的粥分别倒入隔板两侧，待粥稍凝便可以去除隔板，在菠菜粥的 2/3 处点一滴白粥，在白粥 2/3 处点一滴菠菜粥即可。

**功　效**：养血止血，敛阴润燥，通利肠胃。

◆ 菠菜猪血汤

**主　料**：菠菜 50 克，熟猪血 100 克。

**调　料**：食用油、肉汤、盐、胡椒、姜片、葱段各适量。

**做　法**：

1. 鲜菠菜洗净切段，猪血切条。

2. 将锅置火上，加食用油，将葱、姜煸香，倒入猪血，烹入料酒煸炒后加入肉汤、盐、胡椒、菠菜，煮沸后，盛入汤盆即成。

**功　效**：养血止血，敛阴润燥。适用于血虚肠燥、贫血及出血等病症。

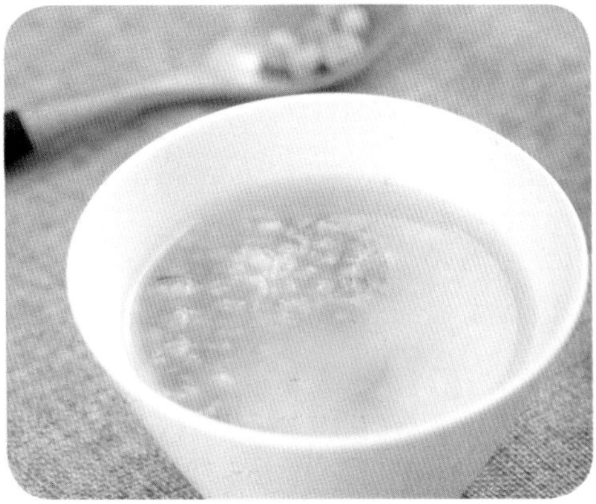

# 红薯

## 补中暖胃，防肠癌

别　　　名　蕃薯、地瓜、甘薯。

性味归经　性平，味甘；归脾、胃、大肠经。

建议食用量　每次约150克。

### 营养成分

糖、蛋白质、脂肪、粗纤维、胡萝卜素、维生素 $B_1$、维生素 $B_2$、维生素C和钙、磷、铁等。

### 护肠胃功效

红薯含有丰富的糖、纤维素和多种矿物质、维生素，其中胡萝卜素、维生素C和钾尤多。经过蒸煮后，红薯内部淀粉发生变化，膳食纤维增加，能有效刺激肠道的蠕动，促进排便。同时还能降低肠道致癌物质浓度。

### 食用宜忌

红薯适宜放置在阴凉、通风、干燥处保存。需注意防潮、防霉。清洗时要注意，尽量不要破坏红薯的外皮，以免导致红薯贮存时间变短。

### 药典论述

《本草纲目拾遗》：“补中，和血，暖胃，肥五脏。白皮白肉者，益肺生津。煮时加生姜一片调中与姜枣同功；同红花煮食，可理脾血，使不外泄。”

### 食用功效

红薯含有丰富的淀粉、维生素、纤维素等人体必需的营养成分，还含有丰富的镁、磷、钙等矿物质和亚油酸等。这些物质有助于控制胆固醇的沉积，保持血管弹性，防止亚健康和心脑血管疾病。红薯中还含有大量的黏液蛋白，能够防止肝脏和肾脏结缔组织萎缩，提高人体免疫力。红薯中还含有丰富的矿物质，对于维持和调节人体功能，起着十分重要的作用，其中的钙和镁可以预防骨质疏松症。

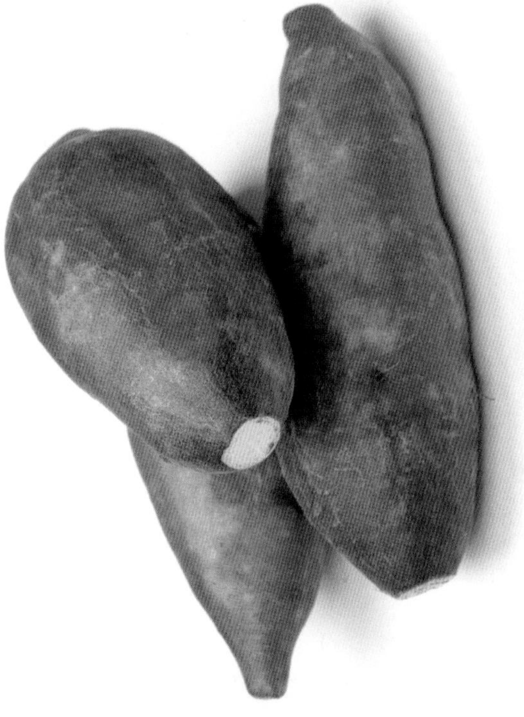

养生食谱

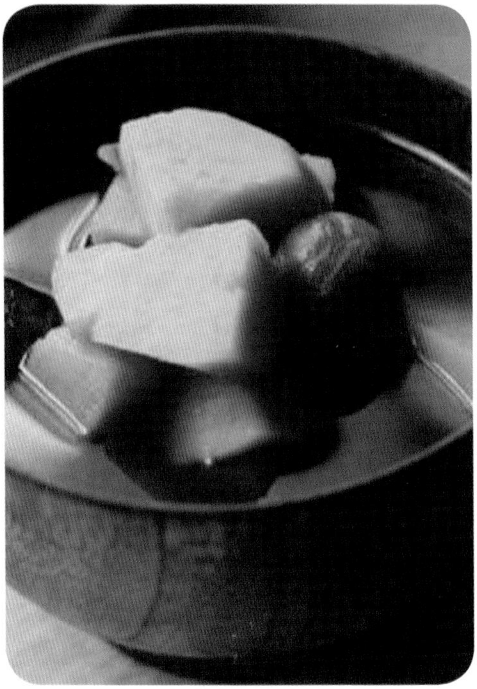

◆ 红薯粥

**主　料：**红薯500克，粳米100克。

**做　法：**

1.将洗净的红薯去皮切成丁，粳米淘洗干净。

2.在锅中放入适量的清水，加入红薯丁和粳米，先用大火烧开，然后再换成小火熬成粥即可。

**功　效：**养胃润肠。

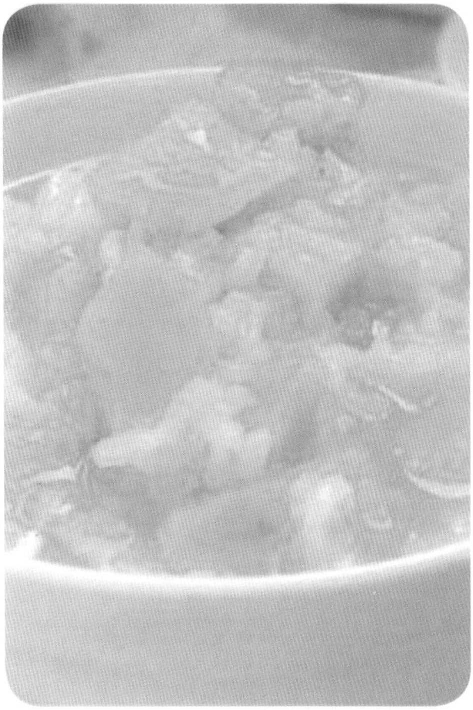

◆ 红薯桂圆汤

**主　料：**玉竹末3克，炙甘草末2克，桂圆肉5克，红薯50克。

**做　法：**红薯洗净，带皮切块，用500毫升的水加玉竹末和炙甘草一起煮沸后，转小火炖煮2分钟即可。

**功　效：**缓解脂肪肝引起的不适。

# 山药

## 健脾益胃，助消化

别　　　名　薯蓣、山芋、薯药、大薯、山蓣。

性味归经　性平，味甘；归肺、脾、肾经。

建议食用量　每餐 100 ~ 250 克。

### 营养成分

粗蛋白质、粗纤维、淀粉、糖、钾、磷、钙、镁、灰分、铁、锌、铜、锰等。

### 护肠胃功效

山药含有淀粉酶、多酚氧化酶等物质，有利于脾胃对食物的消化吸收，是一味平补脾胃的药食两用之品，不论脾阳亏或胃阴虚，皆可食用，临床上常用于治疗脾胃虚弱、食少体倦、泄泻等病症。

### 饮食宝典

山药烹调的时间不要过长，否则容易使山药中所含的淀粉酶遭到破坏，降低其健脾、帮助消化的功效，还可能同时破坏其他不耐热或不宜久煮的营养成分，造成营养素的流失。

### 食用功效

山药含有多种营养素，有强健身体、滋肾益精的作用；山药含有皂苷、黏液质，有润滑、滋润的作用，可益肺气，养肺阴，治疗肺虚久咳之症。近年研究发现，山药还具有镇静作用。山药所含皂苷对降低胆固醇和甘油三酯，以及高血压和高血脂等病症有改善作用。山药能够给人体提供一种多糖蛋白质——黏液蛋白，可预防心血管的脂肪沉积，保持血管的弹性，防止动脉硬化，还可减少皮下脂肪堆积。

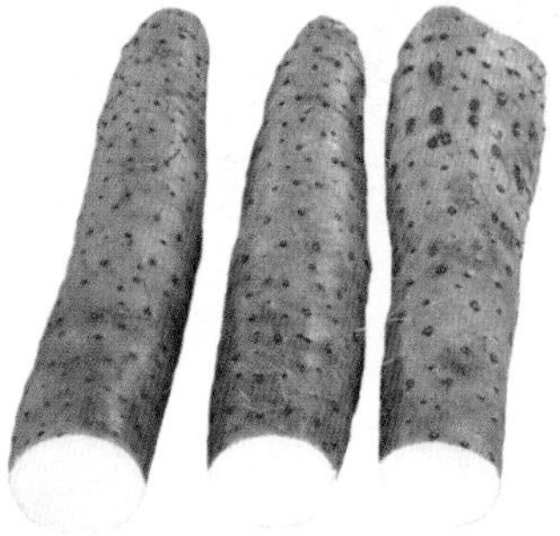

### 良方妙方

1. 腹泻：山药 150 克洗净去皮，切成块状；糯米 150 克，淘洗干净。先将糯米煮粥，半熟时放入山药块，粥熟即可食用。适用于脾虚、大便滑泻、小便不利兼有咳喘者。

2. 呕吐：制半夏 10 克，用温水淘洗数次后，加适量水煎煮，取汁去渣，将山药 30 克研成粉，加入制半夏煎液中，煎两三沸后加白糖食用。适用于胃气上逆、呕吐频作者。

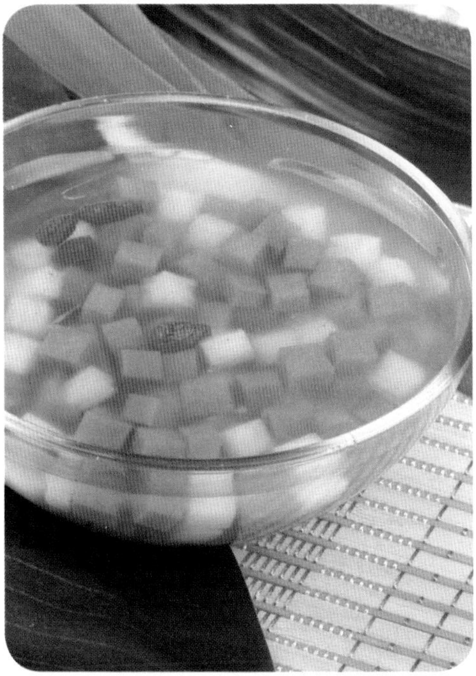

### ◆ 薏米山药粥

**主　料：**薏米 80 克，山药 150 克。

**辅　料：**小枣 20 克。

**调　料：**冰糖适量。

**做　法：**

1. 薏米洗净小枣洗净。

2. 山药去皮切小滚刀块。

3. 将薏米倒入锅中加水烧开，加入山药、小枣，用小火慢熬等食物煮烂加入冰糖即可。

**功　效：**健脾渗湿、滋补肺肾。适合于有消化不良性腹泻、大便溏泄、全身无力、心悸气短等症状者食用。

### ◆ 怀山药南瓜羹

**主　料：**怀山药 50 克，南瓜 150 克，冰糖 50 克，糖桂花 15 克，枸杞子 6 克。

**做　法：**山药、南瓜切丁备用。锅中放水加冰糖、山药丁、南瓜丁、枸杞子煮至熟软勾芡，放糖桂花搅匀即可。

**功　效：**健胃消食，还对防治糖尿病、降低血糖有一定作用。

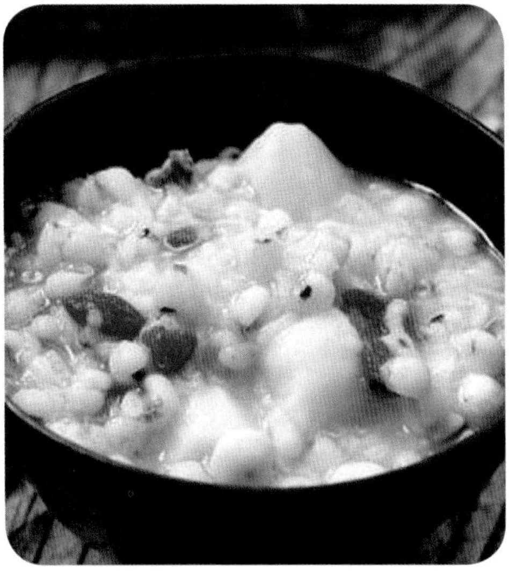

# 芋头

## 中和胃酸促食欲

别　　名　里芋、香芋、芋艿、毛芋、山芋。

性味归经　性平，味甘；归肠、胃经。

建议食用量　每餐 100 ~ 300 克。

### 营养成分

蛋白质、脂肪、膳食纤维、碳水化合物、胡萝卜素、硫胺素、核黄素、烟酸、维生素 C、维生素 E、钾、钠、钙、镁、铁、锰、锌、铜、磷、硒等。

### 护肠胃功效

芋头为碱性食品，能中和体内积存的酸性物质，可用来防治胃酸过多。芋头还含有丰富的黏液皂素及多种微量元素，能促进食欲，帮助消化。

### 饮食宝典

芋头又称芋艿，口感细软，绵甜香糯，营养价值近似于土豆，不含龙葵素，易于消化而不会引起中毒。它既可作为主食食用，又可用来制作菜肴、点心。

### 食用功效

芋头具有极高的营养价值，能增强人体的免疫功能，可作为防治癌瘤的常用药膳主食，在癌症患者做放疗、化疗及其康复过程中，有辅助治疗的作用；芋头含有一种黏液蛋白，被人体吸收后能产生免疫球蛋白，可提高人体的抵抗力。芋头为碱性食品，能中和体内积存的酸性物质，调整人体的酸碱平衡，具有美容养颜、乌黑头发的作用，还可用来防治胃酸过多症。

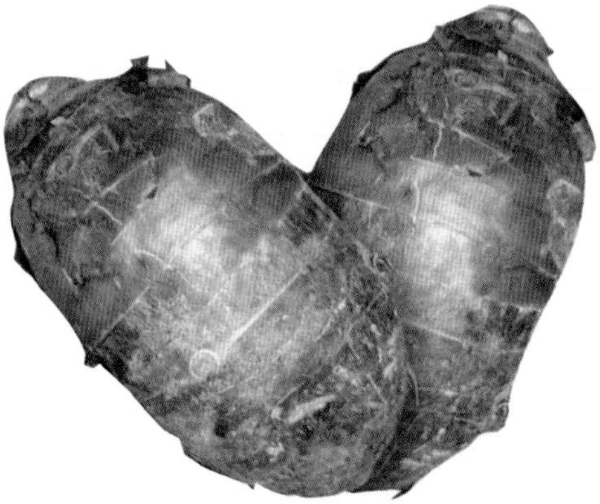

### 良方妙方

1. 大便干结、妇女产后恶露排出不畅：每天用芋约 250 克，去皮，切成小块，白米 50 克，淘洗干净，加水煮成粥，调上油、盐服食。

2. 腹泻痢疾：芋梗、陈萝卜根、大蒜各适量，水煮后服用，1 日数次。

3. 便血日久：芋根 20 克，白痢对白糖，红痢对红糖，水煎后服用。

养生食谱

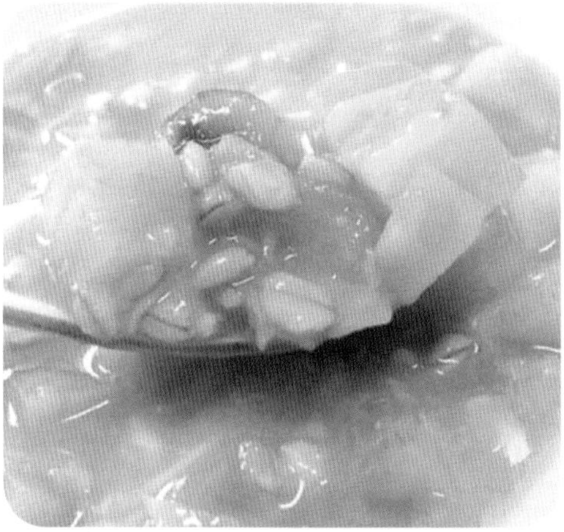

◆ 芋头咸粥

**主　料：**芋头50克，大米100克，虾米、芹菜适量。

**调　料：**盐、食用油适量。

**做　法：**

1. 芋头去皮洗净后切丁，芹菜洗净切丁备用，米淘净后用水浸泡20分钟，虾米水发至软。
2. 将米熬成粥。
3. 锅中入食用油，将虾米爆香，再放入芋头同炒，最后倒入粥中同煮。
4. 待芋头熟软时，加入盐调味，放入芹菜末拌匀即可。

**功　效：**健脾胃，补虚养身。

◆ 蒸芋头

**主　料：**芋头500克。

**调　料：**白糖200克。

**做　法：**

1. 将芋头用清水洗净去皮，捣成泥，备用。
2. 往芋头泥中加入白糖。
3. 使用模具，把芋头泥整出圆形，放入高压锅，蒸10分钟即可。

**功　效：**可健脾胃，消食积。适用于脾胃亏虚、消化不良、小儿疳积。

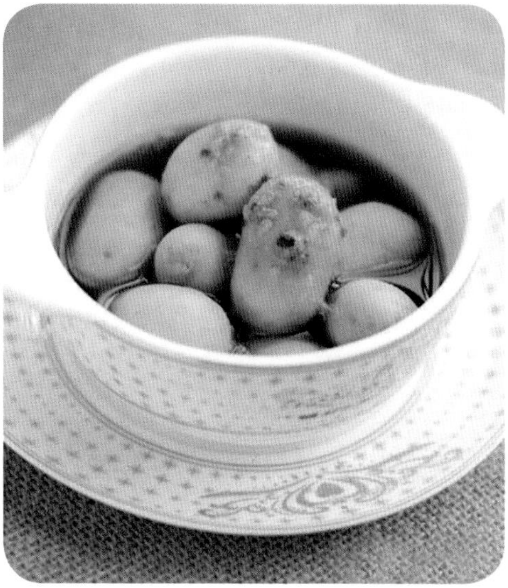

# 土豆

## 宽肠通便排毒素

别　　　名　马铃薯、洋芋、地蛋、山药蛋。

性味归经　性平、微凉，味甘；归脾、胃、大肠经。

建议食用量　每餐 100 ~ 200 克。

### 营养成分

淀粉、膳食纤维素、胶质、蛋白质、脂肪、磷、钙、铁、钾、多类维生素与核酸、柠檬酸、土豆素等。

### 护肠胃功效

土豆含有大量淀粉以及蛋白质、B 族维生素、维生素 C 和钾等，能促进脾胃的消化功能；土豆含有大量膳食纤维，能宽肠通便，帮助人体及时排泄代谢毒素，预防便秘和肠道疾病的发生。

### 药典论述

1.《本草纲目》：“功能稀痘，小儿熟食，大解痘毒。”

2.《湖南药物志》：“补中益气，健脾胃，消炎。”

### 食用功效

土豆能提供给人体大量有特殊保护作用的黏液蛋白，能促使消化道、呼吸道以及关节腔、浆膜腔的润滑，预防心血管系统的脂肪沉积，保持血管的弹性，有助于预防动脉粥样硬化。土豆是一种碱性食品，有利于体内酸碱平衡，中和体内代谢后产生的酸性物质，有一定的美容、抗衰老作用。

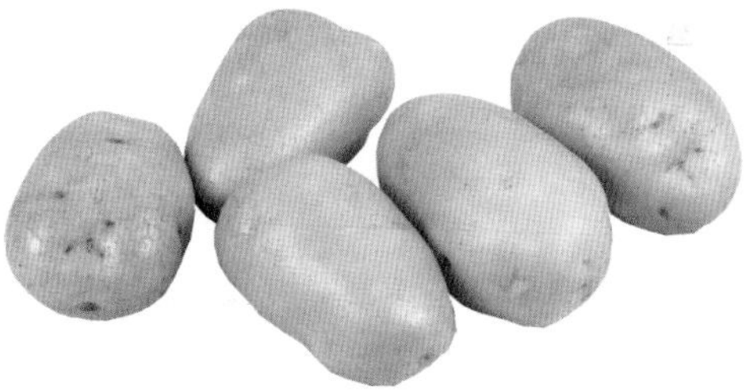

### 良方妙方

1. 新鲜土豆洗净，切碎，榨汁，调入适量凉开水和蜂蜜，置罐中存放，注意保质。每日早晨空腹服 1 ～ 2 匙，连续服 15 ～ 20 天，和胃止痛，适用于胃、十二指肠溃疡疼痛。

2. 土豆适量，洗净，切成薄片，用沸水泡 3 分钟，取出后拌入白糖，加姜汁少许，每日配稀饭食用。和胃止痛，适用于慢性胃痛。

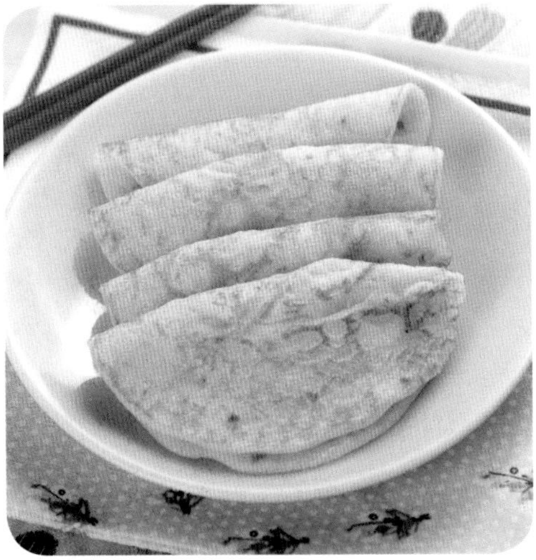

◆ 西红柿土豆羹

**主　料**：西红柿、土豆各1个，肉末20克。

**做　法**：

1. 西红柿洗净，去皮，切碎；土豆洗净，煮熟，去皮，压成泥。

2. 将西红柿碎、土豆泥与肉末一起搅匀，上锅蒸熟即可。

**功　效**：预防便秘。

◆ 土豆泥饼

**主　料**：土豆100克，面粉200克，鸡蛋2个。

**调　料**：植物油、盐各适量。

**做　法**：

1. 把土豆洗净、蒸熟、去皮、捣成泥状，加入鸡蛋、盐、面粉和在一起，做成10个圆形的等分饼坯。

2. 锅中加植物油烧热，把土豆饼坯逐个放到油锅里炸1分钟捞出。

3. 将油锅加热至七成热时，将土豆饼坯放进去，再炸半分钟成金黄色即可。

**功　效**：益胃通肠，减少胀气。

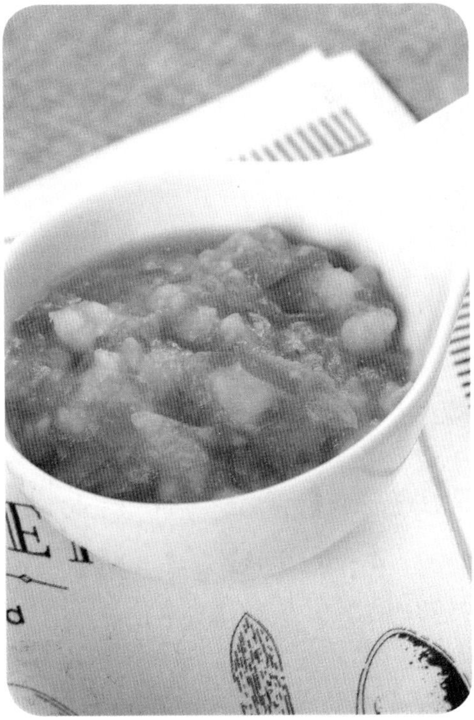

# 圆白菜

## 抑菌消炎，治溃疡

别　　名　卷心菜、包心菜、洋白菜、包菜、莲花白、疙瘩白、大头菜。

性味归经　性平，味辛、甘；归脾、胃经。

建议食用量　每餐150 ~ 300克。

### 营养成分

蛋白质、脂肪、碳水化合物、膳食纤维、维生素A、胡萝卜素、硫胺素、核黄素、烟酸、维生素C、维生素E、钙、磷、钠、镁、铁等。

### 护肠胃功效

圆白菜中含有植物杀菌素，有抑菌消炎的作用，对胃痛有一定的缓解作用。此外，圆白菜中含有某种溃疡愈合因子，有助于创面愈合。还可增进食欲，助消化，防便秘。

### 食用禁忌

皮肤瘙痒性疾病、眼部充血患者忌食。脾胃虚寒、泄泻以及小儿脾弱者不宜多食。对于腹腔和胸外科手术后、胃肠溃疡及其出血严重、腹泻及肝病发生时都不宜食用。

### 食用功效

圆白菜富含维生素E，维生素E可促进人体内胰岛素的生成和分泌，调节糖代谢，所含的钾能预防由糖尿病引起的心脏病等并发症。日本科学家认为，圆白菜所富含的维生素C、B类维生素具有很强的防衰老、抗氧化的效果。圆白菜富含叶酸，怀孕的女性、贫血患者适合食用，有助于提高人体免疫力。新鲜的圆白菜有杀菌消炎的作用，对咽喉疼痛、外伤肿痛、蚊叮虫咬、胃痛牙痛都有一定的食疗效果。

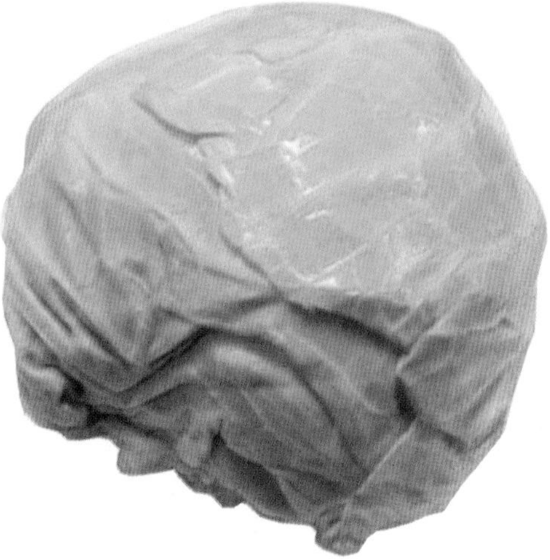

### 饮食宝典

圆白菜有助于提高免疫力，通常秋天种植的圆白菜有助于降糖。

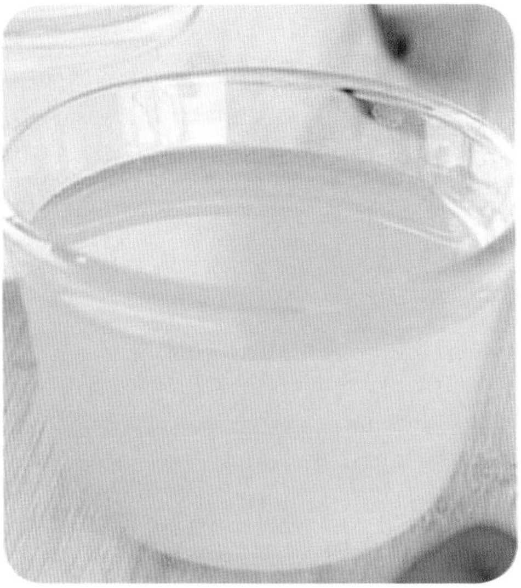

### ◆ 萝卜圆白菜汁

**主　料：**圆白菜菜叶 4 片，白萝卜半根，柠檬汁适量。

**做　法：**将白萝卜、圆白菜菜叶洗净，切碎，放入榨汁机中加适量凉开水榨汁，最后用柠檬汁调味即可。

**功　效：**健脾胃，缓解胃炎。

### ◆ 圆白菜煨面

**主　料：**圆白菜 100 克，火腿 50 克，面条 200 克。

**调　料：**盐、葱、姜、植物油各适量。

**做　法：**

1. 圆白菜洗净，切丝；葱、姜分别洗净，切末；火腿切小块。
2. 锅置火上，放入适量清水，下入面条煮熟后，捞出沥干水分。
3. 另取一锅置火上，放植物油烧热，爆香葱末、姜末，放入圆白菜丝煸炒，加入适量水，放火腿块、盐、煮熟的面条稍煮即可。

**功　效：**健脾益胃。适合胃溃疡患者、便秘者食用。

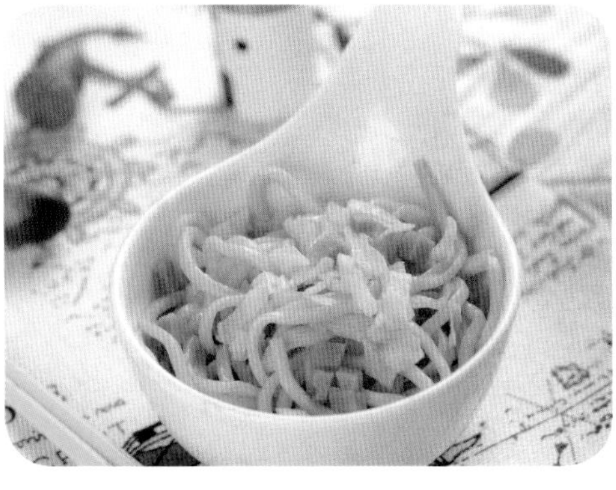

# 马齿苋

## "天然抗生素"治痢疾

别　　　名　马齿菜、马苋菜、猪母菜、长寿菜、瓜仁菜、瓜子菜、马蛇子菜。

性味归经　味酸，性寒；归大肠、肝、脾经。

建议食用量　内服：煎汤，10 ~ 15克，鲜品30 ~ 60克；或绞汁。外用：适量，捣敷；烧灰研末调敷；或煎水洗。

### 营养成分

维生素A、维生素$B_1$、β－胡萝卜素、钙、磷、铁、硒、蔗糖、葡萄糖、果糖、三萜醇类、黄酮类、氨基酸、有机酸等。

### 护肠胃功效

马齿苋对痢疾杆菌、伤寒杆菌和大肠杆菌有较强的抑制作用，可用于各种炎症的辅助治疗，素有天然抗生素的美称，对痢疾、肠炎、消化不良性腹泻有不错的疗效。

### 良方妙方

急性菌痢：干马齿苋约20克水煎服，或同服大蒜1头。

### 食用功效

马齿苋在营养上有一个突出的特点，它的ω-3脂肪酸含量较高。ω-3脂肪酸能抑制人体对胆固酸的吸收，降低血液胆固醇浓度，改善血管壁弹性，有助于防治心血管疾病。

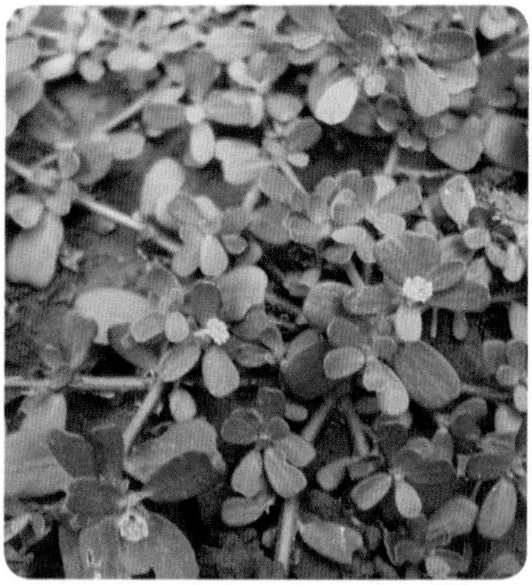

### 食用宜忌

宜食：肠胃道感染的人适用；患有维生素A缺乏症、角膜软化症、眼干燥症、夜盲症的人适用；皮肤干燥的人适用；患单纯性腹泻或百日咳的小儿适用；钩虫病患者适用；妇女赤白带下及孕妇临产时适用；硅肺患者适用。

忌食：凡脾胃素虚，腹泻便溏忌食；怀孕妇女忌食。

养生食谱

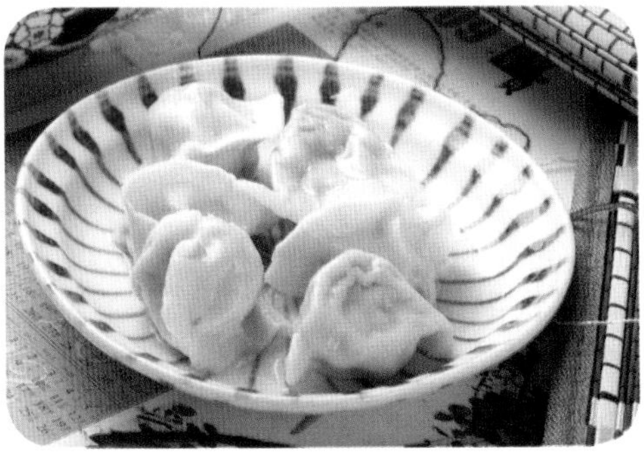

◆ 马齿苋水饺

**主　料：**马齿苋 150 克，牛肉馅 150 克,胡萝卜丁 50 克。

**调　料：**盐、味精、葱末、姜末、香油各适量。

**面　粉：**高筋面粉（或饺子粉）、小米面、荞麦面（高筋粉和杂粮粉的比例为 5 ：1）。

**做　法：**

1. 将面粉混合好，倒入清水，揉成软硬适中的面团，表面盖上潮湿的布，放置一刻钟以上。

2. 马齿苋飞水后切细末，加入牛肉馅、胡萝卜丁，用盐、味精、葱末、姜末、香油拌匀。

3. 用面团擀皮包饺子，煮熟食用

**功　效：**清热解毒。

◆ 枸杞马齿苋

**主　料：**马齿苋 300 克，枸杞子 5 粒。

**调　料：**蒜泥、生抽、盐、醋、香油各适量。

**做　法：**

1. 将马齿苋摘成段，洗干净；枸杞子洗净微泡。

2. 锅内加水，加少许盐和香油，水开后放入马齿苋焯水，色成碧绿即可捞出。

3. 用清水多次洗净黏液，淋干水分，放入大碗中。

4. 将蒜瓣捣成蒜泥，浇在马齿苋上，放入生抽、盐，醋、香油和枸杞子，拌匀装盘即成。

**功　效：**养肝清热。适用于肝胃阴虚者，腹部隐痛、便秘呕吐、口干口苦者。

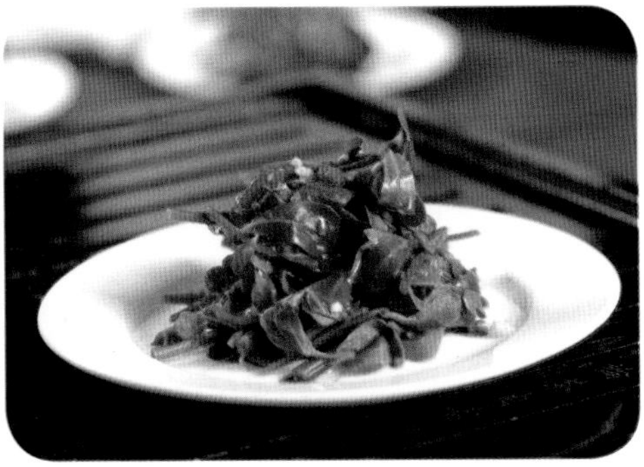

# 苋菜

## ——清热解毒，治肠炎

别　　名　青香苋、红苋菜、红菜、野刺苋、米苋。

性味归经　性凉，味微甘；归肺、大肠经。

建议食用量　每餐 50 ~ 100 克。

### 营养成分

蛋白质、脂肪、无机盐、糖、粗纤维和多种维生素等营养成分，其中叶和种子含有较多赖氨酸。

### 护肠胃功效

常食苋菜可以减肥轻身，促进排毒，防止便秘。苋菜性味甘，在夏季多食用红苋菜，具有清热解毒、治疗肠炎、痢疾、大便干结和小便赤涩的功效。

### 食用宜忌

宜食：适合老年人、幼儿、妇女、减肥者食用。

忌食：慢性腹泻、脾弱便溏者慎服。

### 黄金搭配

苋菜 + 猪肝

苋菜宜和猪肝搭配，可以营养互补，有养肝、养血、明目的作用。

### 食用功效

苋菜性味甘凉，长于清利湿热，清肝解毒，凉血散瘀，对于湿热所致的赤白痢疾及肝火上炎所致的目赤目痛、咽喉红肿不利等均有一定的辅助治疗作用。苋菜对牙齿和骨骼的生长有促进作用，并能防止肌肉痉挛。还具有促进凝血、增加血红蛋白含量并提高携氧能力、促进造血等功能。

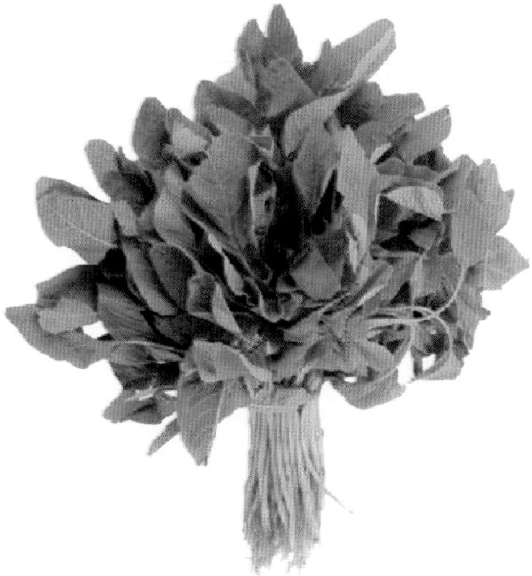

### 实用小窍门

采购苋菜时，叶薄、平滑的鲜嫩，叶厚、皱的较老。用保鲜膜包裹，根部朝下，直立放入冰箱冷藏。

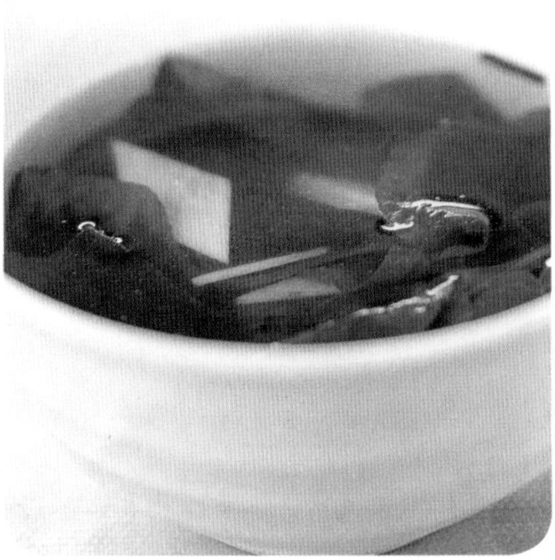

### ◆ 苋菜香米粥

**主　料：**香米60克，红豆40克。

**辅　料：**苋菜40克。

**调　料：**姜丝、葱丝、盐、味精、胡椒粉各适量。

**做　法：**

1. 香米、红豆分别淘洗干净。
2. 苋菜洗净，切小段。
3. 锅置火上，加入适量水，放入小豆煮15分钟，再放入香米煮至稠，加入苋菜段、姜丝、葱丝、盐、味精、胡椒粉搅匀即可。

**功　效：**清热解毒，治痢。

### ◆ 红苋菜山药汤

**主　料：**红苋菜150克，山药100克。

**调　料：**姜丝、葱丝、盐、味精、胡椒粉各适量。

**做　法：**

1. 红苋菜洗净，切段。
2. 山药洗净，去皮切菱形片。
3. 锅置火上，倒入适量水烧开，放入山药片煮熟后捞出，另换凉水再放入山药烧开，放入红苋菜、姜丝、葱丝、盐、味精、胡椒粉煮熟即可。

**功　效：**补气，清热，益肾气、健脾胃。

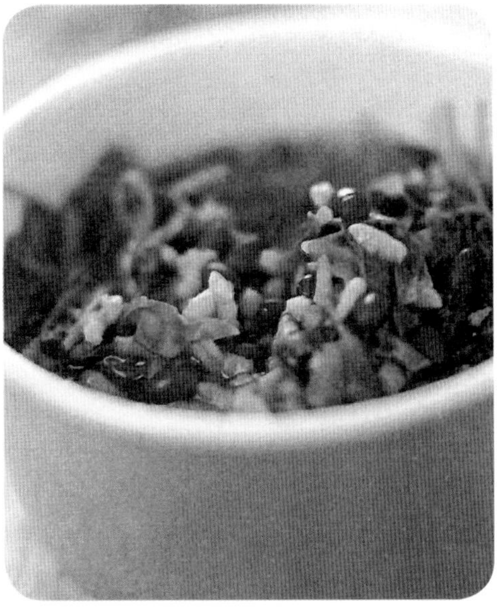

# 大蒜

## 排毒清肠防肠胃病

别　　名　蒜头、大蒜头、胡蒜。
性味归经　性温，味辛；归脾、胃、肺经。
建议食用量　每餐 20 ~ 50 克。

### 营养成分

蛋白质、脂肪、碳水化合物、挥发油、钙、磷、铁、维生素 C、硫胺素、核黄素、烟酸、蒜素、柠檬醛、硒、锗等微量元素。

### 护肠胃功效

大蒜对痢疾杆菌有抑制作用，是痢疾腹泻患者良好的食材之一。此外还能排毒清肠，预防肠胃疾病。

### 良方妙方

1. 泄泻（慢性肠炎）：大蒜 60 克，用火煨熟后顿服，每日 1 次，连服 7 天。

2. 痢疾：赤白下痢，里急后重者：大蒜 30 克，火上烧熟顿服，每日 3 次，痊愈为度。

3. 小儿泻痢：大蒜 20 克，捣烂如泥，敷两足心（先用凡士林薄涂），每日 1 次。

### 药典论述

《本草拾遗》："初食不利目，多食却明。久食令人血清，使毛发白。"

### 食用功效

大蒜含有的蒜辣素等成分能降低胆固醇和甘油三酯在血液中的浓度，并能减少肝脏合成胆固醇，对有益的高密度脂蛋白有加持作用，有助于降低患冠心病的几率。大蒜还可阻止血小板凝聚，稀释血液，防止血栓形成。大蒜还含有丰富的微量元素硒，有益于提高免疫力。

大蒜有明显的抗炎灭菌作用，尤其对上呼吸道和消化道感染、霉菌性角膜炎、隐孢子菌感染有显著的功效。另据研究表明，大蒜中含有一种叫"硫化丙烯"的辣素，其杀菌能力可达到青霉素的十分之一，对病原菌和寄生虫都有良好的杀灭作用，可以起到预防流感、防止伤口感染、治疗感染性疾病和驱虫的功效。

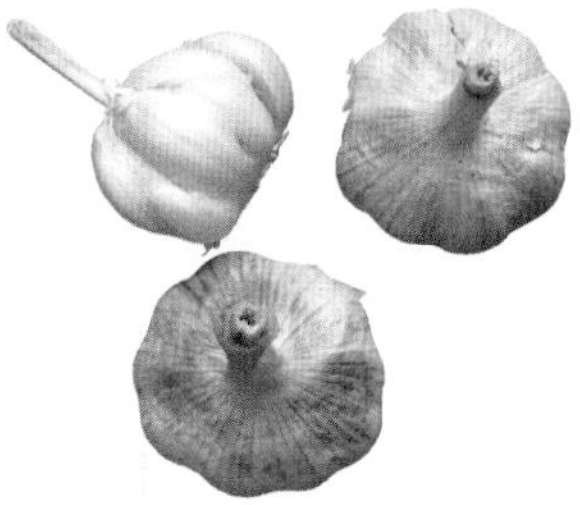

### 食用宝典

发了芽的大蒜食疗效果甚微，腌制大蒜不宜时间过长，以免破坏有效成分。

大蒜中的辣素怕热，遇热后很快分解，其杀菌作用降低，因此，预防和治疗感染性疾病应该生食大蒜。

养生食谱

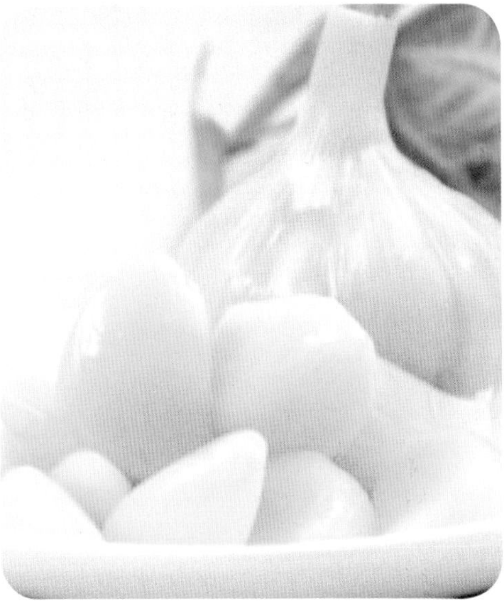

### ◆ 蒜泥蚕豆

**主　料：**鲜蚕豆250克，大蒜25克。

**调　料：**酱油、盐、醋各适量。

**做　法：**

1. 蒜去皮，捣成泥，放入酱油、盐、醋，搅拌成蒜泥调味汁。
2. 将蚕豆洗净，去壳，放入凉水锅内，大火煮沸后改用中火煮至酥而不碎，捞出沥水。
3. 将蚕豆放入盘内，浇上蒜泥调味汁，搅拌均匀即可。

**功　效：**健脾和胃。

### ◆ 白糖蒜

**主　料：**大蒜1000克，精盐、白糖各适量。

**做　法：**

1. 将大蒜洗净后放入清水中浸泡5天，每天换1次水，以减少部分辣味。
2. 将精盐、白糖放入开水中溶化晾凉，与大蒜一起装坛封口，每天摇动1次，每周开口通风1次，腌渍两个月后即可食用。

**功　效：**除油腻，助消化、吸收。

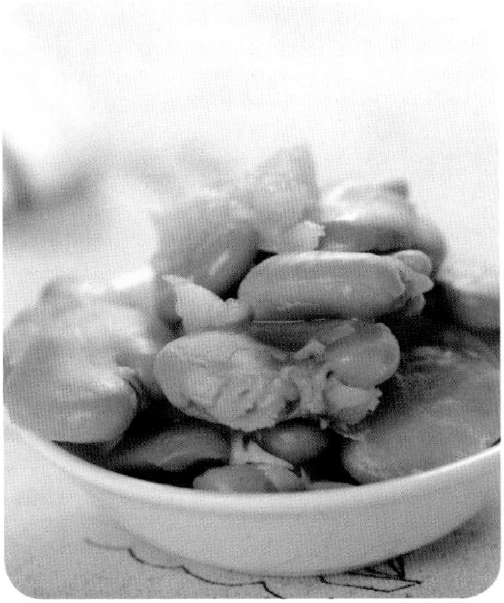

# 竹笋

## 开胃促消化

别　　名　笋、毛笋、竹芽、竹萌。
性味归经　性微寒，味甘；归胃、肺经。
建议食用量　每餐100～250克。

### 营养成分

蛋白质、氨基酸、纤维素、糖类、钙、磷、铁、胡萝卜素、维生素$B_1$、维生素$B_2$、维生素C等。

### 护肠胃功效

竹笋含有一种白色的含氮物质，具有开胃、促进消化、增强食欲的作用，可用于治疗胃胀、消化不良、胃口不好等病症；竹笋甘寒通利，其所含有的植物纤维可以增加肠道水分的储留量，促进胃肠蠕动，降低肠内压力，减少粪便黏度，使粪便变软利排出，用于治疗便秘，预防肠癌。

### 食用宜忌

竹笋含有丰富的粗纤维和草酸，患有胃溃疡、胃出血、肾炎、肝硬化、肠炎、尿路结石者，以及低钙、骨质疏松、佝偻病的人不宜多吃。

### 食用功效

竹笋的膳食纤维含量高，可延缓肠道中食物的消化和葡萄糖的吸收，有助于控制餐后血糖上升。此外，它的高含量纤维素在肠内可以减少人体对脂肪的吸收，减少与高血脂有关疾病的发病率；竹笋中植物蛋白、维生素及微量元素的含量均很高，有助于增强机体的免疫功能，提高防病抗病能力；竹笋含脂肪、淀粉很少，属天然低脂、低热量食品。

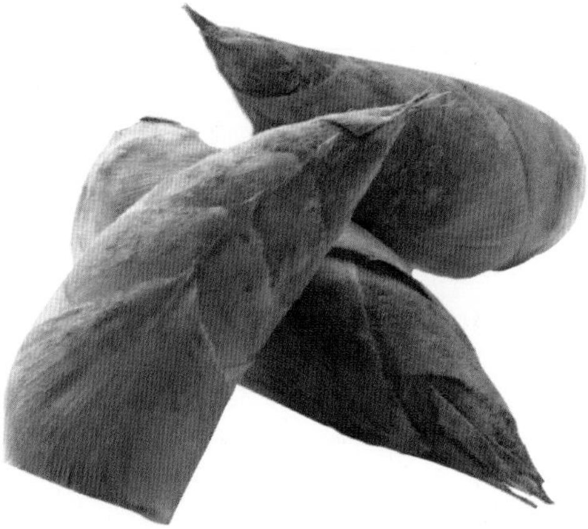

### 温馨贴士

笋壳色泽鲜黄或淡黄略带粉红，完整且饱满光洁的质量较好。根部"痣"红的竹笋鲜嫩，节与节之间距离越近越嫩。鲜竹笋存放时不要剥壳，放在阴凉干燥处即可。

养生食谱

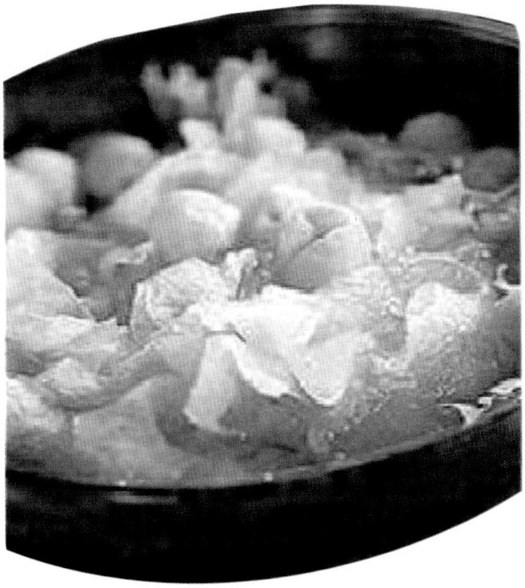

### ◆ 鲜嫩笋尖粥

**主　料：**大米 100 克，鲜笋尖 60 克，香菇 30 克。

**调　料：**香葱末 3 克，盐 5 克。

**做　法：**

1. 大米淘洗干净，备用；笋尖洗净，切斜段，焯水备用；香菇泡发，去蒂，切丝。
2. 锅中倒入适量水，放入大米煮开，转小火煮 20 分钟，加鲜笋尖、香菇丝、香葱末、盐再煮约 10 分钟即可。

**功　效：**通血脉，化痰涎，消食胀。

### ◆ 竹笋银耳汤

**主　料：**鲜笋尖 60 克，银耳 30 克。

**辅　料：**莲子 20 克，鸡蛋 1 个。

**调　料：**盐 5 克。

**做　法：**

1. 先将鲜笋尖洗净切片，银耳用水泡发去蒂，莲子去芯，鸡蛋打入碗中搅成糊。
2. 锅中放水煮沸，倒入鸡蛋糊，加入鲜笋尖、银耳、莲子，用小火烧 5 分钟，加盐调味即可食用。

**功　效：**祛湿利水，润肺养颜。

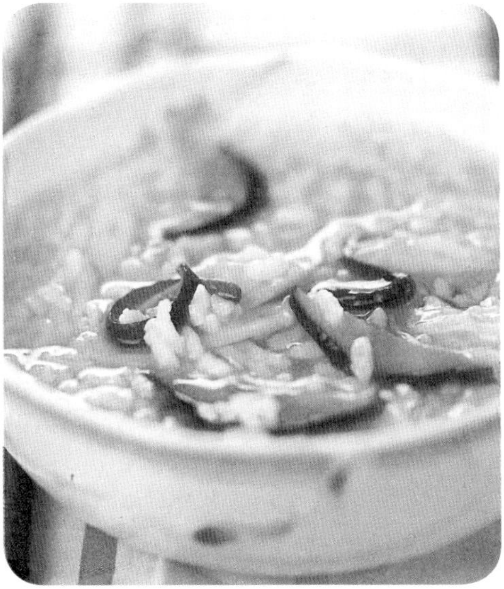

# 黑木耳

## 清肠胃，防辐射

别　　名　木耳、云耳、桑耳、松耳、中国黑真菌。
性味归经　性平，味甘；归胃、大肠经。
建议食用量　泡发木耳每餐约50克。

### 营养成分

蛋白质、脂肪、碳水化合物、粗纤维、维生素$B_1$、维生素$B_2$、烟酸、钙、磷、铁等。

### 护肠胃功效

黑木耳中的胶质可吸附残留在人体消化系统内的灰尘、杂质及放射性物质，排出体外，起到清胃、涤肠、防辐射的作用。

### 食用宜忌

鲜黑木耳含有一种叫卟啉的光感物质，食用未经处理的鲜黑木耳后，在太阳下易引起皮肤瘙痒、水肿，严重的可致皮肤坏死。干黑木耳经过暴晒，会分解大部分卟啉。食用前，干黑木耳经过水浸泡，剩余的卟啉会溶于水，水发的干黑木耳食用安全。

### 食用功效

黑木耳中所含的多糖成分具有调节血糖、降低血糖的功效。黑木耳含有丰富的钾，对糖尿病合并高血压患者有很好的食疗作用。

黑木耳中含有丰富的纤维素和一种特殊的植物胶原，这两种物质能够促进胃肠蠕动，防止便秘，有利于体内大便中有毒物质的及时清除和排出，并且有利于胆结石、肾结石等内源性异物有一定的化解功能。

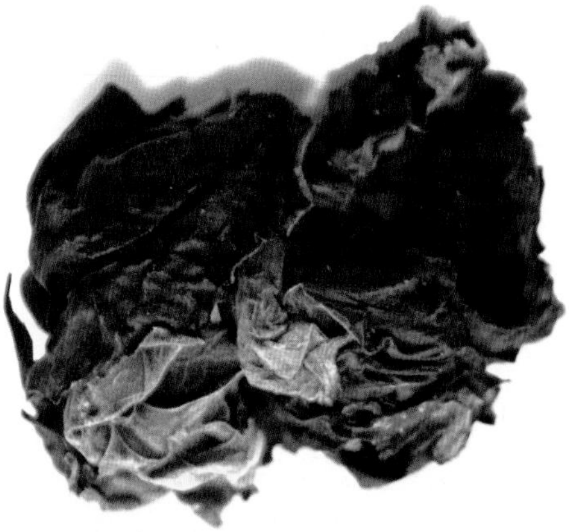

### 黄金搭配

黑木耳＋豆角

黑木耳与豆角一起食用可防治高血压、高血脂、糖尿病。

黑木耳＋银耳

黑木耳与银耳搭配可补肾、润肺、生津。

养生食谱

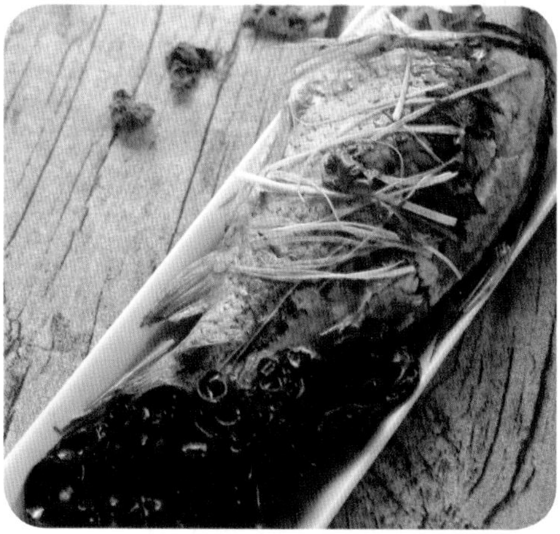

◆ 木耳清蒸鲫鱼

**主　料：**黑木耳 100 克，鲫鱼 300 克。

**调　料：**料酒、盐、白糖、姜、葱、植物油各适量。

**做　法：**

1. 将鲫鱼去鳃、内脏、鳞，冲洗干净；黑木耳泡发，去杂质，洗净，撕成小碎片；姜洗净，切成片；葱洗净，切成段。
2. 将鲫鱼放入大碗中，加入姜片、葱段、料酒、白糖、植物油、盐腌渍半小时。
3. 鲫鱼上放入碎木耳，上蒸锅蒸 20 分钟即可。

**功　效：**温中补虚，健脾利水。

◆ 凉拌核桃黑木耳

**主　料：**黑木耳 150 克，核桃碎 50 克。

**辅　料：**红绿辣椒适量。

**调　料：**姜、蒜、调味料各适量。

**做　法：**

1. 黑木耳洗净撕小块，红绿辣椒切丝，姜蒜切末。
2. 黑木耳、红绿辣椒丝焯水，备用。
3. 核桃碎用小火炒香。
4. 碗中放入黑木耳、红绿辣椒丝、核桃碎和姜、蒜末，加入调味料拌匀。

**功　效：**黑木耳本身就营养丰富。核桃与其一同凉拌，更利于核桃丰富的营养被身体吸收。

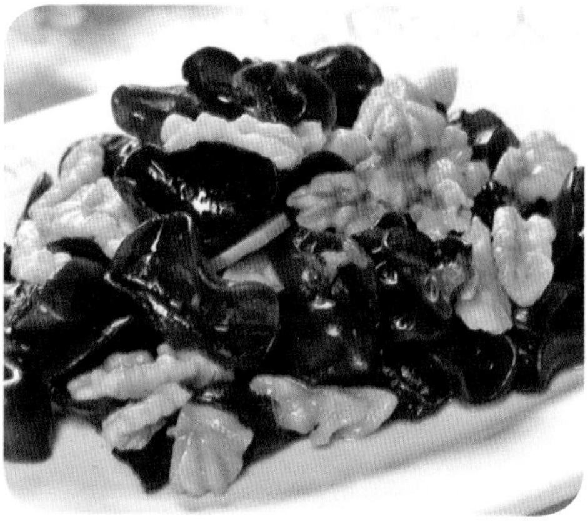

# 猴头菇

## 富含氨基酸，助消化

别　　名　猴头菌、猴头蘑、刺猬菌、花菜菌、山伏菌。

性味归经　性平，味甘；归脾、胃经。

建议食用量　每餐约20克干猴头菇。

### 营养成分

挥发油、蛋白质、多糖类、氨基酸、维生素E、维生素C、烟酸、核黄素、硫胺素、纤维素等。

### 护肠胃功效

猴头菇中含有多种氨基酸和丰富的多糖体，能助消化，对胃炎、胃癌、食道癌、胃溃疡、十二指肠溃疡等消化道疾病有显著食疗作用。

### 食用宜忌

食用猴头菇要经过洗涤、涨发、漂洗和烹制4个阶段，直至软烂如豆腐时营养成分才完全析出。霉烂变质的猴头菇不可食用，以防中毒。

### 温馨贴士

选购时，应挑选菇体完整，无伤痕残缺，菇体干燥、不烂、不霉、不蛀、茸毛齐全，菇体呈金黄色或黄里带白的形态即可。

### 食用功效

猴头菇是一种高蛋白、低脂肪、富含矿物质和维生素的优良食品；猴头菇含有的多糖、多肽类物质，能抑制癌细胞中遗传物质的合成，有助于预防消化道癌症和其他恶性肿瘤，且具有提高人体免疫力的功能，可延缓衰老。猴头菇含不饱和脂肪酸，能降低血胆固醇和三酰甘油含量，调节血脂，利于血液循环，是心血管疾病患者的理想食品。

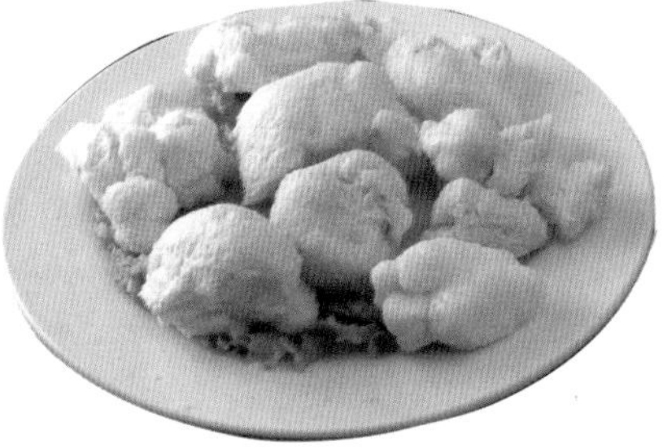

### 良方妙方

1. 猴头汤：猴头菇60克，以温水浸软后，切成薄片，加水煎汤，稍加黄酒服。本方取猴头菇补脾胃、助消化。用于脾胃虚弱，消化不良。

2. 猴头白花蛇舌草汤：猴头菇、白花蛇舌草、藤梨根各60克。加水煎汤服。本方三物均对实验性肿瘤有抑制作用，都常用于消化道肿瘤（以猴头菌丝体制成的猴头片，单用亦有疗效，可改善症状，或提高免疫力，缩小肿块），故配伍应用以增强疗效。用于胃癌、食管癌、贲门癌和肝癌等症。

养生食谱

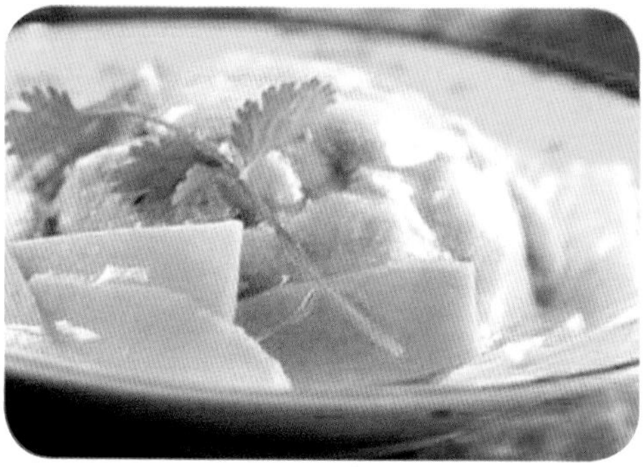

◆ 猴头菇烩玉兰片

**主　料：**猴头菇200克、火腿片45克、水发玉兰片40克、鸡蛋3个。

**调　料：**料酒、盐、葱段、淀粉、味精、食用油各适量。

**做　法：**

1. 猴头菇去蒂、洗净，入沸水中焯一下，切薄片。

2. 将鸡蛋清、盐、湿淀粉与猴头菇片搅拌均匀，然后将猴头菇片逐一放入沸水锅中氽热捞出。

3. 热锅放食用油，投入葱段炸香，下料酒、水发玉兰片、盐、猴头菇片、火腿片，焖至汤稠时加味精，用淀粉勾芡，出锅即可。

**功　效：**具有治疗四肢无力、神经衰弱、失眠的功效。

◆ 砂锅鸡脯猴头菇

**主　料：**水发猴头菇800克，鸡脯肉600克，干贝50克。

**调　料：**葱、姜、料酒、盐、熟猪油、清水各适量。

**做　法：**

1. 将水发猴头菇挤干水，切成片；鸡脯肉切成块；干贝泡开，清洗干净。

2. 热锅放熟猪油，至六成热时，下入猴头菇片、鸡脯肉块，开旺火，加入葱、姜、料酒、盐、清水、干贝，炖至鸡脯肉软烂，出锅即可。

**功　效：**养血益气。可用于神经衰弱，头昏心悸，失眠，体倦乏力，有气血虚弱表现者。

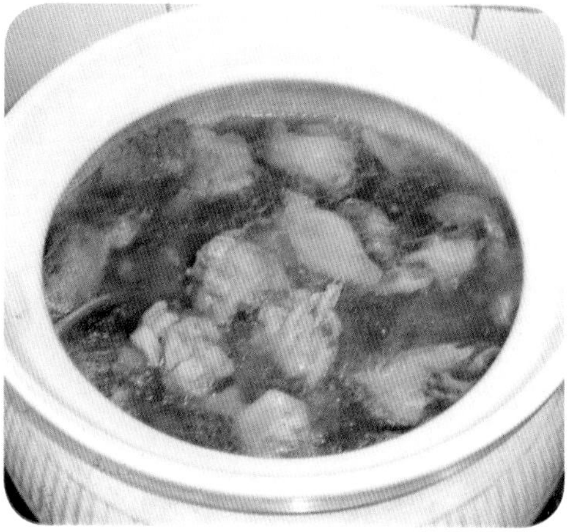

# 二、助消化护肠胃的新鲜水果

## 香蕉

清热润肠，助消化

别　　名　蕉子、蕉果、甘蕉。

性味归经　性寒，味甘；归肺、大肠经。

建议食用量　每天1～2个。

### 营养成分

碳水化合物、蛋白质、粗纤维，及磷、钙、镁、锰、锌、铜、铁等。

### 护肠胃功效

香蕉中所含的维生素A不仅可以增加食欲，促进消化，还具有清热润肠，促进肠胃蠕动的作用。试验表明，食用香蕉有刺激胃黏膜细胞生长的作用，使胃壁得到保护，起到预防胃溃疡的作用。

### 食用宜忌

香蕉中有较多的镁元素，镁是影响心脏功能的敏感元素，对心血管产生抑制作用。空腹吃香蕉会使人体中的镁骤然升高，对心血管产生抑制作用，不利于身体健康。

### 食用功效

香蕉含有大量糖类物质及其他营养成分，可充饥、补充营养及热量；香蕉属于高钾食品，钾离子可强化肌力及肌耐力，因此特别受运动员的喜爱，同时钾对人体的钠具有抑制作用，多吃香蕉，可降低血压，预防高血压和心血管疾病；香蕉果肉甲醇提取物对细菌、真菌有抑制作用，可消炎解毒。

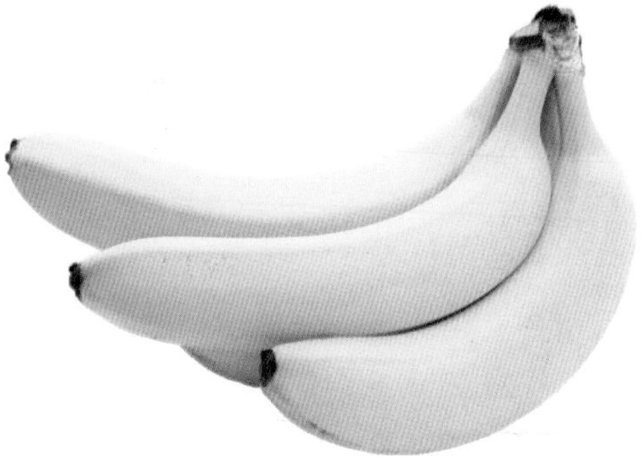

### 药典论述

1.《本草求原》：“止渴润肺解酒，清脾滑肠，脾火盛者食之，反能止泻止痢。”

2.《本草纲目拾遗》：“收麻风毒。两广等地湿热，人多染麻风，所属住处，人不敢处，必种香蕉木本结实于院中，一年后，其毒尽入树中乃敢居。”

3.《日用本草》：“生食破血，合金疮，解酒毒；干者解肌热烦渴。”

## 养生食谱

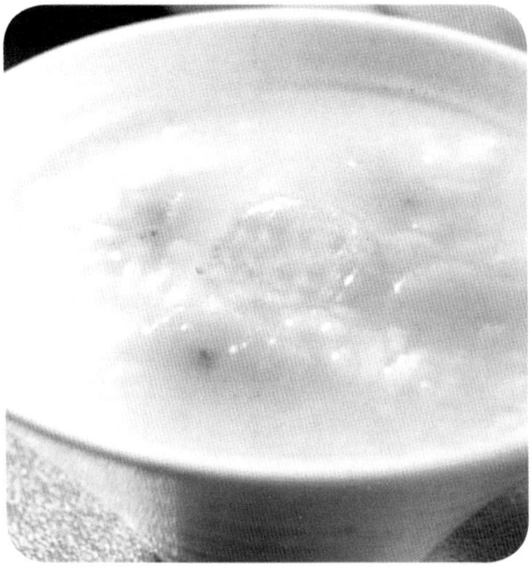

### ◆ 香蕉粳米粥

**主　料：**新鲜香蕉250克，粳米100克。

**调　料：**冰糖适量。

**做　法：**

1. 先将香蕉去皮，切成丁状。
2. 粳米淘洗干净，以清水浸泡2小时后捞出沥干。
3. 将锅放火上，倒入适量清水，加入粳米，用旺火煮沸，再加入香蕉丁、冰糖，改用小火熬30分钟即成。

**功　效：**清热，润肠，健脾。凡温热病、口烦渴、大便秘结、痔疮出血者适于常吃。

### ◆ 香蕉百合银耳汤

**主　料：**干银耳15克，鲜百合120克，香蕉2根，清水适量。

**辅　料：**枸杞子5克，冰糖100克。

**做　法：**

1. 将干银耳泡水2小时，拣去老蒂及杂质后撕成小朵，加适量水入蒸笼蒸30分钟取出备用。
2. 新鲜百合剥开洗净去老蒂。
3. 香蕉去皮，切为0.3厘米的小片。
4. 将上述食材放入炖盅中，加冰糖入蒸笼蒸30分钟即可。

**功　效：**养阴润肺，生津通肠。

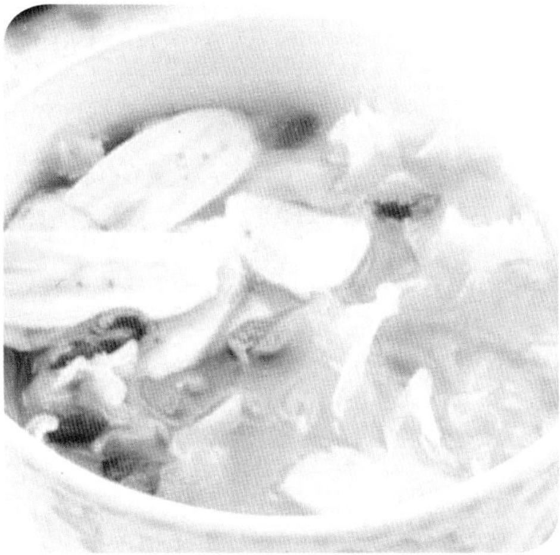

# 木瓜

## 补充胃液，助消化

别　　名　乳瓜、木梨、文冠果。
性味归经　性平、微寒，味甘；归肝、脾经。
建议食用量　每次 1/4 个左右。

### 营养成分

氨基酸、木瓜蛋白酶、番木瓜碱、维生素 C、苹果酸、枸橼酸、皂苷等。

### 护肠胃功效

木瓜所含的蛋白分解酵素，可以补偿胰和肠道的分泌，补充胃液的不足，有助于分解蛋白质和淀粉，故有健脾消食之功。

### 药典论述

1.《本草纲目》："木瓜所主霍乱吐痢转筋、脚气，皆脾胃病，非肝病也。肝虽主筋，而转筋则由湿热、寒湿之邪袭伤脾胃所致，故筋转必起于足腓，腓及宗筋皆属阳明。"

2.《本草新编》："木瓜，但可臣、佐、使，而不可以为君，乃入肝益筋之品，养血卫脚之味，最宜与参、术同施，归、熟（地）并用。"

3.《得配本草》："血为热迫，筋转而痛，气为湿滞，筋缓而软，木瓜凉血收脱，故可并治。"

### 食用功效

木瓜中含有丰富的胡萝卜素，在体内可转化为维生素 A，具有维持正常视力、保持皮肤和黏膜健康的功效；木瓜中的凝乳酶有通乳作用；木瓜果肉中含有的番木瓜碱具有抗菌、抗肿瘤的功效，还可缓解痉挛疼痛，对腓肠肌痉挛有明显的治疗作用。

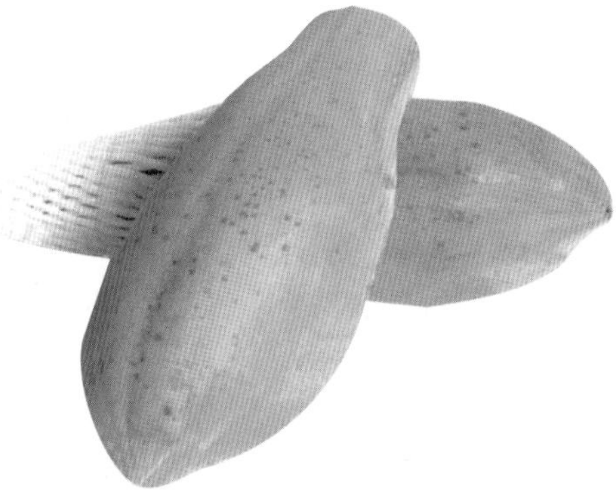

### 食用宜忌

儿童吃木瓜可促进眼球的发育，成人多吃木瓜可维持正常视力。食用过多肉食后，可以适当吃点木瓜，帮助肉食分解、减少胃肠负担。过敏体质的人忌食。

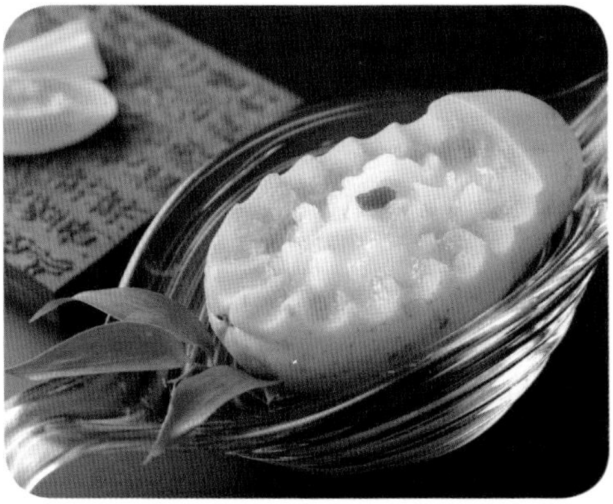

## ◆ 木瓜泥

**主　料：**木瓜1个，牛奶适量。

**做　法：**

1. 木瓜洗净，去皮、去籽，上锅蒸7～8分钟，至筷子可轻松插入时，即可离火。

2. 用勺背将蒸好的木瓜压成泥，拌入牛奶即可。

**功　效：**平肝和胃，舒筋活络。

## ◆ 木瓜炖雪蛤

**主　料：**木瓜1个（约750克重），雪蛤油2～3克。

**辅　料：**鲜奶1杯，水1杯，冰糖适量。

**做　法：**

1. 雪蛤油泡发至白色半透明的状态，备用。

2. 木瓜洗干净外皮，在顶部切出2/5作盖，木瓜盅切成锯齿状，挖出核和瓤，木瓜放入炖盅内。

3. 冰糖和水一起煲溶，然后放入雪蛤油煲半小时，加入鲜奶，待滚，滚后注入木瓜盅内，加盖，用牙签插实木瓜盖，隔水炖至水开之后20分钟左右即可。

**功　效：**健脾消食，润肤养颜。

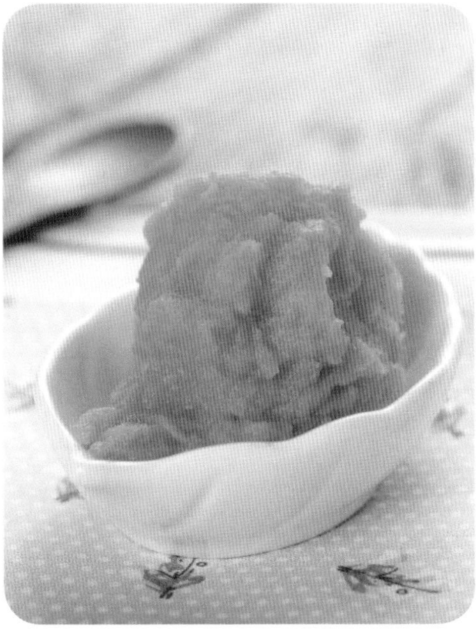

# 草莓

## 解酒，防痔疮

别　　名　大草莓、士多啤梨、红莓、地莓。

性味归经　性凉，味甘、酸；归肺、脾经。

建议食用量　每次10个。

### 营养成分

维生素C、维生素A、维生素E、维生素PP、维生素$B_1$、维生素$B_2$、胡萝卜素、鞣酸、天冬氨酸、铜、草莓胺、果胶、纤维素、叶酸、铁、钙、鞣花酸与花青素等。

### 护肠胃功效

草莓可刺激胃液的分泌，帮助消化，可用于食欲不振、餐后腹胀等病症，并具有生津养胃之效。草莓中富含果胶及纤维素，可加强胃肠蠕动，加速肠道内胆固醇的排泄，有助于预防便秘、痔疮、肠癌的发生。

### 药典论述

《本草纲目》："补脾气，固元气，制伏亢阳，扶持衰土，壮精神，益气，宽痞，消痰，解酒毒，止酒后发渴，利头目，开心益志。"

### 食用功效

草莓中含有丰富的花青素，花青素能增强血管弹性，改善循环系统功能，从而降低血压。草莓对胃肠道和贫血均有一定的滋补调理作用，可以预防维生素C缺乏症，有帮助消化的功效，与此同时，草莓是单宁含量丰富的植物，在体内可吸附和阻止致癌化学物质的吸收，具有防癌作用；草莓中含有天冬氨酸，可以自然平和地清除体内的重金属离子。

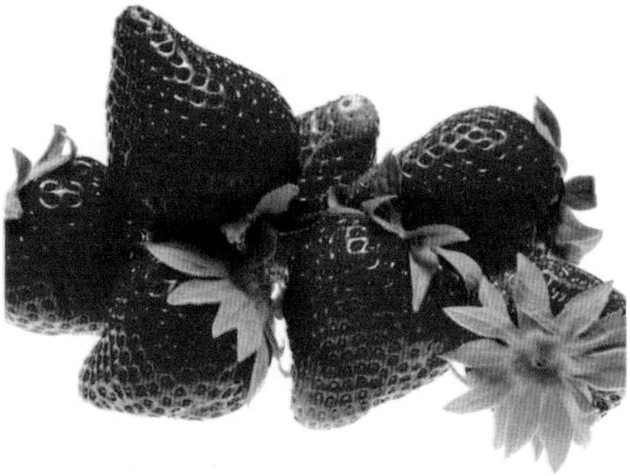

### 食用宜忌

食用未洗净的草莓，可能引起恶心、呕吐、腹泻等症状。洗草莓时，应将草莓放在流动的水下冲洗，而且洗前不要摘除果蒂，否则不但味道变差，也会导致维生素C流失。洗后的草莓可先用盐水浸泡约5分钟，以使细菌等微生物受到抑制。

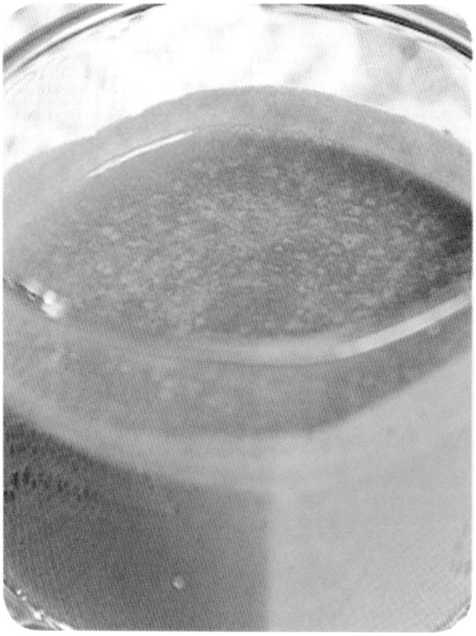

### ◆ 草莓柠檬汁

**主　料：**草莓10个，柠檬半个。

**做　法：**

1. 草莓洗净，去梗，在淡盐水中浸泡10分钟，再用清水洗净，切成小块；
2. 柠檬洗净，切成小块，将草莓和柠檬放进榨汁机，倒入少量凉开水，榨汁即可。

**功　效：**补血润肤，开胃健脾。

### ◆ 草莓蜜瓜菠菜汁

**主　料：**草莓50克、菠菜50克、蜜瓜120克、蜜柑50克。

**辅　料：**冰块少许。

**做　法：**

1. 将草莓用淡盐水洗净，去蒂；蜜瓜去皮，切成块；蜜柑剥皮后去籽；菠菜连根洗净备用。
2. 将草莓、蜜柑、菠菜、蜜瓜放进榨汁机中压榨成汁。

**功　效：**防治便秘，健胃健体。

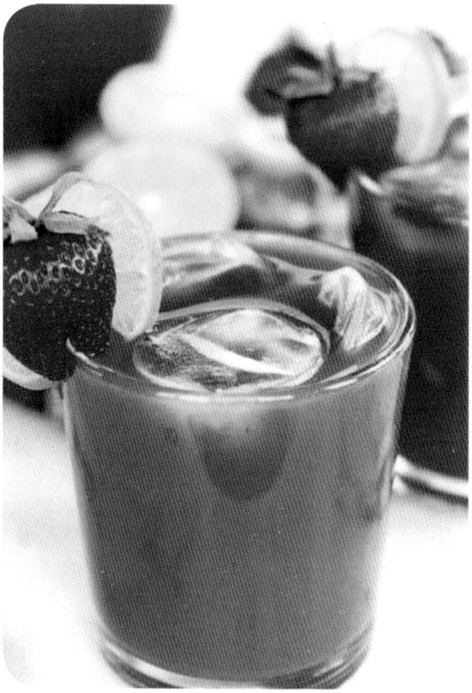

# 柠檬

## 开胃醒脾，清肠胃

别　　名　柠果、黎檬、洋柠檬、益母果。

性味归经　性凉，味酸；归肝、胃经。

建议食用量　每次 100 ~ 200 克。

### 营养成分

维生素 C、糖类、钙、磷、铁、维生素 $B_1$、维生素 $B_2$、烟酸、奎宁酸、柠檬酸、苹果酸、橙皮苷、柚皮苷、香豆精、高量钾元素和低量钠元素等。

### 护肠胃功效

柠檬促进胃中蛋白分解酶的分泌，增加胃肠蠕动。

### 食用宜忌

宜食：柠檬适宜暑热口干烦渴、消化不良、胃呆呃逆者食用；适宜维生素 C 缺乏者食用；适宜孕妇胎动不安时食用；适宜肾结石者食用；适宜高血压、心肌梗死患者食用，可起到保护血管、改善血液循环的效果。

忌食：柠檬味极酸，易伤筋损齿，不宜食过多。牙痛者忌食，糖尿病人亦忌。另外，胃及十二指肠溃疡或胃酸过多患者忌用。

### 食用功效

柠檬富含维生素 C 和维生素 P，能增强血管弹性和韧性，能缓解钙离子促使血液凝固的作用，可预防高血压和心肌梗死。青柠檬中含有一种近似胰岛素的成分，有助于降低血糖值。

柠檬汁中含有大量柠檬酸盐，能够抑制钙盐结晶，从而阻止肾结石形成，甚至已成为结石也可被溶解掉，所以食用柠檬能防治肾结石，使部分慢性肾结石患者的结石减少、变小。

鲜柠檬维生素含量极为丰富，是美容的天然佳品，能防止和消除皮肤色素沉着，具有美白作用。

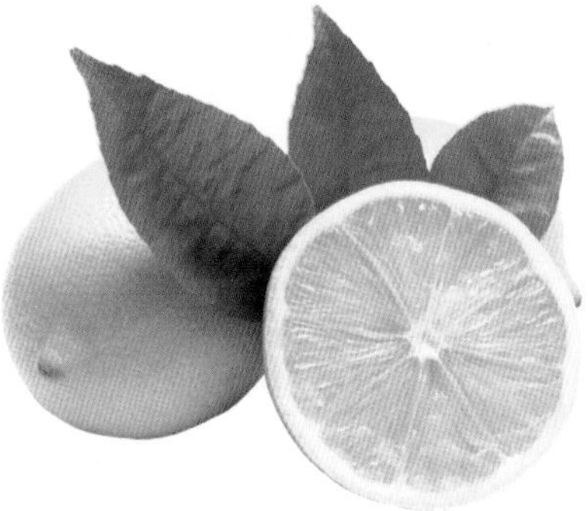

### 黄金搭配

柠檬 + 鸡肉

酸味可以促进食欲，而柠檬的清香搭配烤鸡腿的香味更能令人食欲大振。

柠檬 + 甘蔗汁

柠檬汁与蔗汁配用，更能益胃生津、止渴除烦、和胃降逆。用于饮酒过度，积热伤津，心烦口渴，呕哕少食。

养生食谱

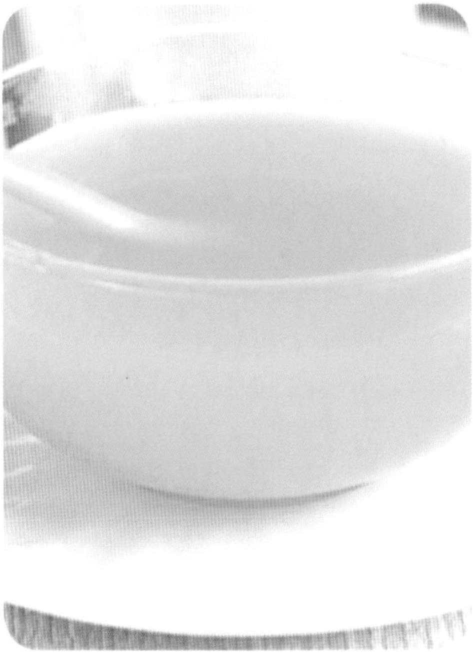

◆ 柠檬草苦瓜茶

**主　料：**苦瓜 30 克，柠檬草、荷叶各 6 克，蜂蜜适量。

**做　法：**

1. 将苦瓜切片，放入热水中煮沸。
2. 加入荷叶、柠檬草冲泡 10 分钟后，加入蜂蜜，即可饮用。
3. 每日 1 剂，分 2 次温服。

**功　效：**抑制食欲，消水肿，消热解毒。

◆ 芹菜柠檬汁

**主　料：**芹菜（连叶）30 克，柠檬半个，苹果 1 个。

**调　料：**精盐、冰片各少许。

**做　法：**

1. 选用新鲜嫩叶的芹菜，洗净后切段。
2. 柠檬、苹果去皮，与切段的芹菜一起放进压榨器中榨汁。
3. 加入少许精盐与冰片，调匀好可饮用。

**功　效：**助消化，润肠。

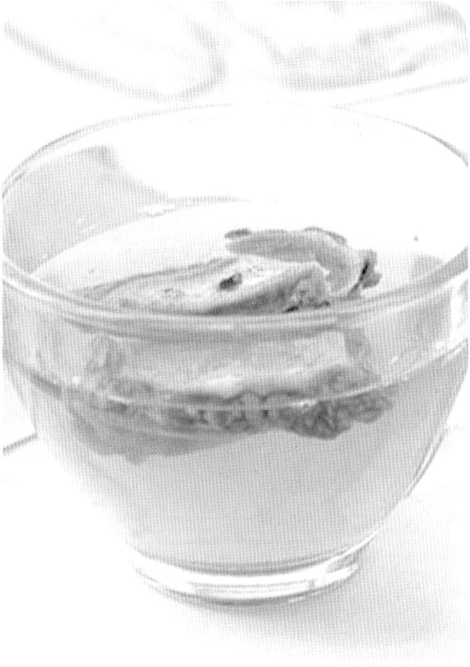

# 杧果

## 防癌抗癌“小能手”

别　　名　庵罗果、檬果、蜜望子、香盖。

性味归经　性凉，味甘、酸；归肺、脾、胃经。

建议食用量　每天1～2个(100～200克)。

### 营养成分

矿物质、蛋白质、脂肪、糖类、粗纤维、维生素A、前体胡萝卜素、维生素C、硒、钙、磷、钾、铁等。

### 护肠胃功效

杧果中含有大量的纤维，可以促进排便，对于防治便秘具有一定的好处。杧果所含大量的维生素A，具有防癌的作用。此外还能增进食欲，促进消化，加快新陈代谢，减少肠胃负担。

### 食用宝典

杧果未成熟的果实及树皮、茎及杧果叶的提取物有抑制化脓球菌、大肠杆菌的作用，可治疗人体皮肤、消化道感染疾病；杧果果实含杧果酮酸、异杧果醇酸等三醋酸和多酚类化合物，具有抗癌的药理作用。

### 食用功效

杧果中含维生素C较多，杧果叶中也有很高的维生素C含量，常食杧果可以不断补充体内维生素C，降低胆固醇、三酰甘油，有利于防治心血管疾病；杧果的糖类及维生素含量非常丰富，尤其是维生素A原——胡萝卜素的含量较高，具有明目的作用。

杧果中所含的杧果苷有祛痰止咳的功效，对咳嗽、痰多、气喘等症有辅助的治疗作用。

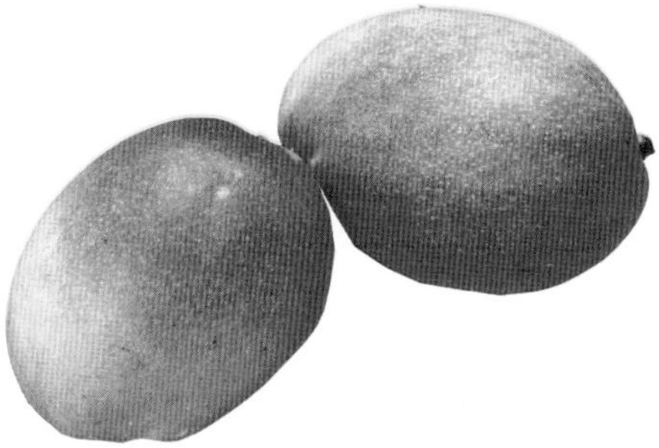

### 经典论述

1.《食性本草》:“主妇人经脉不通，丈夫营卫中血脉不行。叶可以做汤疗渴疾。”

2.《开宝本草》:“食之止渴。”

3.《纲目拾遗》:“益胃气，止呕晕。”

养生食谱

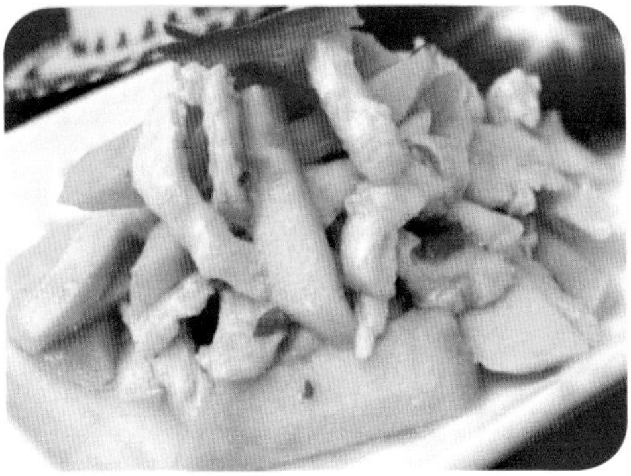

◆ 杧果烧鸡柳

**主　料：** 杧果 250 克，鸡肉 500 克，西红柿、洋葱各 1 个。

**调　料：** 干淀粉、植物油、精盐、白兰地、胡椒粉、牛油、蚝油、白砂糖各适量。

**做　法：**

1. 杧果去皮、核，切片；洋葱、西红柿、鸡肉切块；碗中放干淀粉、鸡肉块拌匀。

2. 锅放植物油烧热，加洋葱炒香，放鸡肉炒匀，加入白兰地、胡椒粉、牛油、蚝油、白砂糖、精盐，倒入杧果、西红柿，注入适量清水，搅匀，烧熟即成。

**功　效：** 补脾胃，益气血，生津液。适用于脾胃虚弱，食欲不振，气血亏虚，咽干口渴等病症。

◆ 杧果汁

**主　料：** 鲜杧果 3 枚。

**做　法：** 洗净去皮核，放入果汁机榨取其汁。每日早晚各服 20 毫升。

**功　效：** 益胃，消食止呕。适用于食欲不振，消化不良，恶心呕吐等病症。

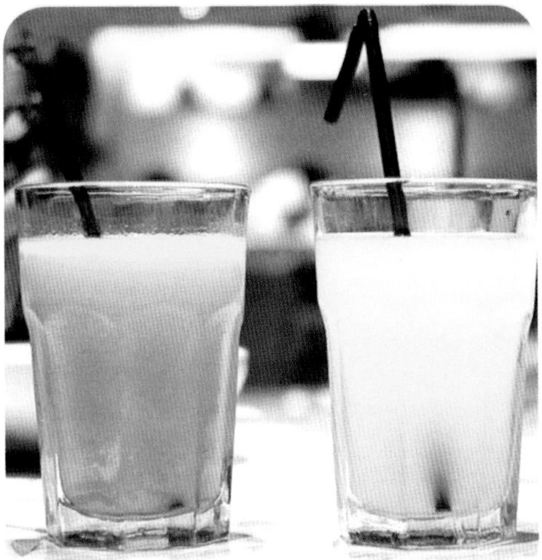

# 甘蔗

## 富含铁，解肠胃热

别　　名　薯蔗、干蔗、竿蔗、糖梗、糖祯、糖蔗、接肠草、甘枝。

性味归经　甘，寒。归肺、胃经。

建议食用量　50 ~ 150 克。

### 营养成分

蛋白质、脂肪、碳水化合物、膳食纤维、维生素 A、胡萝卜素、维生素 C、维生素 $B_2$、天门冬氨酸、谷氨酸、丝氨酸、丙氨酸、钙、磷、铁等。

### 护肠胃功效

甘蔗含有丰富的铁，生饮甘蔗汁能清热，助消化，尤其适合口干舌燥，反胃呕吐，消化不良者饮用，而且有助于解肠胃热。

### 食用宜忌

宜食：一般人群均可食用。

忌食：脾胃虚寒、胃腹寒疼者不宜食用。

### 经典论述

《本草再新》云，“和中清火、平肝健脾、生津止渴，治吐泻、疟、痢，解疮火诸毒”。

### 食用功效

甘蔗味甘、性寒，归肺、胃经；具有清热解毒、生津止渴、和胃止呕、滋阴润燥等功效；主治口干舌燥，津液不足，小便不利，大便燥结，消化不良，反胃呕吐，呃逆，高热烦渴等。

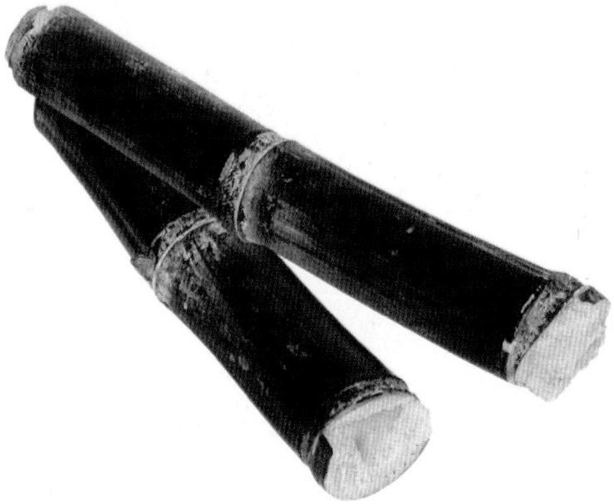

### 良方妙方

1. 便秘：甘蔗汁一杯，与蜂蜜两汤匙混匀，加入适量开水中，于早晚空腹服用。

2. 呕吐：甘蔗 250 克，生姜 15 克，榨汁后加热，趁温徐徐饮服，适用于干呕不止、进食即吐或脾胃虚寒之反胃呕吐等。

3. 甘蔗汁 100 ～ 150 毫升，粳米 50 ～ 100 克。用甘蔗汁兑水适量，加粳米煮粥。清热生津，养阴润燥。适用于热病恢复期，津液不足所致的心烦口渴，肺燥咳嗽，大便燥结等。

养生食谱

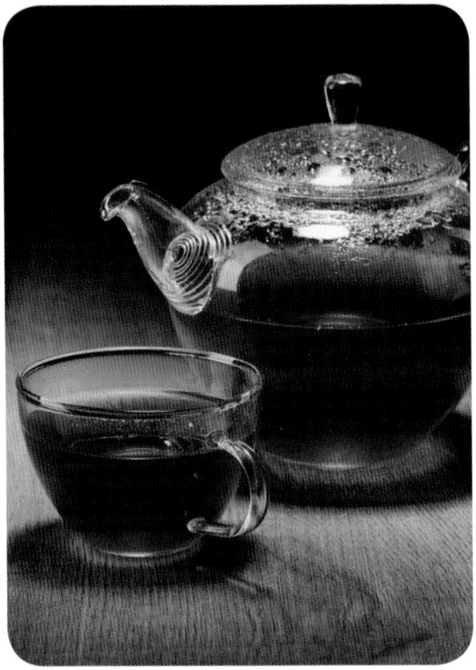

### ◆ 甘蔗姜汁

**主　料**：甘蔗1段，生姜10克。

**做　法**：先将甘蔗榨汁约30毫升左右，再将生姜绞汁取3～5滴入蔗汁中，调匀，不拘时，代茶饮。

**功　效**：止呕去痰，生津下气。主治胃气不和上逆而作呕吐，胸中烦闷、频吐痰涎者。

### ◆ 甘蔗红茶

**主　料**：甘蔗500克，枸杞子5克，红茶3克。

**调　料**：蜂蜜适量。

**做　法**：

1. 将甘蔗去皮，切碎，榨汁；再把甘蔗汁与红茶放入锅中，用水煎煮，去渣取汁。
2. 待茶液温热时，放入适量枸杞子、蜂蜜，即可饮用。
3. 每日1剂，不拘时，代茶饮。

**功　效**：清热生津，下气润燥，补肺益胃。

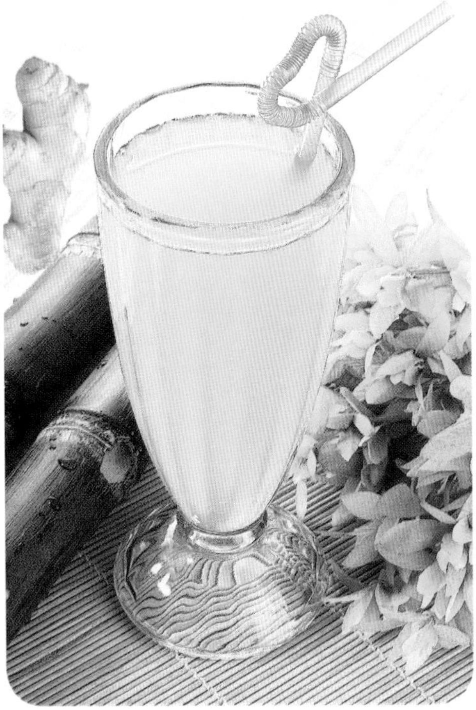

# 橙子

## ——丰富果酸，助消化

别　　名　金球、香橙、黄橙。
性味归经　性微凉，味甘、酸；归肺、脾、胃、肝经。
建议食用量　每天1～2个。

### 营养成分

维生素C、胡萝卜素、维生素P、钾、橙皮苷、柠檬酸、苹果酸、琥珀酸、糖类、果胶、维生素、挥发油、牻牛儿醛、柠檬烯等。

### 护肠胃功效

橙皮中含有果酸，可促进食欲，有助于胃酸不足的人消化。此外对饮食积滞引起的呕吐，胃中浮风恶气，肝胃郁热等疾病有良好的食疗作用。

### 药典论述

1.《食性本草》："行风气，疗瘿气，发瘰疬，杀鱼虫（"虫"一作"蟹"）毒。"

2.《开宝本草》："瓤，去恶心，洗去酸汁，细切和盐蜜煎成，食之，去胃中浮风。"

3.《玉楸药解》："宽胸利气，解酒。"

4.《纲目拾遗》："橙饼，消顽痰，降气，和中，开胃；宽膈，健脾，解鱼、蟹毒，醒酒。"

### 食用功效

橙子含有大量维生素C和胡萝卜素，可以抑制致癌物质的形成，还能软化和保护血管，促进血液循环，降低胆固醇和血脂。研究显示，每天喝3杯橙汁可以增加体内高密度脂蛋白的含量，从而降低患心脏病的风险，橙汁内含有特定的化学成分类黄酮，可以促进HD1增加，并运送低密度脂蛋白到体外；经常食用橙子对预防胆囊疾病有效；橙子发出的气味有利于缓解人们的心理压力。

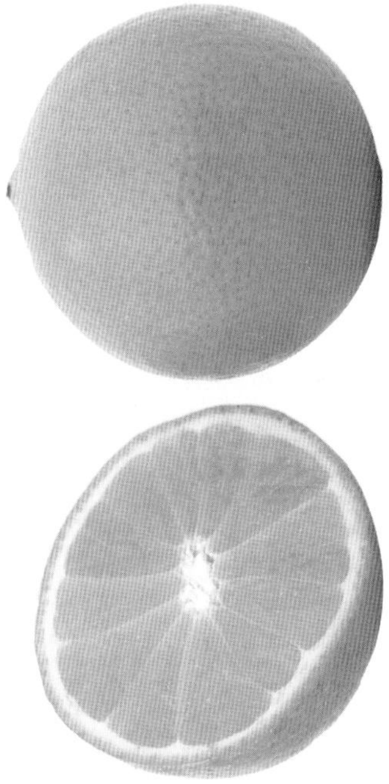

### 食用宜忌

宜食：适宜胆囊炎、高血压、高血脂、癌症、胆结石患者食用。

忌食：胃酸过多者不宜多食。

养生食谱

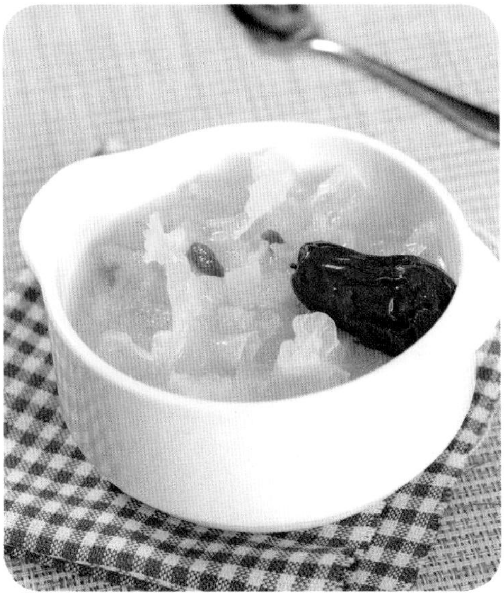

◆ 橙子萝卜汁

**主　料：**橙子 2 个，胡萝卜 3 个。

**做　法：**

1. 将橙子去皮，胡萝卜擦洗干净。

2. 将橙子和胡萝卜均切成小块，放入榨汁机，榨汁后立即饮用。如果觉得汁太甜，可以加入一些薄荷叶。

**功　效：**健胃消食。

◆ 鲜橙红枣银耳汤

**主　料：**橙子 200 克，红枣 50 克，银耳 100 克，枸杞子 5 克，马蹄 20 克。

**调　料：**水 300 克，冰糖 20 克，蜂蜜 15 克。

**做　法：**

1. 鲜橙切成小粒，马蹄切成小粒备用。

2. 银耳泡软焯水放容器中加清水 1000 克、红枣、枸杞子、马蹄粒、冰糖熬制 20 分钟至银耳软烂即可装入碗中，鲜橙粒撒在银耳上即可。

**功　效：**益胃生津。

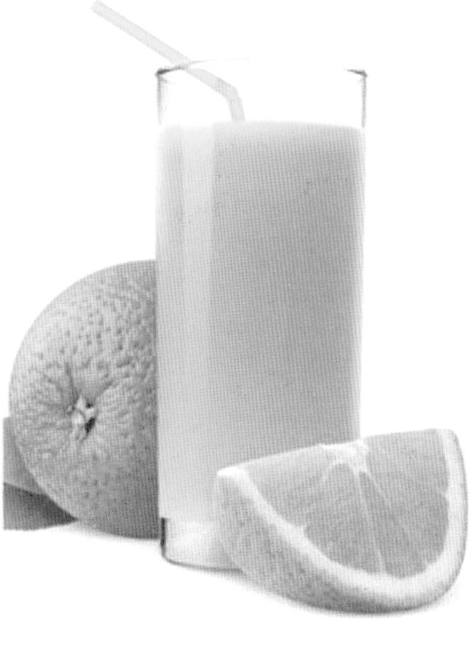

# 三、调理肠胃的五谷杂粮

## 大米

### 促进肠胃蠕动不含糊

别　　名　粳米、硬米、稻米。
性味归经　性平，味甘；归脾、胃经。
建议食用量　每餐 50 ~ 100 克。

#### 营养成分

蛋白质、脂肪、碳水化合物、粗纤维、钙、磷、铁、维生素 $B_1$、维生素 $B_2$、烟酸、蛋氨酸、缬氨酸、亮氨酸、异亮氨酸、苏氨酸、苯丙氨酸、色氨酸、赖氨酸、谷维素、花青素等。

#### 护肠胃功效

大米中各种营养素含量不是很高，但因其食用量大，弥补不足，是补充营养素的基础食物。大米米糠层的粗纤维有助于肠胃蠕动，对胃病、便秘、痔疮等疗效很好，同时还能提高人体免疫力，增强体质。

#### 良方妙方

霍乱狂闷，烦渴，吐泻无度，气欲绝者：淡竹沥一合，粳米一合（炒，以水二盏同研，去滓取汁）。上二味，和匀顿服之。（《圣济总录》竹沥饮）

#### 食用功效

大米是人体每天主要的能源来源之一。大米粥和米汤都是利于幼儿和老年人消化吸收的营养食品。大米所含的植物蛋白质可以使血管保持柔韧性，所含的水溶性膳食纤维可以防治便秘。糙米富含矿物质、维生素和膳食纤维，是很好的保健食品。

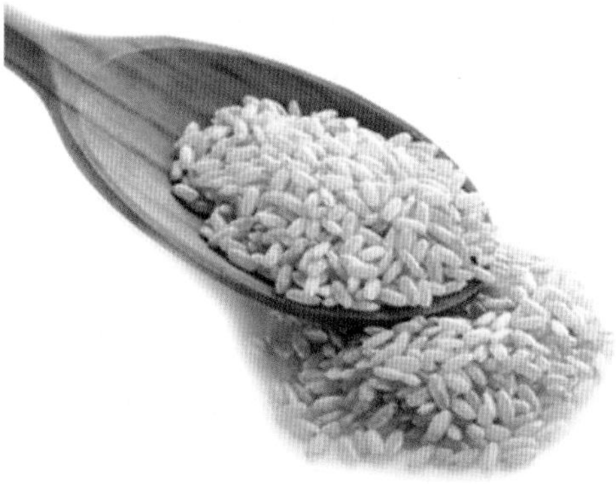

#### 饮食宜忌

大米一般人群均可食用，是老弱妇孺皆宜的食物，病后脾胃虚弱或烦热口渴的病人更为适宜。大米多用来煮粥、做米饭，这些形式容易被消化和吸收，也能加强和改善胃的功能，有益于营养的吸收。在煮米粥时，切记不要加碱，否则会对大米中的维生素造成破坏。

养生食谱

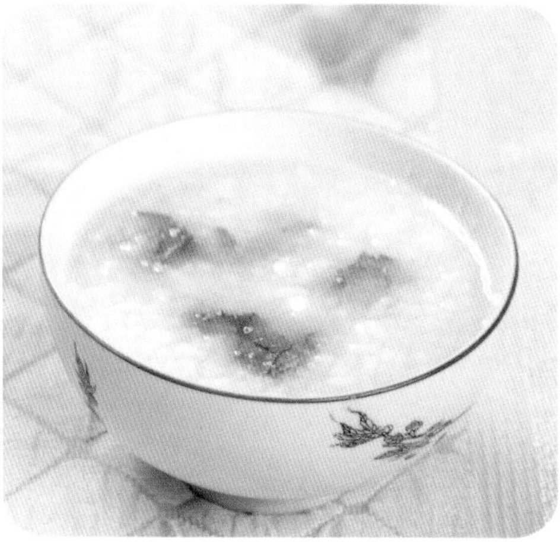

◆ 荠菜粥

**主　料：**鲜嫩荠菜100克，粳米100克。

**调　料：**白糖、精盐、植物油各适量。

**做　法：**

1. 将荠菜洗净，切碎，压轧取汁（或用白净布绞汁），粳米淘洗净。

2. 将粳米放入锅内，加水适量，先用大火烧沸，转为小火熬煮至米熟，下入白糖、植物油、精盐、菜汁，继续用小火熬煮至米烂成粥，即可食用。

**功　效：**补虚健脾，明目止血。

◆ 牛肉蓉粥

**主　料：**粳米150克，牛里脊肉200克，糯米粉50克，陈皮3克，大头菜15克。

**调　料：**香菜、大葱、盐、白砂糖、酱油、淀粉、植物油各适量。

**做　法：**

1. 粳米洗净，浸泡半小时后捞起沥干，加入沸水锅内和陈皮同煮。

2. 牛肉洗净切碎，剁烂成蓉，并用淀粉、盐、白糖、色拉油、酱油拌匀。

3. 糯米粉用烧沸的植物油炸香，捞起备用。粥煮25分钟后，将牛肉蓉下锅，待再煮沸时加入香菜、葱末、大头菜粒和炸香的糯米粉，即可盛起食用。

**功　效：**润脾胃，助消化。

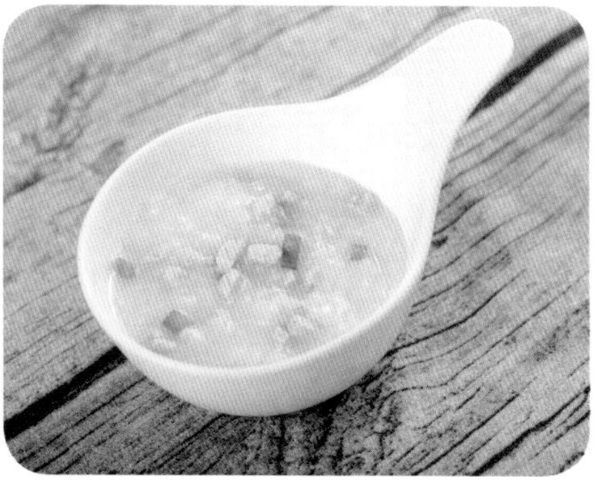

# 小米

## 特有粥油，保护胃黏膜

别　　名　粟米、谷子、稞子、秫子、黏米、白粱粟、粟谷。

性味归经　性微寒，味甘；归胃经。

建议食用量　每餐 50 ~ 80 克。

### 营养成分

蛋白质、脂肪、碳水化合物、胡萝卜素、维生素 $B_1$、钙、维生素 A、维生素 D、维生素 C 和维生素 $B_{12}$ 等。

### 护肠胃功效

小米熬成粥后，表面有一层细腻的黏稠物，这就是粥油，具有保护胃黏膜、补益脾胃的功效，最适合慢性胃炎、胃溃疡患者食用。同时还有改善消化不良的功效。

### 良方妙方

1. 脾胃虚弱所导致的泄泻：小米 100 克，怀山药 25 克，大枣 8 个，加水适量，煮粥食用。

2. 小儿消化不良：小米、怀山药各适量，煮熟后搅拌成糊，加白糖适量食用。

3. 小儿久泻：米适量，用小火炒黄，加水煮成粥，加红糖调味食用。

### 食用功效

一般粮食中含胡萝卜素较少，而小米每 100 克中含量达 100 微克，维生素 $B_1$ 的含量也非常高。因此，对于老弱病人和产妇来说，小米是理想的滋补品。

小米中含有多种维生素和矿物质，能抑制血管收缩，有效降压，防治动脉硬化，同时，还可健脾益气、补虚、降脂降糖。

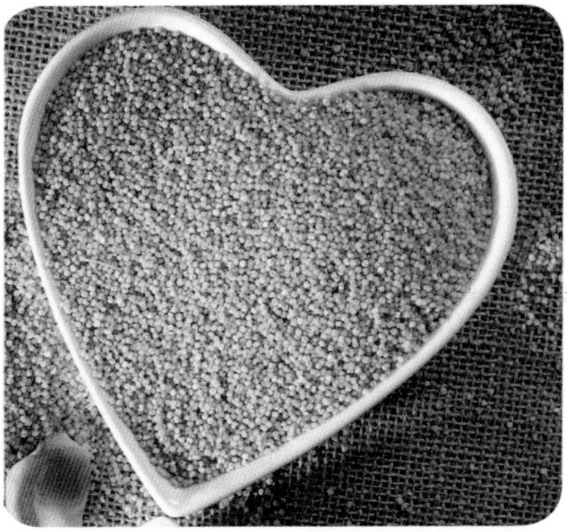

### 药典论述

1.《本草纲目》：“粟米味咸淡，气寒下渗，肾之谷也，肾病宜食之，虚热消渴泻痢，皆肾病也，渗利小便，所以泄肾邪也，降冒火，故脾胃之病宜食之。”

2.《本草衍义补遗》：“粟，陈者难化。所谓补肾者，以其味咸之故也。”

养生食谱

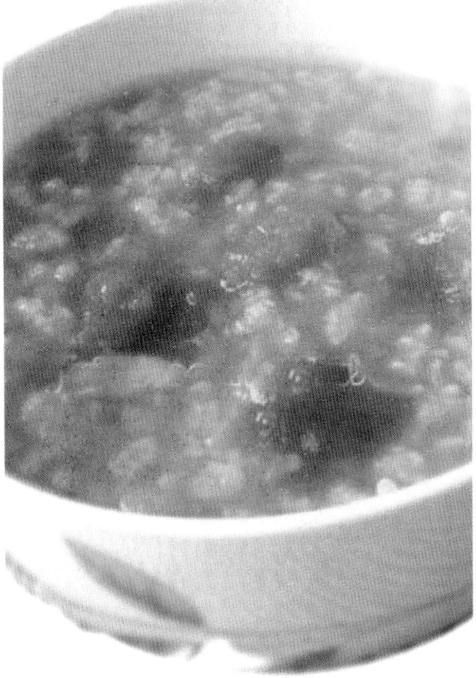

◆ 小米粥

**主　料：**小米 30 克。

**做　法：**

1. 小米淘洗干净。
2. 加入凉水。大火烧开，小火煮 15 分钟，汤黏稠即可。

**功　效：**健脾和胃，特别适合脾胃虚弱的人食用。

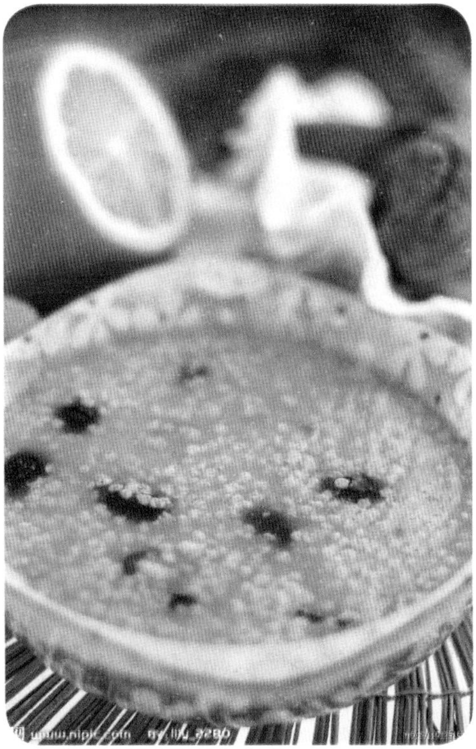

◆ 小米南瓜粥

**主　料：**小米 100 克，南瓜 20 克。

**做　法：**

1. 小米洗净，南瓜去皮剔瓤，切成半寸见方的丁状或片状；
2. 把小米和南瓜丁一起放入锅中，加适量清水，大火煮开后，小火煲约 30 分钟，熬出的粥色泽金黄即可。

**功　效：**养胃，解毒。

# 糯米

## 健脾暖胃祛胃寒

别　　名　元米、江米。

性味归经　性温，味甘；归脾、胃、肺经。

建议食用量　每餐约50克。

### 营养成分

蛋白质、脂肪、糖类、钙、磷、铁、维生素 $B_1$、维生素 $B_2$、烟酸及淀粉等。

### 护肠胃功效

糯米是一种温和的滋补品，有补虚、补血、健脾暖胃、补中益气等功效，对脾胃虚寒、食欲不佳、腹胀腹泻有一定缓解作用。糯米还有收涩作用，对尿频、出虚汗有较好的食疗效果，经常食用可防病强身。

### 药典论述

1.《仁斋直指方》:“痘疹用糯米，取其解毒，能酿而发之也。”

2.《本草纲目》:“暖脾胃，止虚汗泻痢，缩小便，收自汗。”

3.《本草经疏》:“补脾胃，益肺气之谷，脾胃得补，则中自温，大便亦坚实。温能养气，气充则身自多热，大抵脾肺虚寒者宜之。”

### 食用功效

糯米酒，也是常见的滋补保健饮品。用糯米、杜仲、黄芪、枸杞子、当归等酿成的“杜仲糯米酒”，有壮气提神、美容益寿、舒筋活血的功效。还有一种“天麻糯米酒”，用天麻、党参等配糯米制成，有补脑益智、护发明目、活血行气、延年益寿的功效。糯米不但可配药物酿酒，还可以和果品同酿，如“刺梨糯米酒”，常饮能防心血管疾病。

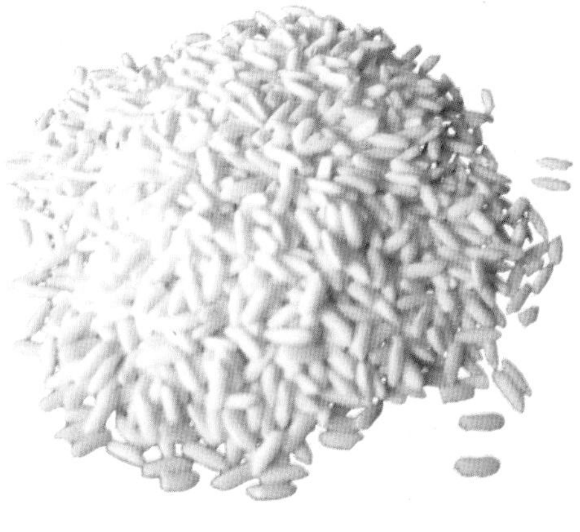

### 良方妙方

1. 下痢禁口：糯谷一升。炒出白花，去壳，用姜汁拌湿，再炒为禾，海服一匙，汤下，三服。(《经验良方》)

2. 腹痛：糯米一、二升。炒极热，盛长袋中，敷于痛处，细研八角茴香三钱，以盐酒随时服之。(《摄生众妙方》)

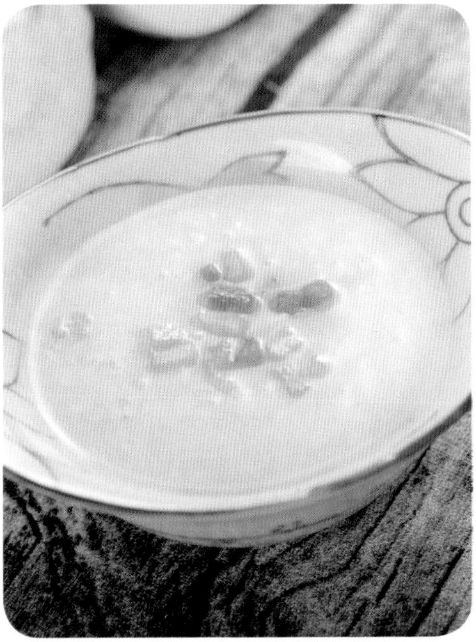

◆ 梨汁糯米粥

**主　料：**雪梨2个，糯米100克。

**调　料：**冰糖适量。

**做　法：**

1.将雪梨去核捣碎，然后去渣留汁。

2.把洗净的糯米和冰糖放进雪梨汁中同煮成粥即可。

**功　效：**清热解毒，消食和胃。

◆ 糯米包子

**主　料：**糯米200克，白面500克。

**调　料：**牛奶、白糖、葡萄干、蜂蜜、发酵粉、香油各适量。

**做　法：**

1.牛奶加水加热到40度，面粉里加发酵粉和面，做成发面团。

2.糯米洗净放到电饭煲里焖熟，趁热加入白糖、葡萄干、香油、蜂蜜，搅拌均匀做成馅。

3.把发面团擀成小饼，把做好的馅包在里边，揉成包子状。

4.待包子发酵好，凉锅上屉，起气开始蒸20分钟即可。

**功　效：**健脾暖胃，补中益气。

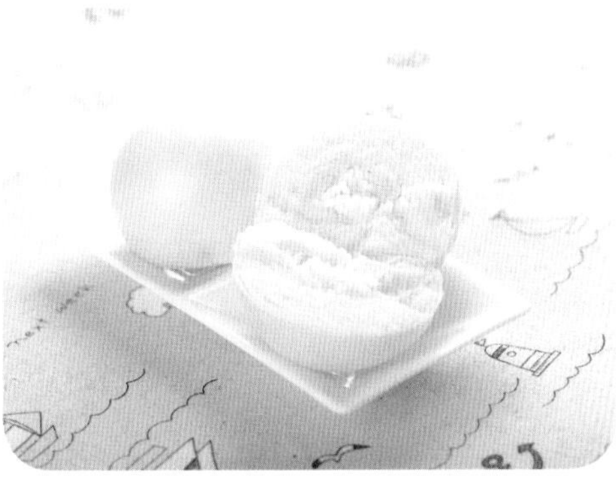

# 大麦

## 健脾益胃增食欲

别　　名　牟麦、赤膊麦。
性味归经　性平、味甘；归脾、胃经。
建议食用量　50 ~ 100 克。

### 营养成分

碳水化合物、蛋白质，膳食纤维、B 族维生素等。

### 护肠胃功效

大麦具有健脾益胃的神奇功效，因此非常适合因脾胃虚弱而面黄肌瘦、浑身无力的人群食用。它具有改善食欲、增强体质的功效。患有胃十二指肠溃疡、慢性胃炎的人可以适量食用。

### 食用宜忌

大麦一般人群均可食用，尤其适宜胃气虚弱、消化不良者食用，对于肝病、食欲不振、伤食后胃满腹胀者、妇女回乳时乳房胀痛者可以食用大麦芽。另外，用大麦芽回乳必须注意：用量过小或萌芽过短者，均会影响效果。未长出芽之大麦，服后不但无回乳的功效，反而会增加乳汁，因此一定要重视用量和挑选。

### 食用功效

大麦具有“三高两低”的特点，即高蛋白、高膳食纤维、高维生素、低脂肪、低糖。因此是一种理想的保健食品。由于大麦可降低血中胆固醇，预防动脉硬化、心脏病等疾病，所以在巴基斯坦被誉之为“心脏病良药”。

大麦具有解除五脏之热、暖胃开津、养精血、抗乏力、防衰老的功效，是老百姓居家养生的健康食物。大麦制成的大麦茶深受人们的喜爱，它具有消温解毒、健脾减肥、清热解暑、去腥膻、去油腻、助消化、美容养颜、乌发的功效。

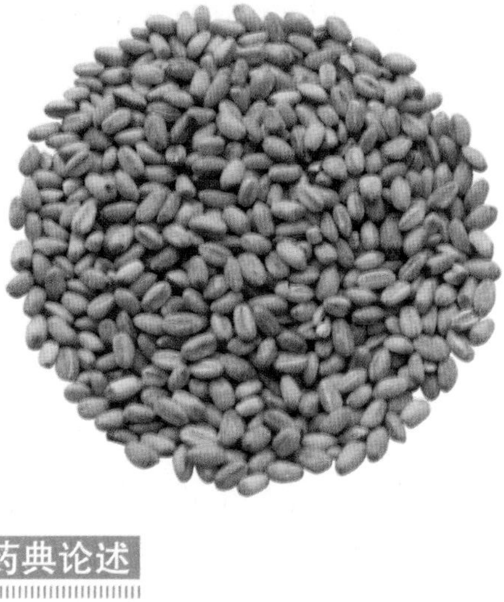

### 药典论述

《本草经疏》：“大麦，功效与小麦相似，而其性更半凉滑腻，故人以之佐粳米同食。或歉岁全食之，益气补中、实五脏、厚肠胃之功，不亚于粳米。”

养生食谱

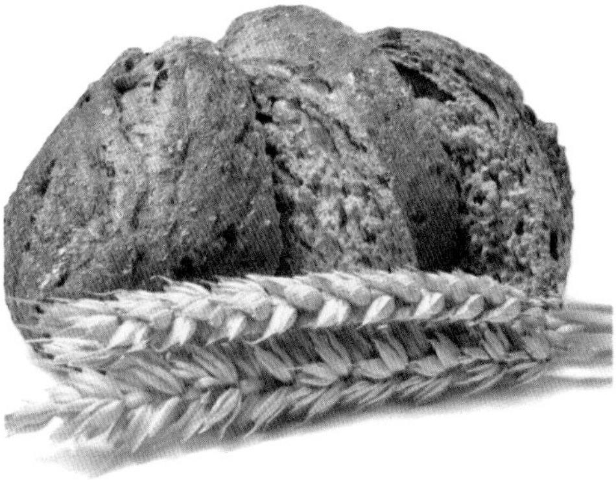

◆ 山楂大麦茶

**主　料：**山楂干5克，大麦茶8克，陈皮2克。

**做　法：**将5克干山楂、8克大麦茶和2克陈皮放入杯中，倒入沸水，约闷泡5分钟后饮用即可。

**功　效：**去油腻，促消化，和健脾胃。

◆ 美味麦麸吐司

**主　料：**高筋粉210克，大麦面粉80克，麦麸30克，奶粉20克。

**做　法：**酵母、盐、糖、鸡蛋、黄油各适量

**做　法：**

1.除黄油外，将所有食材放入面包机和面20分钟，再加入黄油，接着和面20分钟。

2.和好面后，将面团分成3等份。排气滚圆，盖上薄膜松弛15分钟。

3.将面团分别擀开成宽度和土司模型等宽的长方形。上烤箱烤熟切片即可。

**功　效：**暖胃开津，实五脏，厚肠胃。

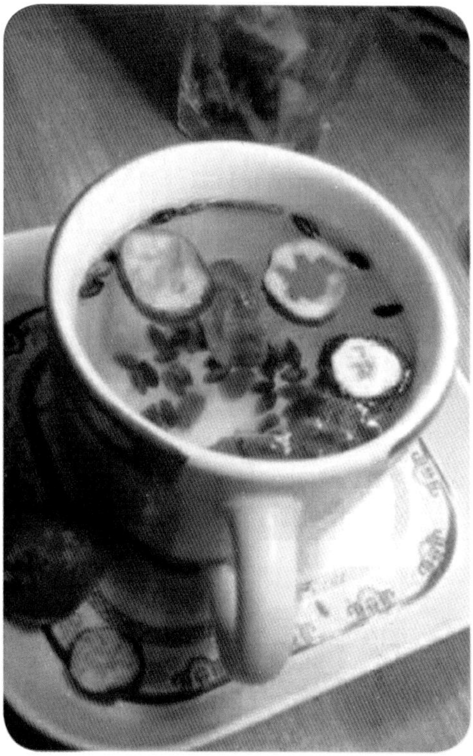

# 玉米

## 防治各种肠胃疾病

别　　名　棒子、苞米、苞谷、玉蜀黍。

性味归经　性平，味甘；归脾、胃、肾经。

建议食用量　每餐 80 ~ 100 克。

### 营养成分

蛋白质、脂肪、淀粉、维生素 $B_1$、维生素 $B_2$、维生素 $B_6$、维生素 A、维生素 E、胡萝卜素、纤维素及磷、钙、铁等。

### 护肠胃功效

玉米含有的维生素 B6、烟酸等成分，具有刺激肠胃蠕动，加速粪便排泄的特性，可防治便秘、胃病、肠炎、胃癌等病症。

### 食用宜忌

宜食：尤适宜脾胃气虚、气血不足、营养不良、动脉硬化、高血压、高脂血症、冠心病、心血管疾病、肥胖症、脂肪肝、癌症和记忆力减退患者、习惯性便秘、慢性肾炎水肿患者以及中老年人食用。

忌食：脾胃虚弱者，食后易腹泻。

### 食用功效

玉米含有丰富的钙、磷、硒和卵磷脂、维生素 E 等，均具有降低胆固醇的作用。玉米含有的不饱和脂肪酸中，亚油酸的比例高达 60% 以上，它和玉米胚芽中的维生素 E 协同作用，可降低血液胆固醇浓度并防止其沉积于血管壁，对冠心病、动脉粥样硬化、糖尿病、高脂血症及高血压等都有一定的预防和治疗作用。

玉米是一种粗纤维食物，也是一种减肥食物。同等的玉米和米饭相比所含的热量是相差无几的，但是玉米可以帮助肠道蠕动，进而促进消化和吸收，减少体内脂肪的堆积，对减肥有辅助作用。

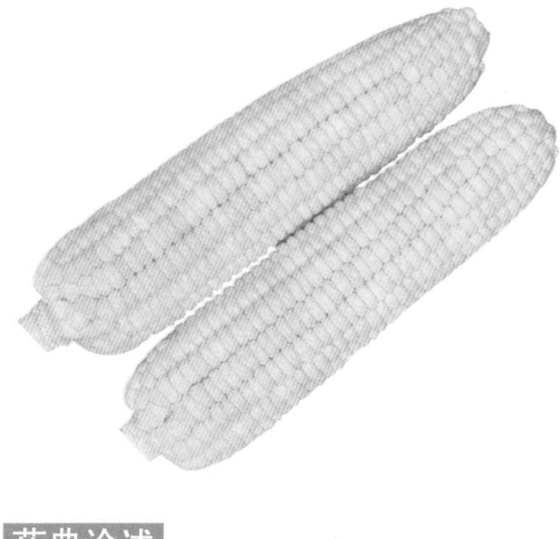

### 药典论述

1.《本草推陈》："煎服有利尿之功。"

2.《本草纲目》："调中和胃。"

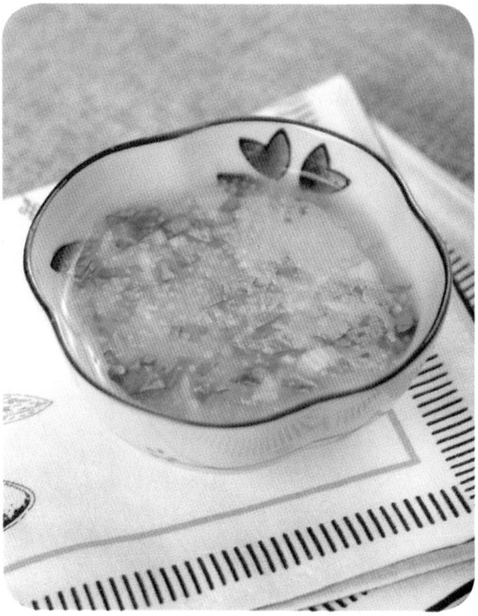

### ◆ 玉米汁

**主　料**：鲜玉米1个。

**做　法**：

1. 将鲜玉米煮熟，放凉后把玉米粒放入器皿里。

2. 按1∶1的比例，把玉米粒和白开水放入榨汁机里，榨汁即可。

**功　效**：含丰富膳食纤维，可防肠炎、肠癌等，能降低胆固醇、预防高血压和冠心病，常食皮肤细嫩光滑，延缓皱纹。

### ◆ 小白菜玉米粥

**主　料**：小白菜、玉米面各50克。

**做　法**：

1. 小白菜洗净。入沸水中焯烫，捞出，切成末。

2. 用温水将玉米面搅拌成浆，加入小白菜末，拌匀。

3. 锅置火上，加水煮沸，下入小白菜末玉米浆，大火煮沸即可。

**功　效**：补肝益肾，润燥通便，利尿，养胃，抗衰老。

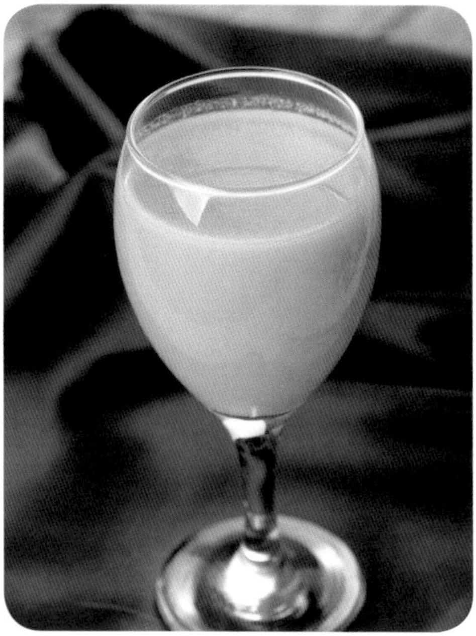

# 板栗

## 益气健脾补胃肠

别　　名　大栗、栗果、毛栗、棋子、栗楔。

性味归经　性温，味甘；归脾、胃、肾经。

建议食用量　每次10个（约50克）。

### 营养成分

蛋白质、脂肪、碳水化合物、灰分、淀粉、维生素B、脂肪酶等。

### 护肠胃功效

栗子中含有丰富的胡萝卜素，氨基酸及铁、钙等微量元素，长期食用可达到养胃、健脾的目的，对消化系统有很大的好处。

### 良方妙方

1. 消化不良、腹泻：栗子捣烂，煮成糊膏加糖吃。

2. 老年体弱、气血两虚：栗子肉100克，香菇60克，加调料适量，一起炒食。

3. 老人肾虚、腰腿酸软、脾胃虚弱：每日早晚各吃风干生栗子7个，细嚼成浆咽下。新鲜栗子30克，煨熟吃，每天早晚各1次。

### 食用功效

板栗中所含丰富的氨基酸和维生素、矿物质，能防治高血压、冠心病、动脉硬化、骨质疏松等疾病，是抗衰老、延年益寿的滋补佳品。板栗还能维持牙齿、骨骼、血管肌肉的正常功能，帮助脂肪代谢，具有益气健脾、滋补胃肠的作用。

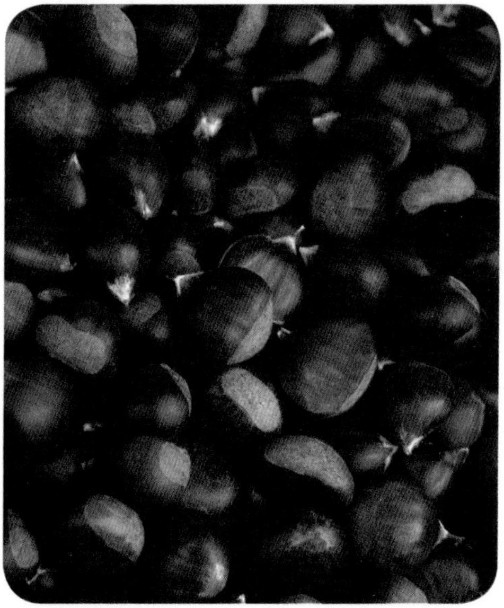

### 药典论述

1. 《名医别录》："主益气，厚肠胃，补肾气，令人忍饥。"

2. 《滇南本草》："治山岚嶂气，疟疾，或水泻不止，或红白痢疾。用火煅为末。每服三钱姜汤下。生吃止吐血、衄血、便血，一切血症俱可用。"

3. 《滇南本草图说》："治反胃。"

养生食谱

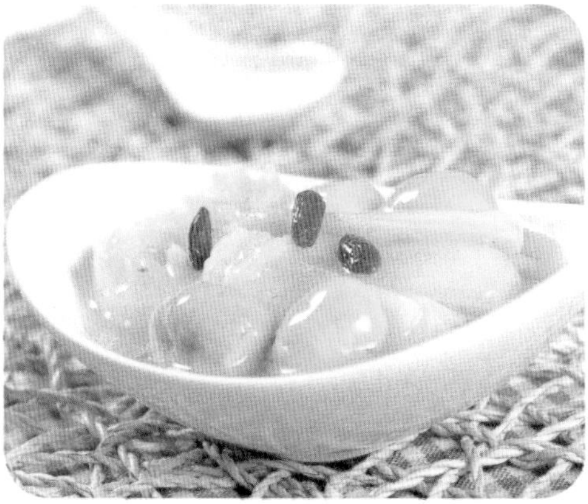

◆ 板栗扒娃娃菜

**主　料：**娃娃菜 350 克。

**做　法：**板栗 100 克，奶汤 200 克。

**调　料：**盐 5 克，鸡粉 3 克，鸡油 10 克，水淀粉 25 克。

**做　法：**

1. 将娃娃菜去掉老叶，底部打十字刀焯水至熟后撕开码放盘中。

2. 板栗加少许清水，加白糖蒸软，去汤，码放在娃娃菜上。

3. 锅内放入奶汤，加盐、鸡粉、鸡油调好味，大火烧开后勾芡淋在上面即可。

**功　效：**补肾、解酒、抑制亚硝酸胺的吸收与合成，预防乳腺癌。

◆ 栗子粥

**主　料：**大米 200 克，栗子 50 克。

**调　料：**白糖适量。

**做　法：**

1. 大米洗净，用水浸泡 1 小时；栗子煮熟、去皮、切碎。

2. 锅置火上，加适量清水，放入泡好的大米，用小火熬粥。

3. 待粥沸时，加入栗子碎，再用小火煮 10 分钟左右至熟，粥黏稠后加入白糖调味即可。

**功　效：**补虚养身，壮腰健肾。适用于肾气虚弱、脾胃不足。

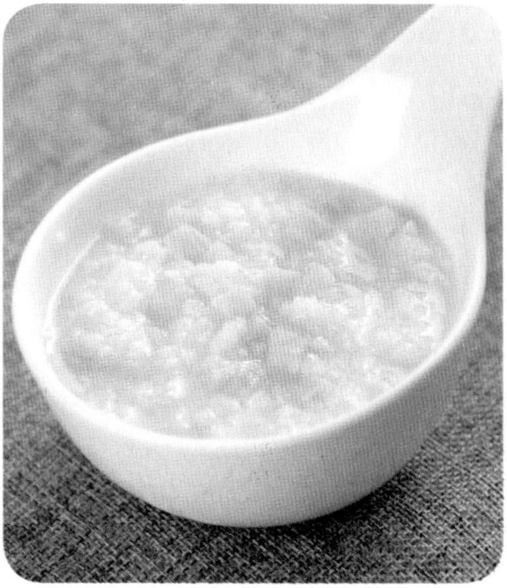

# 高粱米

## 固涩肠胃，改善胃积食

别　　名　木稷、蜀黍、蜀秫、芦粟。

性味归经　味甘、涩，性温；归脾、胃、肺经。

建议食用量　25 ~ 50 克。

### 营养成分

蛋白质、脂肪、碳水化合物、粗纤维、灰分、钙、磷、铁、硫胺素、核黄素、烟酸、维生素 $B_1$、维生素 $B_2$ 等。

### 护肠胃功效

高粱米中含有单宁，有收敛固脱的作用，对患有慢性腹泻的病人有食疗效果。

### 食用宜忌

高粱米因具有较好的保健功效。适宜脾胃气虚、大便溏稀、肺结核等患者食用，对小儿消化不良也有很好的疗效。因高粱有收敛固脱的作用会使糖尿病患者病情加重，所以该病患者需禁食高粱米。大便燥结以及便秘者应少食或不食高粱。食用高粱米时一定要注意煮烂，否则不利于胃肠消化。

### 食用功效

高粱米具有消积温中、固涩肠胃、防治霍乱等功效，最好将高粱米和其他谷物混合搭配着吃，这样可以平衡不同种类的氨基酸，增加营养功效。高粱蛋白质中赖氨酸含量较低，属于半完全蛋白质。高粱中的烟酸含量不如玉米高，但却能被人体所吸收，因此，经常食用高粱米可以预防“癞皮病”的发生。

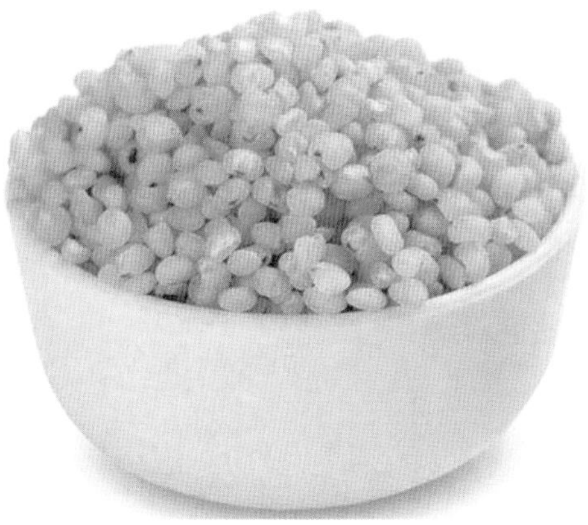

### 药典论述

1.《本草纲目》：“温中，涩肠胃，止霍乱。黏者与黍米功同。”

2.《四川中药志》：“益中，利气，止泄，去客风顽痹。治霍乱，下痢及湿热小便不利。”

养生食谱

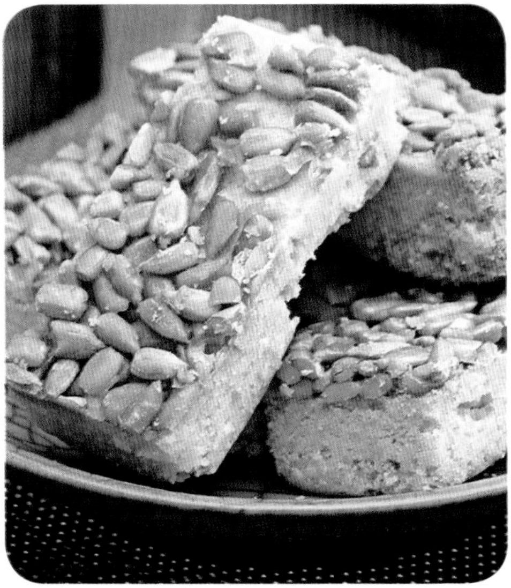

◆ 脆香高粱饼

**主　料：**小麦面粉100克，高粱粉80克。

**做　法：**鸡蛋1个，葵花子仁、奶油各适量。

**做　法：**

1. 将面粉和奶油混合在一起，打入鸡蛋液备用。
2. 加入高粱面和葵花子仁，搅拌均匀，加少许水，和成面团备用。
3. 将面团做成饼坯，放入烤箱烘烤20分钟，即可食用。

**功　效：**消积温中，健脾益胃，充饥。

◆ 高粱米粥

**主　料：**高粱米30克，红枣10颗。

**调　料：**牛奶适量。

**做　法：**

1. 高粱米洗净，放入锅中炒黄，盛出备用。
2. 红枣洗净，去核，入锅中炒焦。
3. 将炒好的高粱米、红枣一起研成细末，每次半勺，加入牛奶同煮，每日进食两次即可。

**功　效：**健脾益胃，养血生津。

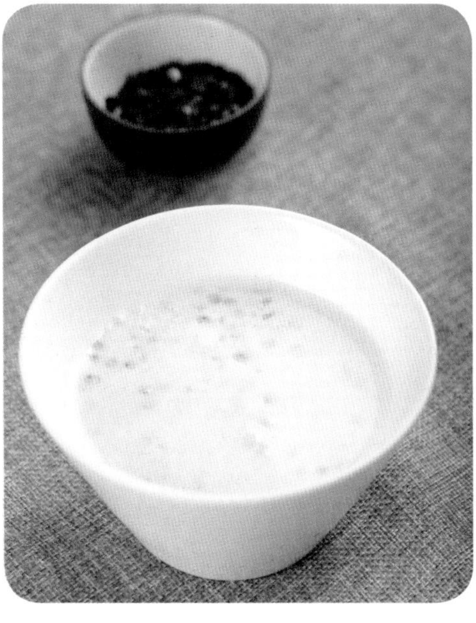

# 蚕豆

## ——和胃通便，止血止泻

别　　　名　胡豆、佛豆、川豆、倭豆、罗汉豆。

性味归经　性平、味甘；归脾、胃经。

建议食用量　每餐 50 ~ 100 克。

### 营养成分

蛋白质、碳水化合物、粗纤维、磷脂、胆碱、维生素 $B_1$、维生素 $B_2$、烟酸、钙、铁、磷、钾等多种矿物质，尤其是磷和钾含量较高。

### 护肠胃功效

嫩蚕豆煮稀饭能和胃，润肠通便，对习惯性便秘有良效。其中蚕豆茎还能止血，止泻。此外，蚕豆也是抗癌食品之一，对预防肠癌有一定作用。

### 食用宜忌

蚕豆一般人群都可食用，适宜老人、学生、脑力工作者、高胆固醇者、便秘者食用。但中焦虚寒者不宜食用，且发生过蚕豆过敏者应忌食。

### 食用功效

蚕豆中的蛋白质含量丰富，仅次于大豆，并且氨基酸种类较为齐全，而且蚕豆不含胆固醇，因此可以预防心血管疾病，蚕豆中的维生素 C 也可以起到延缓动脉硬化的作用。蚕豆中含有丰富的钙，有利于骨骼对钙的吸收与钙化，能促进人体骨骼的生长发育。蚕豆对预防肠癌有一定的功效。蚕豆中含有调节大脑和神经组织的重要成分钙、锌、锰、磷脂等，并含有丰富的胆石碱，有增强记忆力的健脑作用，对学生及脑力工作者非常有益。

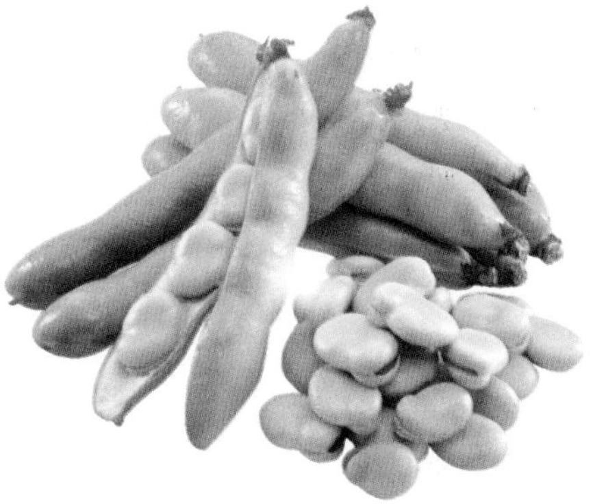

### 温馨贴士

蚕豆存贮：将蚕豆晒干后，放进密闭的袋子或者罐子中，置于通风、干燥处，使蚕豆相对处在干燥、低温、黑暗和隔离外部空气的条件下，有防止豆粒变色和抑制害虫发生的作用。蚕豆清洗一般清洗一至两遍，淘去杂质即可。

## 养生食谱

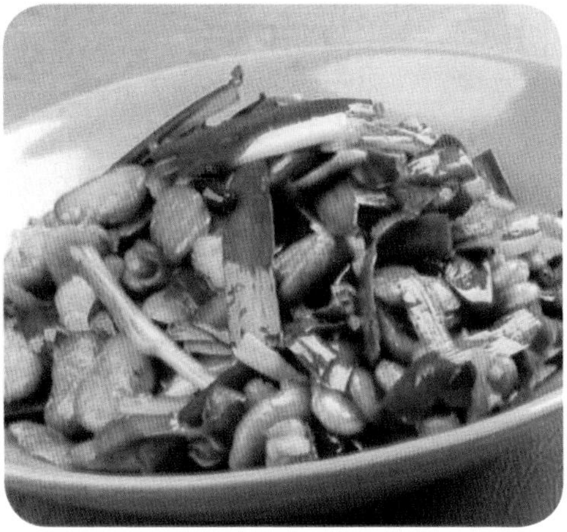

### ◆ 蚕豆炒韭菜

**主　料：**水发蚕豆 200 克，韭菜 150 克。

**调　料：**调味料、料酒、香油、植物油各适量。

**做　法：**

1. 蚕豆去壳，韭菜洗净沥干后切段备用。
2. 往锅中加入植物油预热，放入生姜末爆炒。
3. 将蚕豆放入锅中，再加 1/2 杯水炒至熟软。
4. 最后加入韭菜及调味料拌炒片刻即成。

**功　效：**健胃消食，保肝护肾，通利肠胃，降低胆固醇，杀菌抗癌。

### ◆ 蚕豆炖豆腐

**主　料：**蚕豆 200 克，豆腐 100 克，山药适量。

**调　料：**精盐、高汤各适量。

**做　法：**

1. 鲜蚕豆去皮，分成两瓣；豆腐切薄块；山药润透，切薄片。
2. 把高汤注入炖锅内，加入精盐、蚕豆、山药，置大火上烧沸，用小火煮 30 分钟后，下入豆腐，再煮 15 分钟即成。

**功　效：**健脾利湿，消积利水。慢性肝炎，见肝经湿热，脾胃虚弱患者食用。

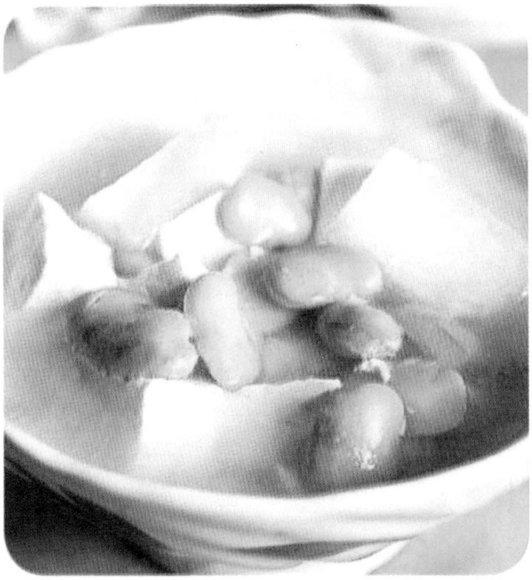

# 黑芝麻

## 益精血润肠燥

别　　名　胡麻、脂麻、乌麻、黑油麻、乌芝麻、黑脂麻、巨胜子。

性味归经　性平，味甘；归肝、肾、大肠经。

建议食用量　每天 10 ~ 20 克。

### 营养成分

蛋白质、脂肪、钙、磷、铁、芝麻素、花生酸、芝麻酚、油酸、棕榈酸、硬脂酸、甾醇、卵磷脂、维生素 A、维生素 B、维生素 D、维生素 E 等。

### 护肠胃功效

黑芝麻药食两用，具有补肝肾、滋五脏、益精血、润肠燥等功效，被视为滋补圣品。黑芝麻中含有丰富的不饱和脂肪酸能促进红血细胞的生长，还能保护肝、胃，同时补充人体所需要的钙质，可降血压。

### 食用宜忌

黑芝麻仁外面有一层稍硬的膜，把它碾碎才能使人体吸收其中的营养，所以整粒的黑芝麻应加工后再吃。炒制黑芝麻时注意控制火候，切忌炒煳。

患有慢性肠炎、便溏腹泻者，男子阳痿、遗精者忌食。

### 食用功效

黑芝麻具有保健功效，一方面是因为含有优质蛋白质和丰富的矿物质；另一方面是因为含有丰富的不饱和脂肪酸、维生素 E 和珍贵的芝麻素及黑色素。

黑芝麻是植物油中的佼佼者，黑芝麻所含的脂肪酸 85% ～ 90% 为不饱和脂肪酸，易被人体吸收；黑芝麻中维生素 E 含量丰富，可增强细胞的抗氧化作用，保护人体延缓衰老。

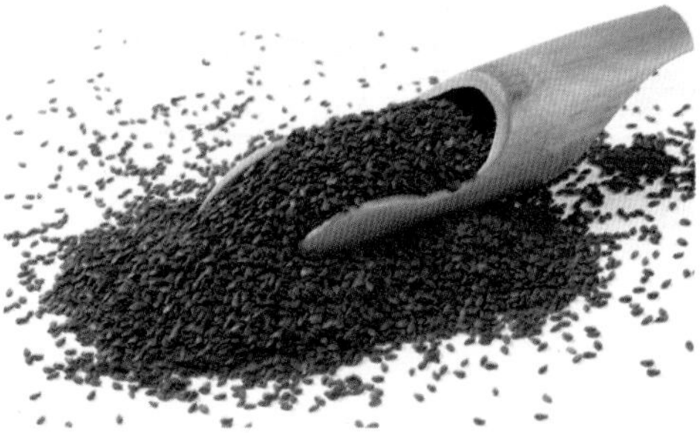

### 良方妙方

1. 肠燥便秘：黑芝麻 20 克，当归、肉苁蓉、柏子仁各 15 克，杏仁 9 克，水煎服，每日 2 次。

2. 大便干硬、湿热便秘：黑芝麻 60 克，杏仁 5 克，米 70 克，浸水后捣烂成糊，煮熟加糖吃。黑芝麻、核桃肉各 30 克，捣烂，开水冲服。

3. 痔疮下血：黑芝麻 500 克，红糖 500 克，芝麻炒焦，加入红糖拌匀，1 日数次，随意食用。

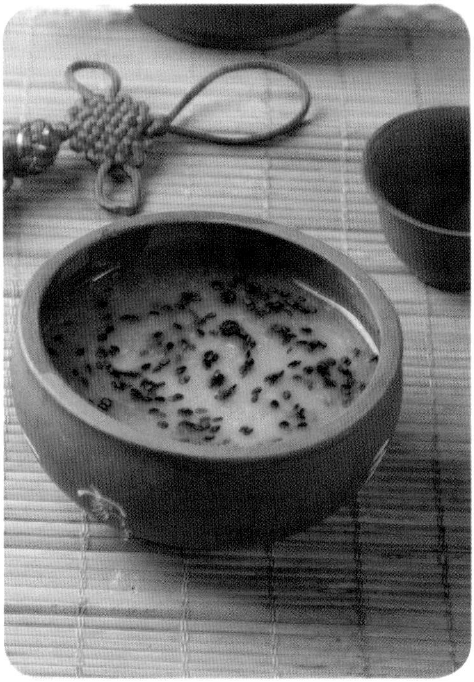

### ◆ 黑芝麻糊粥

**主　料**：黑芝麻10克，粳米20克，蜂蜜适量。

**做　法**：

1. 先将黑芝麻晒干后炒熟研碎。
2. 再将粳米加适量的清水入锅煮粥，煮至八成熟时加入炒熟的黑芝麻和蜂蜜，搅拌均匀后稍煮即成。

**功　效**：润燥滑肠。适合有胃肠气滞，大便燥涩不通者食用。

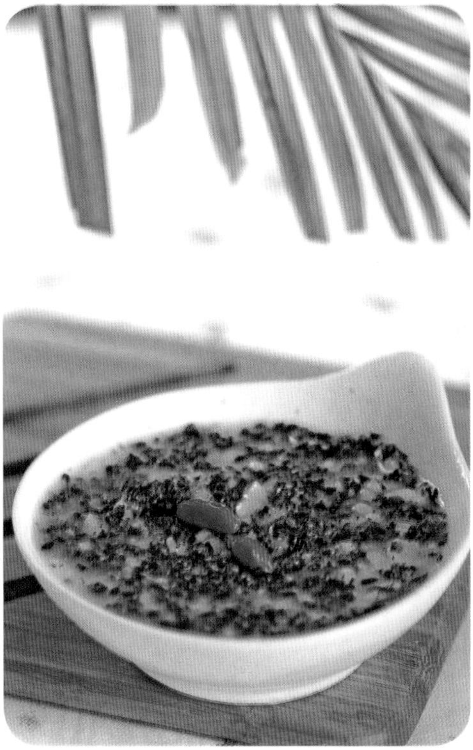

### ◆ 黑芝麻淮粉羹

**主　料**：黑芝麻30克，淮山50克，白糖20克，清水适量。

**做　法**：

1. 将黑芝麻、淮山研制成粉待用；
2. 锅中水烧沸倒入黑芝麻、淮山粉搅匀，熬至黏稠加白糖即可。

**功　效**：乌发益肾，润肠通便。

# 荞麦

## 消炎粮食

别　　　名　乌麦、三角麦、荞子、胡荞麦。

性 味 归 经　性凉，味甘；归脾、胃、大肠经。

建议食用量　每餐 50 ~ 100 克。

### 营养成分

蛋白质、赖氨酸、淀粉、B 族维生素、维生素 E、铬、磷、钙、铁、赖氨酸、氨基酸、脂肪酸、亚油酸、烟碱酸、烟酸、芦丁等。

### 护肠胃功效

荞麦富含纤维素，能有效防治便秘，此外还有消炎的作用，对痢疾、肠胃炎有较好的食疗作用，经常食用对预防大肠癌和肥胖症有益。

### 药典论述

1.《本草纲目》："降气宽肠，磨积滞，消热肿风痛，除白浊白带，脾积泄泻。"

2.《本草备要》："解酒积。"

3.《安徽药材》："治淋病。"

4.《中国药植图鉴》："可收敛冷汗。"

### 良方妙方

夏季肠胃不和、轻度腹泻：荞麦面粉炒香，加水煮成稀糊食用。

### 食用功效

荞麦不仅营养丰富，还具有很高的药用和保健价值。荞麦的蛋白质中含有十几种天然氨基酸，有丰富的赖氨酸成分，铁、锰、锌等矿物质也比一般谷物含量高。荞麦含有营养价值高、平衡性良好的植物蛋白质，这种蛋白质在体内不易转化成脂肪，所以不易导致肥胖。荞麦粉中含有大量镁、黄酮化合物、烟酸，能降低毛细血管的通透性及脆性，有助于扩张血管，对防治高血压、冠心病有很好的作用。荞麦还含有丰富的维生素，可降低血脂和胆固醇，软化血管，是治疗高血压和心脑血管的重要补助食品。荞麦中的某些黄酮成分还具有抗菌、消炎、止咳、平喘、祛痰的作用，因此，荞麦有"消炎粮食"的美称。

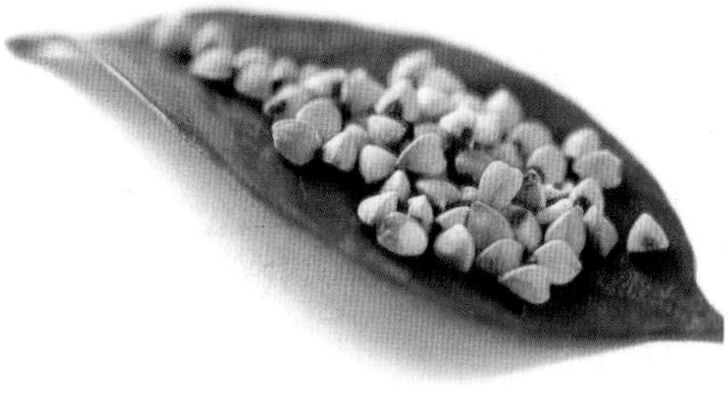

### 食用宜忌

荞麦一次不可食用太多，否则易造成消化不良。在食用荞麦时，要注意和其他谷物搭配，这样才能发挥其最大的食用保健效果。

养生食谱

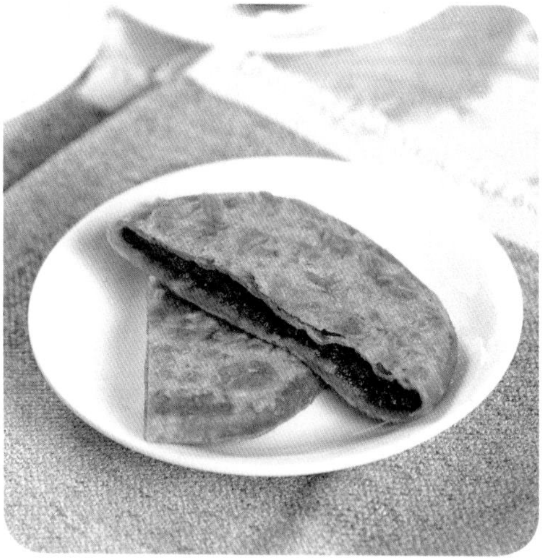

### ◆ 荞麦粥

**主　料：**荞麦 200 克。

**辅　料：**鸡腿肉片、土豆、胡萝卜、扁豆各适量。

**调　料：**高汤 4 杯、低盐酱油 10 克、盐 2 克。

**做　法：**

1. 将土豆、胡萝卜、扁豆洗净切丁。

2. 锅中加入适量清水，放入荞麦煮 20 分钟，捞出沥水。

3. 加入调料高汤、低盐酱油、盐煮开后放入荞麦米、鸡腿肉片和土豆、胡萝卜、扁豆一起煮 20 分钟，直至食材熟软即可。

**功　效：**开胃宽肠，下气消积。

### ◆ 豆沙荞麦饼

**主　料：**全麦面粉 100 克，荞麦面 150 克，红豆 100 克。

**辅　料：**面粉 100 克。

**调　料：**白糖 60 克，泡打粉 5 克，酵母 5 克。

**做　法：**

1. 全麦面粉、荞麦面、面粉加入适量水和成面团。

2. 红豆加少许水蒸熟，再加入白糖炒成豆沙。

3. 面团加入酵母放置一段时间，待面团发酵后，加入豆沙擀成饼状烙熟，两面成金黄色即可。

**功　效：**健脾利湿，润肠通便。

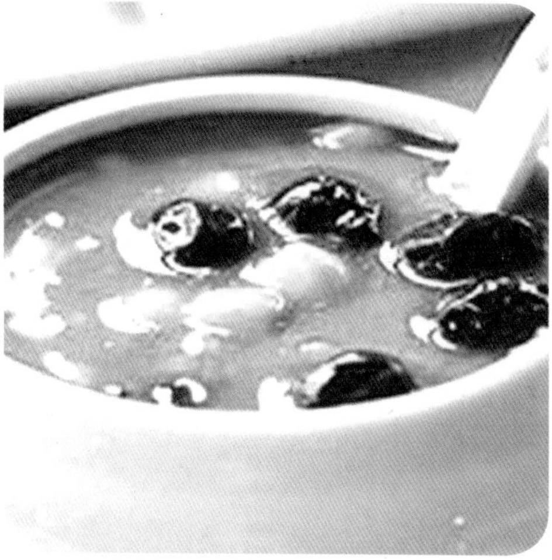

# 四、养出好肠胃的肉食

## 草鱼

### 暖胃又开胃

别　　名　鲩鱼、混子、草鲩、草包鱼、草根鱼、草青、白鲩。
性味归经　味甘，性温；归肝、胃经。
建议食用量　每次约100克。

**营养成分**

蛋白质、脂肪、钙、磷、铁、硫胺素、核黄素、烟酸等。

**护肠胃功效**

对于身体瘦弱、食欲不振的人来说，草鱼肉嫩而不腻，可以开胃、滋补。

**食用宜忌**

草鱼要新鲜，煮时火候不能太大，以免把鱼肉煮散。

草鱼与豆腐同食，具有补中调胃、利水消肿的功效，并对儿童骨骼生长有特殊作用，可作为冠心病、血脂较高、小儿发育不良、水肿、肺结核、产后乳少等患者的食疗菜肴。

**食用功效**

草鱼含有丰富的硒元素，经常食用有抗衰老、养颜的功效，而且对肿瘤也有一定的防治作用；草鱼含有丰富的不饱和脂肪酸，对血液循环有利，是心血管病人的良好食物。草鱼富含铜，铜是人体健康不可缺少的微量营养素，对于血液、中枢神经、免疫系统、脑、肝、心等的发育和功能有重要影响。

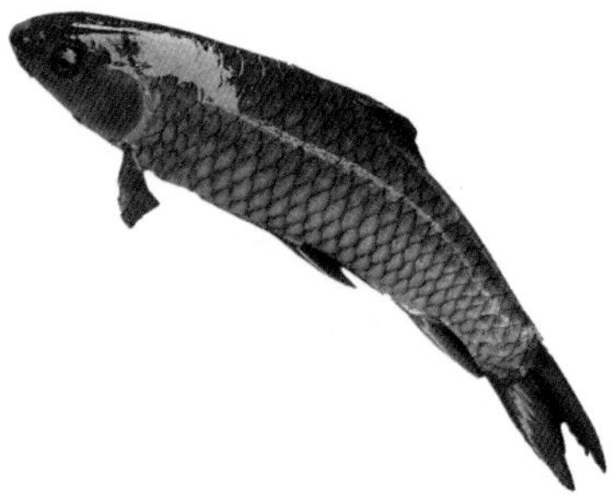

**黄金搭配**

草鱼＋蛋＋胡椒粉

草鱼与蛋、胡椒粉同蒸，可益眼明目，适合老年人温补健身。

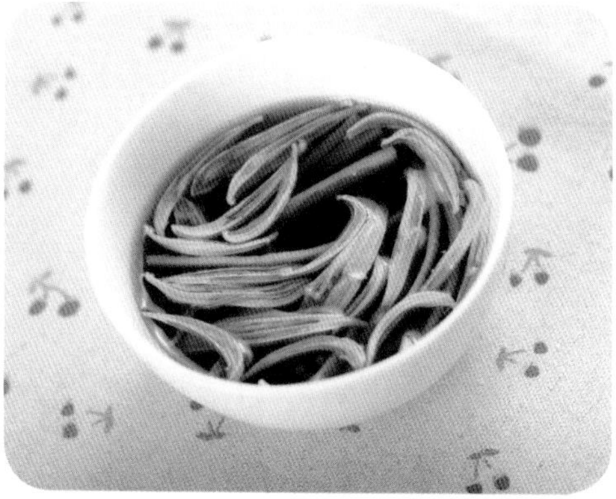

### ◆ 菊花鱼片汤

**主　料：**菊花100克，草鱼肉300克。

**辅　料：**冬菇50克。

**调　料：**姜、葱、料酒、盐、清汤各适量。

**做　法：**

1. 将菊花瓣摘下，用清水浸泡，沥干水分；鱼肉切成3厘米见方的鱼片；姜切片，葱切段。冬菇切片。

2. 汤锅内加入清汤，投入姜和葱，盖上盖子烧开后下入鱼片和冬菇，烹入少许料酒，等鱼片熟后，捞出冬菇、葱姜，再放入菊花、盐调味即可。

**功　效：**暖胃和中，清热化痰，清肝养肾。

### ◆ 草鱼烧豆腐

**主　料：**净草鱼肉、豆腐各100克，豌豆苗10克，竹笋10克。

**调　料：**植物油、盐、味精、葱末、姜末、鸡汤各适量。

**做　法：**

1. 草鱼肉去刺，切小丁；豆腐切小丁；竹笋洗净，切薄片；豌豆苗洗净，切段。

2. 炒锅放植物油，旺火烧至八成热，倒入鱼丁煎至黄色。

3. 往锅中倒入料酒、葱末、姜末、盐煸炒。

4. 将鸡汤倒入锅中，加竹笋、豆腐，加盖，转小火，焖烧约3分钟。

5. 转大火将汁收浓，将豌豆苗、味精放入锅中，拌匀即成。

**功　效：**健脾暖胃。

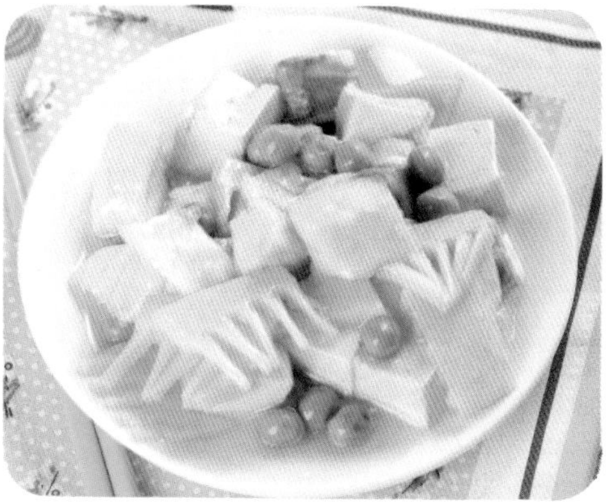

# 带鱼

## 改善脾胃虚弱，抗胃癌

别　　名　刀鱼、裙带鱼、牙带、白带鱼、柳鞭鱼。

性味归经　性温，味甘、咸；归肝、脾经。

建议食用量　每次约100克。

### 营养成分

蛋白质、脂肪、维生素$B_1$、维生素$B_2$、烟酸、钙、磷、铁、碘等成分。鱼鳞中含20%～25%的油脂、蛋白质和无机盐。油脂中含多种不饱和脂肪酸。

### 护肠胃功效

带鱼的鳞和银白色油脂层中含有抗癌物质，对胃癌有一定的治疗作用。带鱼还能改善脾胃虚弱、消化不良、急慢性肠炎等症。

### 食用宜忌

宜食：一般人群均可食用。适宜久病体虚，血虚头晕，气短乏力，食少羸瘦，营养不良之人食用；适宜皮肤干燥之人食用。

忌食：带鱼属动风发物，凡患有疥疮、湿疹等皮肤病或皮肤过敏者、癌症及红斑性狼疮、痈疖疔毒和淋巴结核、支气管哮喘等病症者不宜食用。

### 食用功效

带鱼的脂肪含量高于一般鱼类，且多为不饱和脂肪酸，这种脂肪酸的碳链较长，具有降低胆固醇的作用；带鱼全身的鳞和银白色油脂层中还含有一种抗癌成分，对辅助治疗白血病、胃癌、淋巴肿瘤等有益；经常食用带鱼，还有养肝补血、泽肤养发的健美功效。

带鱼含丰富EPA，EPA则俗称血管清道夫，对降低血脂有益。带鱼中含有的镁元素对心脑血管系统有很好的保护作用，有利于预防高血压、心肌梗死等心脑血管疾病。

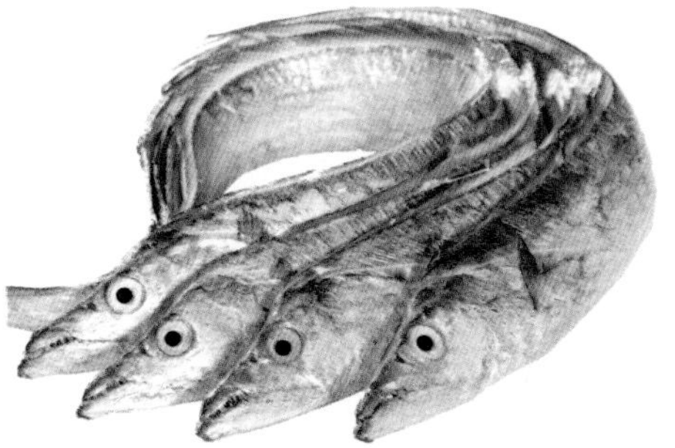

### 良方妙方

1. 病后体虚：带鱼、糯米各适量，加调味品，蒸熟内服。（《海洋药物民间应用》）

2. 肝炎：鲜带鱼蒸熟后倒入一层油食用，不限量。（《中国药用海洋生物》）

3. 呃逆：带鱼火烧存性，研末，用量2～5克。（《常见药用动物》）

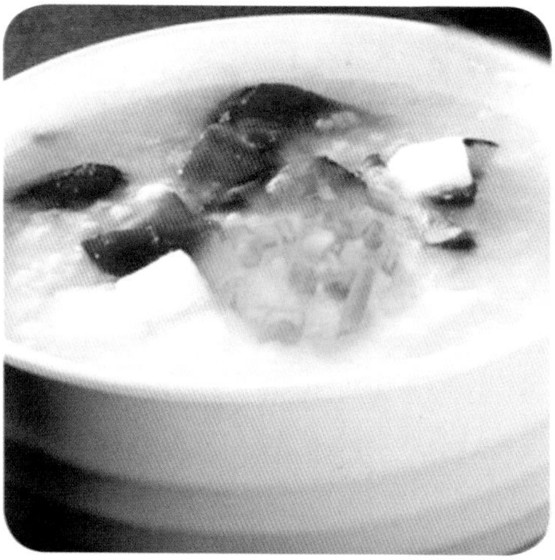

### ◆ 清蒸带鱼

**主　料：**带鱼 250 克。

**调　料：**葱丝、姜丝、酱油、料酒、白糖、盐、植物油各适量。

**做　法：**

1. 将带鱼去头尾，收拾干净，切成长 8 厘米的段；将酱油、盐、料酒、白糖放入碗中搅匀，备用。

2. 将带鱼段整齐地码在盘中，放入葱丝、姜丝、植物油、酱汁，上屉大火蒸 20 分钟，取出即可。

**功　效：**补虚益气。适用于慢性胃炎，慢性肝炎，营养不良，毛发枯黄等。

### ◆ 红枣带鱼粥

**主　料：**糯米 50 克，带鱼 60 克。

**辅　料：**红枣 5 个。

**调　料：**调味料、葱花、姜末各适量。

**做　法：**

1. 糯米洗净，泡水 30 分钟，带鱼切块，沥干水分备用。

2. 红枣、糯米加水熬成稠粥，放入带鱼煮熟，再拌入调味料，装碗后撒上葱花、姜末即可。

**功　效：**滋补脾胃，益气养血。

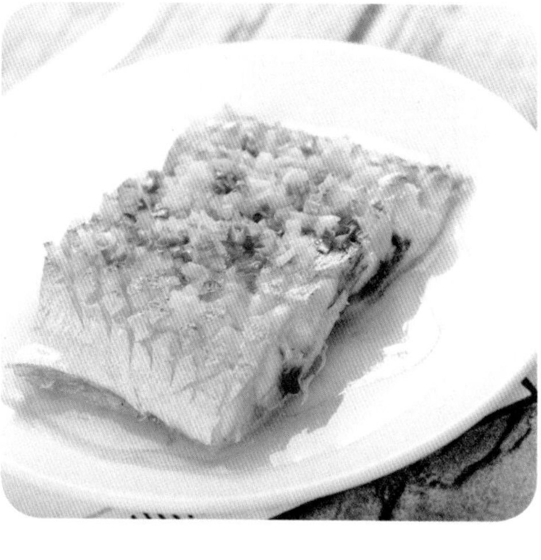

# 鲫鱼

## 和中开胃治水肿

别　　名　河鲫、鲫瓜子、喜头鱼、海附鱼、童子鲫。

性味归经　味甘，性平；归脾、胃、大肠经。

建议食用量　每次约 100 克。

### 营养成分

蛋白质、脂肪、脂肪、维生素 A、维生素 $B_1$、维生素 $B_2$、维生素 $B_{12}$、烟酸、磷、钙、铁、硫胺素、核黄素等。

### 护肠胃功效

鲫鱼有健脾利湿、和中开胃、活血通络、温中下气之功效，对脾胃虚弱、水肿、溃疡等均有良好的食疗作用。

### 食用宜忌

宜：慢性肾炎水肿，肝硬化腹水，营养不良，浮肿者宜食；孕妇产后乳汁缺少者宜食；脾胃虚弱，饮食不香者宜食；小儿麻疹初期，或麻疹透发不快者宜食；痔疮出血，慢性久痢者宜食。

忌食：鲫鱼补虚，诸无所忌。但感冒发热期间不宜多吃。

### 食用功效

鲫鱼所含的蛋白质、氨基酸种类齐全，易于消化吸收，是肝肾疾病、心脑血管疾病患者的良好蛋白质来源，常食可增强抗病能力，肝炎、肾炎、高血压、心脏病、慢性支气管炎等疾病患者可经常食用；鲫鱼有健脾利湿、和中开胃、活血通络、温中下气之功效，对脾胃虚弱、水肿、溃疡、气管炎、哮喘、糖尿病有很好的滋补食疗作用；鲫鱼肉嫩味鲜，可做粥、做汤、做菜、做小吃等，尤其适于做汤，鲫鱼汤不但味香汤鲜，而且具有较强的滋补作用，非常适合中老年人和病后虚弱者食用，产后妇女多食鲫鱼汤，可补虚通乳。

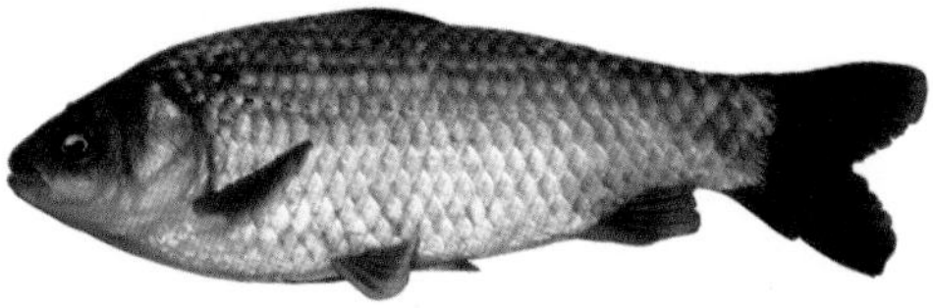

### 药典论述

1.《医林纂要》：“鲫鱼性和缓，能行水而不燥，能补脾而不濡，所以可贵耳。”

2.《本草经疏》：“鲫鱼调味充肠，与病无碍，诸鱼中唯此可常食。”

3.《本草图经》：“鲫鱼，性温无毒，诸鱼中最可食。”

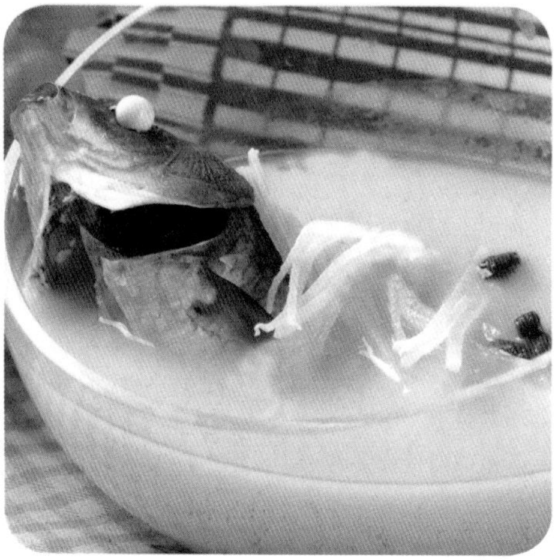

◆ 莼菜鲫鱼汤

**主　料：**鲫鱼 500 克，莼菜 200 克。

**调　料：**植物油、盐、料酒、味精、胡椒粉、清水各适量。

**做　法：**

1. 鲫鱼去鳞、鳃和内脏，洗净；莼菜洗净，去杂质，沥干；

2. 锅中下植物油，将鲫鱼两面煎黄，烹入料酒，加清水煮开，大火煮 20 分钟，加入莼菜、盐、味精、胡椒粉，小火再煮约 5 分钟即可。

**功　效：**健脾开胃，清热解毒，利水除湿。

◆ 白芷银丝鲫鱼汤

**主　料：**白芷 18 克，天麻 15 克，鲫鱼 500 克。

**调　料：**姜、葱、料酒、盐各适量。

**做　法：**

1. 白芷洗净，鲫鱼去鳃洗净备用；

2. 将白芷、天麻、鲫鱼、姜、葱、料酒放入砂锅中，加水适量，大火烧沸去浮末，改文火炖 30 分钟调盐味即可。

**功　效：**祛风除湿，平抑肝阳。

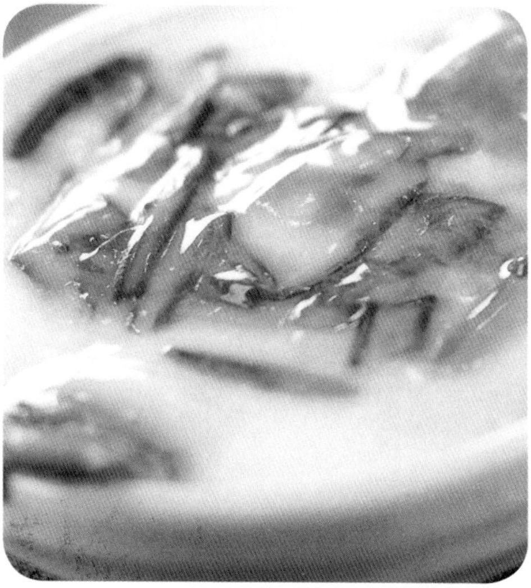

# 黄花鱼

## 开胃又营养的佳品

别　　名　黄鱼、石头鱼。
性味归经　性平，味甘、咸；归肾、胃经。
建议食用量　每天约 100 克。

### 营养成分

蛋白质、脂肪、维生素 $B_1$、维生素 $B_2$ 和烟酸、钙、磷、铁、钾、碘等成分。其水解蛋白质含赖氨酸、亮氨酸、酪氨酸、丙氨酸、精氨酸、谷氨酸等 17 种氨基酸。

### 护肠胃功效

黄花鱼含有丰富的蛋白质，微量元素和维生素，能健脾益气、开胃消食，对于脾胃虚弱，营养不良的患者有良好的食疗作用。

### 黄金搭配

黄鱼 + 荠菜

黄鱼富含碘、磷、铁、钙、脂肪、维生素 $B_1$、维生素 $B_2$、维生素 C、烟酸及蛋白质等；荠菜有利肝明目、利尿止血的作用。二者搭配是孕妇防治缺铁性贫血的保健菜肴。

### 食用功效

大黄鱼和小黄鱼统称为黄鱼，虽然黄鱼有大小之分，但二者富含的营养成分相差不多，对人体有很好的补益作用，尤其对体质虚弱者及中老年人来说，食用黄鱼会收到很好的食疗效果。黄鱼含有丰富的微量元素硒，能清除人体代谢产生的自由基，能延缓衰老，并对各种癌症有防治功效。另外，黄鱼鳔含有高黏性胶体蛋白和多糖物质，名贵的海味产品鱼肚便是由此而来，其药用价值甚高，可补肾益精、滋养筋脉、止血、散瘀、消肿，用于治疗肾虚滑精、产后风痉、破伤风、吐血等疾病。

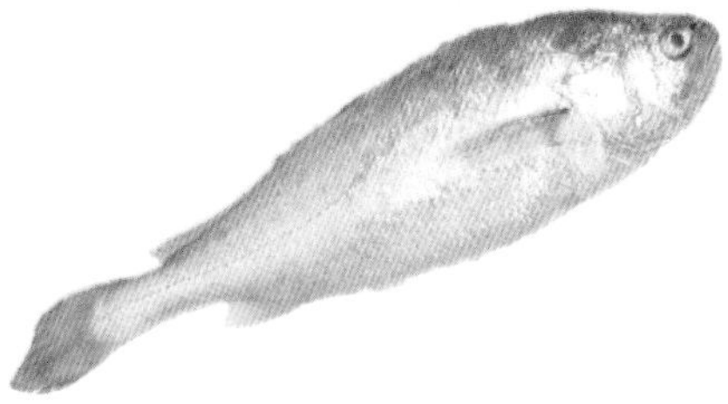

### 食用宜忌

宜食：一般人均宜于食用。贫血、头晕及体虚者更加适合。

忌食：黄鱼是发物，哮喘病人和过敏体质的人应慎食。不能与中药荆芥同食。

养生食谱

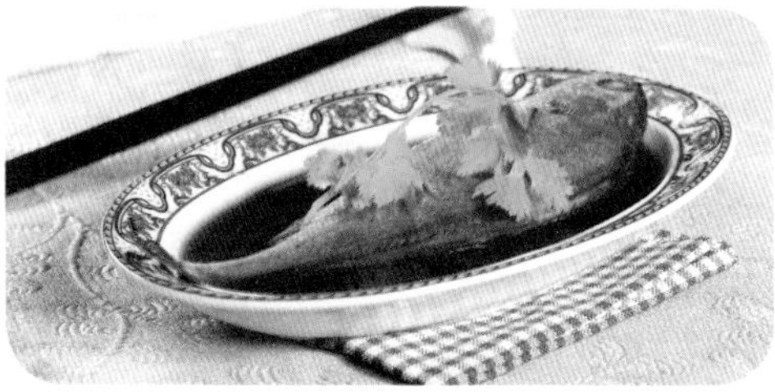

◆ 焖烧野生大黄鱼

**主　料：**野生大黄鱼1条约800克。

**做　法：**葱段15克，姜蒜各20克，香菜段5克，八角3克，花椒2克，香油10克。

**调　料：**盐3克，鸡粉3克，酱油25克，黄豆酱15克，白酒20克，植物油适量。

**做　法：**

1. 将野生大黄鱼宰杀洗净打一字花刀；
2. 锅烧热放少许植物油将大黄鱼煎成金黄色；
3. 锅内放少许植物油加大油烧热，下八角、花椒、葱、姜、蒜煸香，再下入黄豆酱、鸡粉、盐、酱油，加适量的水调好味，放入黄鱼烧开。撇沫转小火，炖至熟透，待汤汁浓稠后淋香油撒香菜即可。

**功　效：**健脾益气，开胃消食。

◆ 枸杞黄鱼豆腐羹

**主　料：**黄鱼肉100克，嫩豆腐150克。

**做　法：**枸杞子3克，豆苗3克，清汤400克。

**调　料：**盐5克，鸡粉3克，胡椒粉2克，水淀粉25克，香油2克。

**做　法：**

1. 将黄鱼宰杀好洗净，去皮去骨改刀切粒焯水；
2. 嫩豆腐改刀切小粒焯水；
3. 锅内放入清汤、鱼粒、豆腐粒加盐、鸡粉、胡椒粉调好，煨制入味，勾芡，点少许香油即可。

**功　效：**健脾益胃，安神止痢，益气填精。

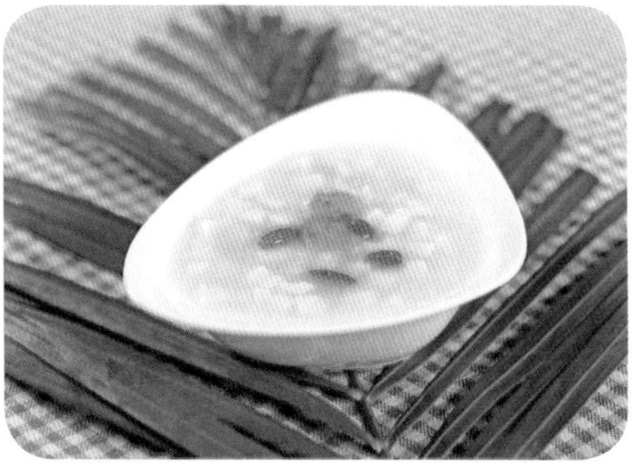

# 鸡肉

## 温中益气，健脾胃

性味归经 性平、温，味甘；归脾、胃经。

建议食用量 每餐约100克。

### 营养成分

蛋白质、脂肪、硫胺素、核黄素、烟酸、维生素A，维生素C、胆甾醇、钙、磷、铁等多种成分。

### 护肠胃功效

鸡肉能温中补脾、益气养血、补肾益精，对反胃、腹痛等肠胃疾病有很好的食疗作用。

### 食用宜忌

鸡肉内含有谷氨酸钠，可以说是“自带味精”。烹调鲜鸡时只需放油、精盐、葱、姜、酱油等，味道就很鲜美，如果再放入花椒、大料等调料，反而会把鸡的鲜味驱走或掩盖。鸡屁股处淋巴最为集中，也是储存病菌、病毒和致癌物的地方，因此不要吃鸡屁股。

### 食用功效

鸡肉蛋白质的含量比较高，所含氨基酸种类多，而且消化率高，很容易被人体吸收利用，有增强体力、强壮身体的作用。鸡肉含有对人体生长发育有重要作用的磷脂类，是脂肪和磷脂的重要来源之一。鸡肉对营养不良、畏寒怕冷、乏力疲劳、月经不调、贫血、虚弱等有很好的食疗作用。中医认为，鸡肉有温中益气、补虚填精、健脾胃、活血脉、强筋骨的功效。

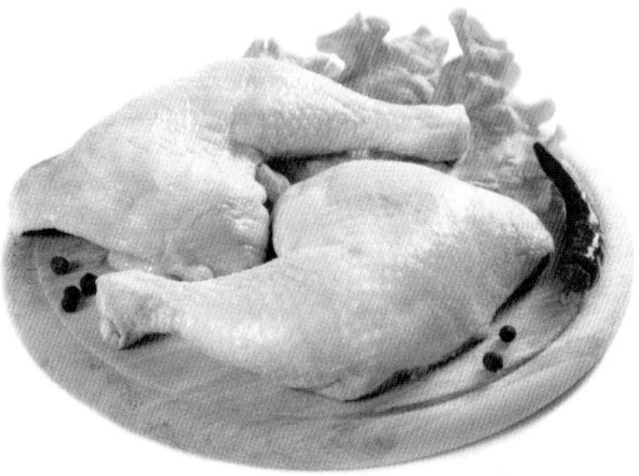

### 药典论述

1.《神农本草经》：“丹雄鸡主女人崩中漏下，赤白沃，补虚温中，止血，杀毒。黑雌鸡主风寒湿痹，安胎。”

2.《日华子本草》：“黄雌鸡，止劳劣，添髓补精，助阳气，暖小肠，止泄精，补水气。”

养生食谱

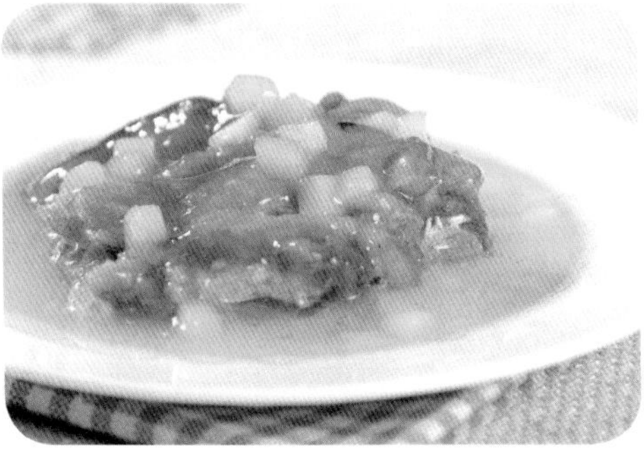

◆ 苹果鸡腿扒

**主　料：**鸡腿1只，苹果1个。

**调　料：**生抽3克，料酒2克，生粉5克，白糖15克，香醋5克，盐1克，植物油适量。

**做　法：**

1. 鸡腿洗干净后拆骨，用刀背把鸡腿肉拍松，用生抽、料酒腌15分钟。

2. 苹果洗干净后切粒，1/3苹果粒用淡盐水泡着；2/3苹果粒加水打成果酱。

3. 平底锅刷上一层薄植物油烧热，将鸡腿捞起擦干水份，拍上干粉，小火煎至两面金黄。

4. 放入苹果粒炒香，倒入苹果酱汁（苹果酱里加入生抽、白糖、醋调成酱汁）。

5. 大火烧开后，收汁就可以了。

**功　效：**健脾胃，补气血。

◆ 香菇鸡肉粥

**主　料：**鸡脯肉100克，鲜香菇3个，大米100克。

**调　料：**橄榄油、盐、淀粉、胡椒粉适量。

**做　法：**

1. 大米淘洗干净后用清水浸泡1小时。

2. 鸡脯肉切丝，用少许盐、淀粉、适量橄榄油拌匀，腌制30分钟。鲜香菇洗净切丝备用。

3. 锅中放入足量水烧开，放入浸泡后的大米和适量橄榄油，大火煮开后转小火继续煮20分钟。

4. 加入香菇丝煮5分钟，再加入鸡肉丝煮沸，调入适量盐、胡椒粉，搅拌均匀即可。

**功　效：**补肝肾，健脾胃，益气补血。

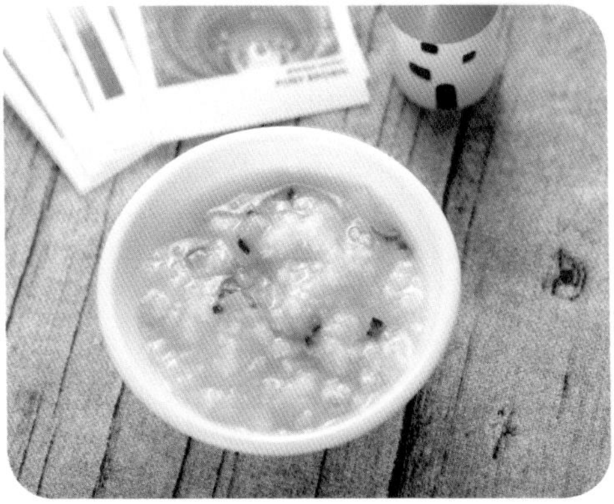

# 第三章

# 妙药良方——中药中医调理肠胃效果棒

# 一、中药调理肠胃有奇效

## 鸡内金

### 健胃消食

别　　名　鸡肫皮、鸡肶胵里黄皮、鸡肫内黄皮、鸡肶胵、鸡黄皮、鸡食皮、鸡中金、鸡合子、化石胆、化骨胆。

性味归经　味甘，性平。归脾、胃、肾、膀胱经。

建议食用量　内服：煎汤，3 ~ 10 克；研末，每次 1.5 ~ 3 克；或入丸、散。外用：适量，研末调敷或生贴。

**营养成分**

甘草酸、甘草次酸、黄酮、糖类、氨基酸等。

**护肠胃功效**

甘草酸有类肾上腺皮质激素样作用，对组胺引起的胃酸分泌过多有抑制作用，还有抗酸和缓解肠胃平滑肌痉挛作用，缓解胃痛。

**适用人群**

胃溃疡、十二指肠溃疡的人适用；神经衰弱的人适用；支气管哮喘者、血栓静脉炎患者适用。

**功用疗效**

健胃消食，涩精止遗。用于食积不消，呕吐泻痢，小儿疳积，遗尿，遗精。

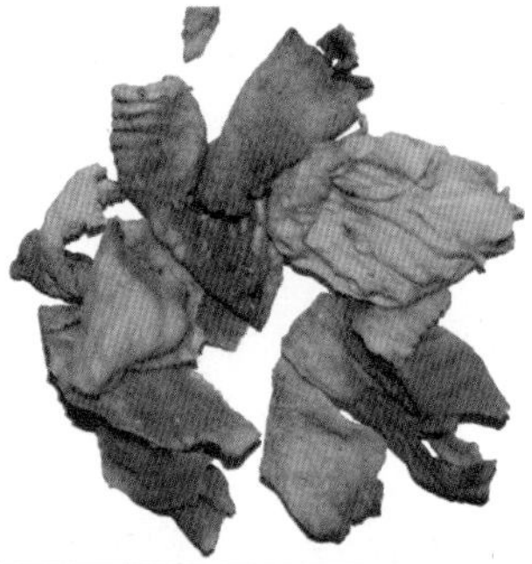

**养生药膳**

◆ 鸡内金大米粥

**配　方**：鸡内金 6 克，陈皮 3 克，砂仁 2 克，大米 50 克，白糖适量。

**做　法**：

1. 将陈皮、鸡内金、砂仁研成细粉备用。
2. 大米洗净放入锅内烧开，加入药粉搅匀，小火煮至熟且黏稠，下入白糖即可。

**功　效**：健胃消食，理气宽中。

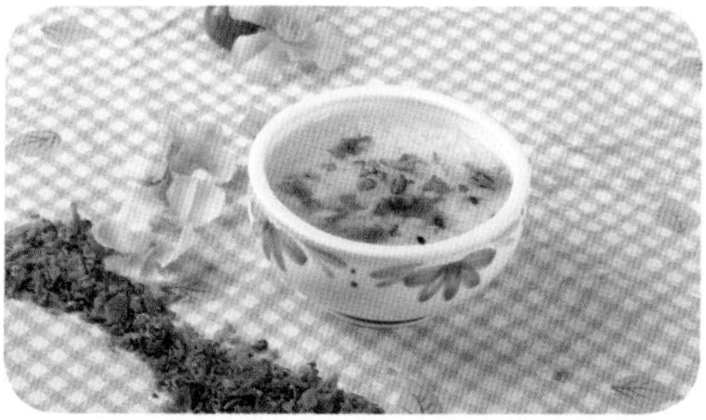

# 厚朴

## 健脾和胃助消化

别　　名　紫油厚朴、厚皮、重皮、川朴、烈朴、赤朴。

性味归经　味苦、辛，性温。归脾、胃、肺、大肠经。

建议食用量　内服：煎汤，3 ~ 10克；或入丸、散。

### 营养成分

厚朴酚、四氢厚朴酚、异厚朴酚、和朴酚、生物碱、皂苷等。

### 护肠胃功效

厚朴酚能引起唾液、胃液分泌，可使肠胃蠕动加快，有健脾助消化的作用。

### 适应人群

急性肠炎、腹泻、胸闷患者适用；便秘者适用；气管炎患者适用；咽炎患者适用。

### 注意事项

厚朴恶泽泻、寒水石、消石。厚朴忌豆，食之者动气。气虚、津伤血枯者禁服。孕妇慎用。

### 功用疗效

燥湿消痰，下气除满。用于湿滞伤中，脘痞吐泻，食积气滞，腹胀便秘，痰饮喘咳。

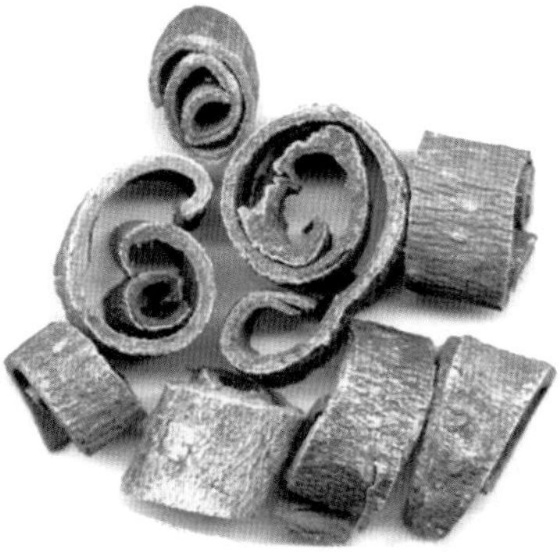

### 养生药膳

**◆ 香朴茶**

**配　方**：香薷5克，厚朴、白扁豆、茯神、甘草、红茶各3克。

**做　法**：

1. 将香薷、厚朴、白扁豆、茯神、甘草洗净，放入锅中煎煮。
2. 药汁去渣取汁，用药汁冲泡红茶后，即可饮用。
3. 每日1剂，不拘时，代茶饮。

**功　效**：调和脾胃，散寒祛湿。

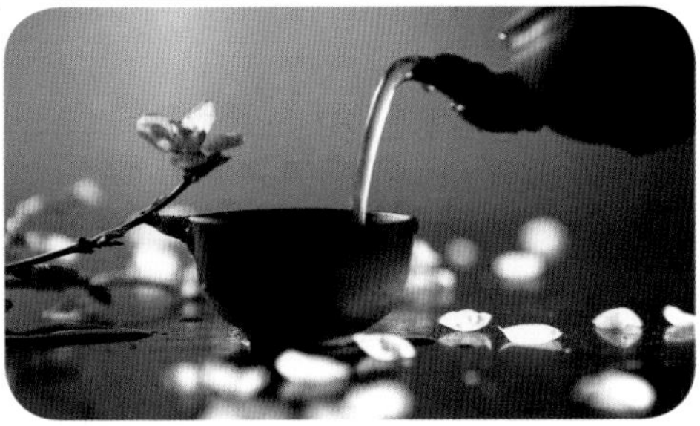

# 白术

## 止吐止呕助消化

别　　名　冬白术、山姜、山连、山精、山蓟、天蓟、杨枹蓟、术、山芥、乞力伽。

性味归经　味苦、甘，性温。归脾、胃经。

建议食用量　内服：煎汤，3～15克；或熬膏；或入丸、散。

### 营养成分

苍术醇、苍术酮、维生素A等。

### 护肠胃功效

白术防止肝糖原减少，对止吐止呕很有疗效，能促进消化，健脾养胃。

### 适用人群

慢性腹泻、食少便溏、体虚多汗的人适用；中风者适用；水肿、小便不利的人适用；孕妇胎动不安者适用。

### 功用疗效

健脾益气，燥湿利水，止汗，安胎。用于脾虚食少，腹胀泄泻，痰饮眩悸，水肿，自汗，胎动不安。土白术健脾，和胃，安胎。

### 注意事项

白术忌桃、李、菘菜、雀肉、青鱼。阴虚燥渴、气滞胀闷者忌用；人黑瘦气实作胀忌用。

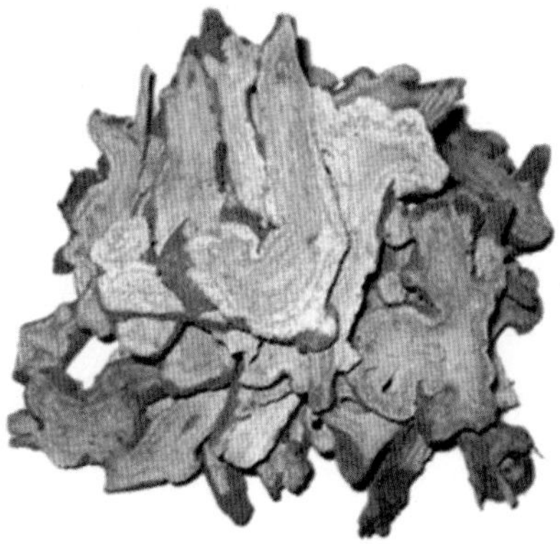

### 经典论述

1.《神农本草经》："主风寒湿痹，死肌，痉，疸，止汗，除热，消食。"

2.《医学启源》："和中益气，温中，去脾胃中湿，除胃热，强脾胃，进饮食，和胃，生津液，主肌热，四肢困倦，目不欲开，怠惰嗜卧，不思饮食，止渴，安胎。"

3.《本草汇言》："白术，乃扶植脾胃，散湿除弊，消食除痞之要药。脾虚不健，术能补之；胃虚不纳，术能助之。"

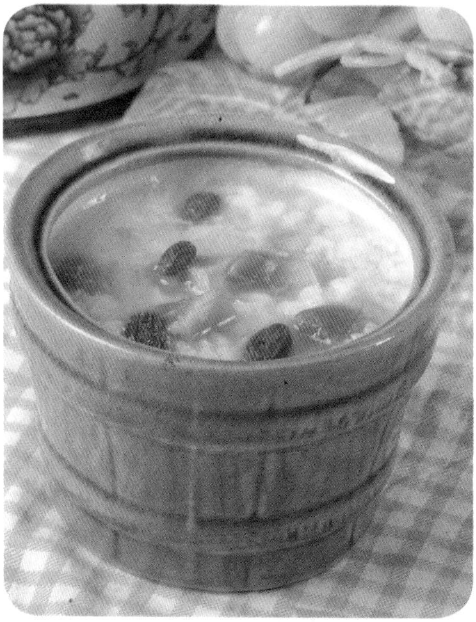

◆ 白术烧肚块

**配　方：**白术6克，猪肚1个，八角、花椒各15克，葱、姜、盐、味精、黄酒。

**做　法：**

1. 猪肚洗净切块飞水。
2. 加白术、八角、花椒、清水、葱、姜、盐、味精、黄酒一起煮熟即可。

**功　效：**健脾强胃。

◆ 白术枸杞粥

**配　方：**白术5克，枸杞子10粒，糯米150克。

**做　法：**

1. 白术用清水洗净备用。
2. 枸杞子用清水泡软，糯米用清水洗净。
3. 将白术、枸杞子和糯米一同放入锅中用武火烧开改文火，煲制30分钟即可食用。

**功　效：**健脾益气，滋阴补血，润肺止咳。

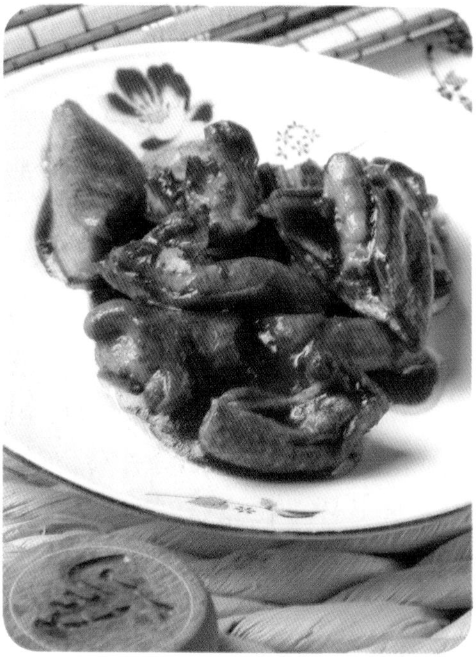

# 茯苓

## 护胃助消化，增强免疫力

别　　名　杜茯苓、茯菟、松腴、不死面、松薯、松木薯、松苓。

性味归经　味甘、淡，性平。归心、肺、脾、肾经。

建议食用量　内服：煎汤，10 ~ 15克；或入丸散。

### 营养成分

蛋白质、脂肪、甾醇、卵磷脂、葡萄糖、钾、β-茯苓聚糖、树胶、甲壳质、腺嘌呤、组氨酸、胆碱、脂肪酶、蛋白酶、乙酰茯苓酸、茯苓酸等。

### 护肠胃功效

茯苓能够抑制胃酸分泌，预防胃溃疡，还能增强机体免疫力，经常食用可健脾去湿、助消化、壮体质。

### 适用人群

身体免疫低下的人适用；水肿症患者适用；腹泻、大便稀薄的人适用；心神不安、心性失眠的人适用。

### 功用疗效

利水渗湿，健脾宁心。用于水肿尿少，痰饮眩悸，脾虚食少，便溏泄泻，心神不安，惊悸失眠。

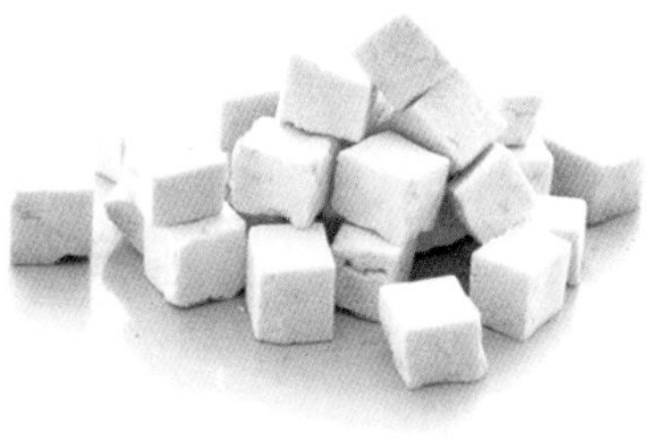

### 经典论述

1.《神农本草经》:“主寒热、瘰疬、鼠瘘、头疮，破症。散瘿结气，脚肿湿痹。”

2.《本草纲目》:“茯苓气味淡而渗，其性上行，生津液，开腠理，滋水源而下降，利小便。”

3.《本草正》:“能利窍祛湿。利窍则开心益智，导浊生津；祛湿则逐水燥脾，补中健胃；祛惊痫，厚肠脏，治痰之本，助药之降。”

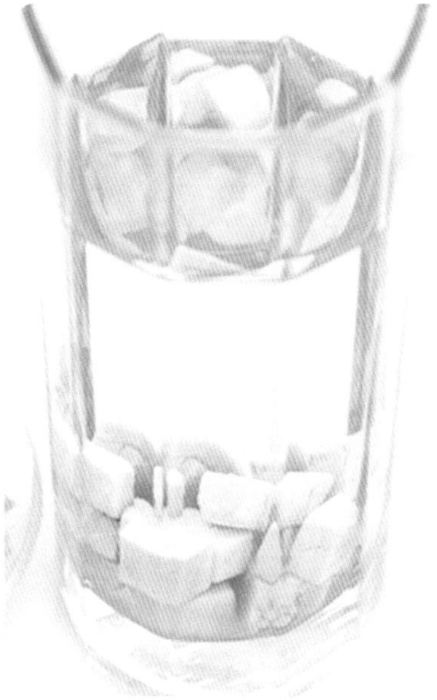

◆ 茯苓莲藕粥

**配　方：**茯苓15克，莲藕100克，红枣50克，粳米80克。

**做　法：**

1. 粳米洗净，莲藕去皮洗净切丁，茯苓磨粉，大枣洗净待用。

2. 将粳米加水适量煮粥，待粥将熟时放入茯苓粉、红枣、藕丁，煮熟即可。是否放糖依个人情况自定。

**功　效：**健脾开胃，利水滋阴。

◆ 茯苓蜂蜜茶

**配　方：**茯苓10～15克，蜂蜜适量。

**做　法：**在杯中放入茯苓及适量沸水，闷泡10分钟，调入蜂蜜即可。

**功　效：**健脾和胃，渗湿利水，宁心安神。

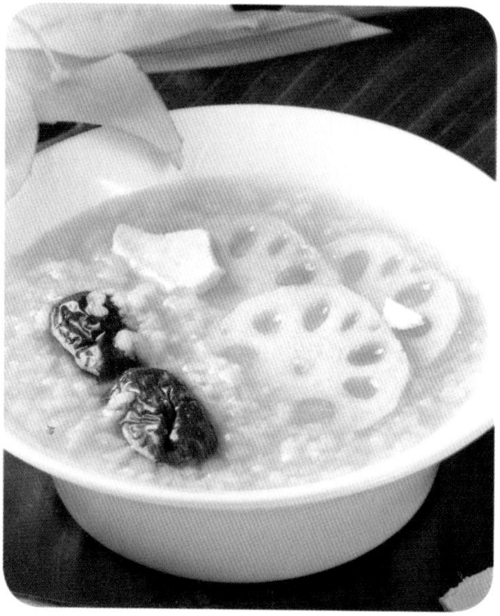

# 黄连

## 富含黄连素，保护胃黏膜

别　　名　味连、川连、鸡爪连。

性味归经　苦，寒。归心、脾、胃、肝、胆、大肠经。

建议食用量　内服：煎汤，1.5 ~ 3 克；研末，每次 0.3 ~ 0.6 克；或入丸、散。
外用：适量，研末调敷；或煎水洗；或熬膏；或浸汁用。

### 营养成分

小檗碱、黄连碱、甲基黄连碱、掌叶防己碱、阿魏酸、黄柏酮、黄柏内酯等。

### 护肠胃功效

黄连中的黄连素及其多种微量元素能够抑制胃酸分泌，保护胃黏膜，预防胃溃疡的发生。

### 注意事项

本品大苦大寒，过服久服易伤脾胃，脾胃虚寒者忌用。苦燥伤津，阴虚津伤者慎用。

### 功用疗效

清热燥湿，泻火解毒。用于湿热痞满，呕吐吞酸，泻痢，黄疸，高热神昏，心火亢盛，心烦不寐，血热吐衄，目赤，牙痛，消渴，痈肿疔疮；外治湿疹，湿疮，耳道流脓。酒黄连善清上焦火热，用于目赤，口疮。姜黄连清胃和胃止呕，用于寒热互结，湿热中阻，痞满呕吐。萸黄连舒肝和胃止呕，用于肝胃不和，呕吐吞酸。

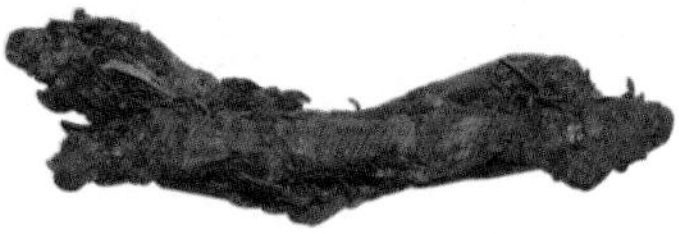

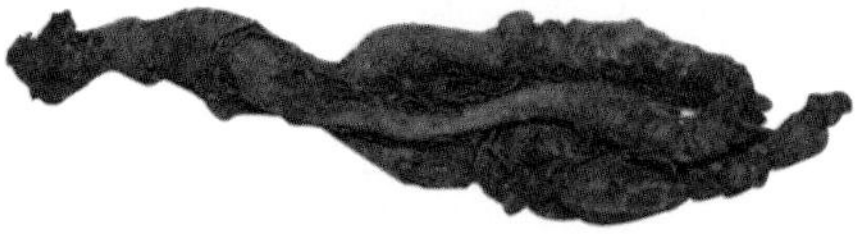

### 经典论述

1.《本草正义》："黄连大苦大寒，苦燥湿，寒胜热，能泄降一切有余之湿火，而心、脾、肝、肾之热，胆、胃、大小肠之火，无不治之。上以清风火之目病，中以平肝胃之呕吐，下以通腹痛之滞下，皆燥湿清热之效也。"

2.《日华子本草》："治五劳七伤，益气，止心腹痛。惊悸烦躁，润心肺，长肉，止血；并疮疥，盗汗，天行热疾；猪肚蒸为丸，治小儿疳气。"

3.《本草新编》："止吐利吞酸，解口渴，治火眼，安心，止梦遗，定狂躁，除痞满。"

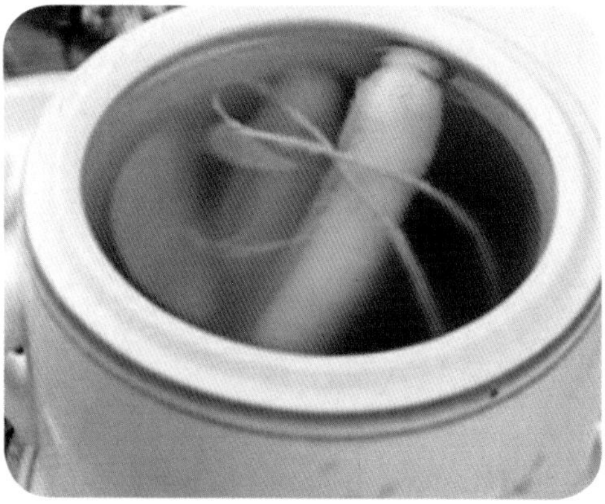

◆ 黄连白头翁粥

**配　方：**白头翁 50 克，黄连 10 克，粳米 30 克。

**做　法：**

1. 将黄连、白头翁放入砂锅，加水 500 毫升煮开，除去药渣，保留药汁待用。

2. 在锅中加清水 400 毫升，煮至米开花，加入药汁，煮成粥，即可。

**功　效：**清热，解毒，凉血。

◆ 人参黄连茶

**配　方：**人参、黄连各 3 克，白术 9 克。

**做　法：**将人参、黄连、白术研成粉末装入茶包，放入杯中，冲入沸水，闷泡 20 分钟即可。

**功　效：**清热燥湿，清心除烦，泻火解毒，温中散寒。

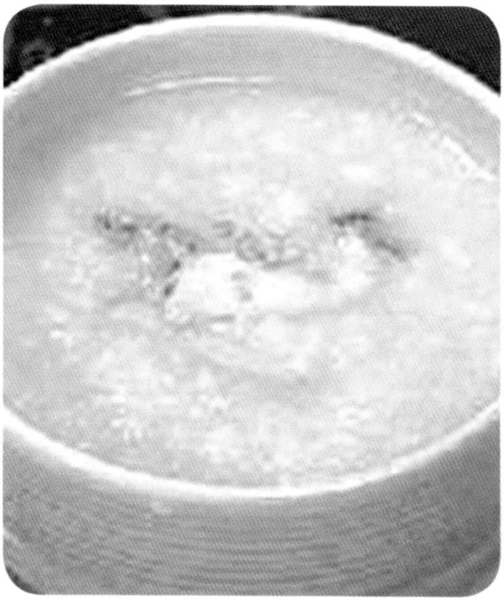

# 大黄

## 泻热通肠治便秘

别　　名　将军、生军、川军、黄良、火参、肤如、锦纹大黄、蜀大黄、牛舌大黄、锦纹。

性味归经　味苦，性寒。归脾、胃、大肠、肝、心包经。

建议食用量　煎服，3 ~ 30 克，用于泻下，不宜久煎。外用适量，研末调敷患处。

### 营养成分

蒽类衍生物、苷类化合物、鞣质类、有机酸类、挥发油类等。

### 护肠胃功效

大黄具有泻热通肠，凉血解毒的功效，对老年习惯性便秘、消化能力差、纳少、胃炎等有较好的食疗作用。

### 适用人群

便秘的人适用；消化道出血的人适用；咽肿的人适用；肠痈腹痛的人适用；妇女瘀血经闭者适用。

### 注意事项

置通风干燥处，防蛀。脾胃虚弱者慎用。妇女怀孕、月经期、哺乳期忌用。

### 功用疗效

消食，清湿热，泻火，凉血，祛瘀，解毒。用于实热便秘，积滞腹痛，泻痢不爽，湿热黄疸，目赤，咽肿，肠痈腹痛，痈肿疔疮，瘀血经闭，跌打损伤，外治水火烫伤；上消化道出血。

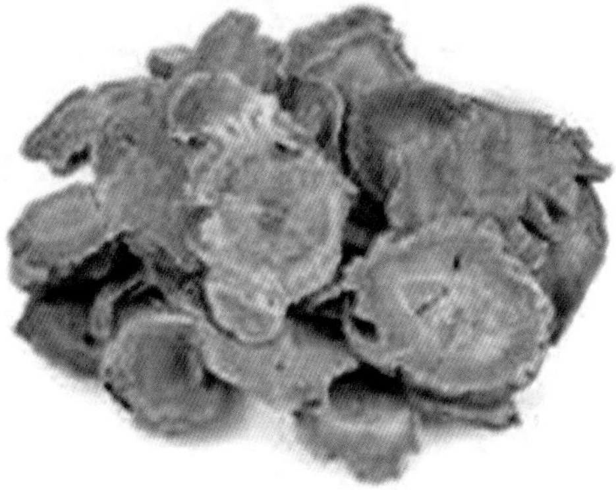

### 药典论述

1.《神农本草经》:“下瘀血，血闭，寒热，破癥瘕积聚，留饮宿食，荡涤肠胃，推陈致新通利水谷，调中化食，安和五脏。”

2.《名医别录》:“平胃，下气，除痰实，肠间结热，心腹胀满，女子寒血闭胀，小腹痛，诸老血留结。”

3.《日华子本草》:“通宣一切气，调血脉，利关节，泄宿滞、水气，四肢冷热不调，温瘴热痰，利大小便，并敷一切疮疖痈毒。”

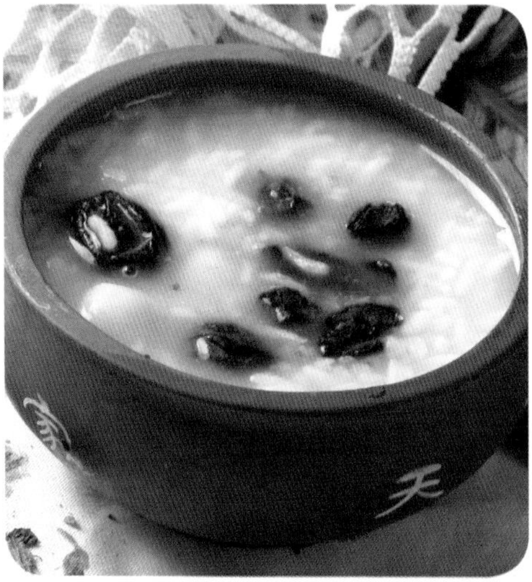

◆ 大黄粥

**配　方：**粳米150克，大黄3克，冰糖20克。

**做　法：**

1. 大黄研成细粉，粳米洗净。
2. 将大黄粉和粳米一同放入锅内，加入500毫升清水，用大火煮沸后，改小火煮30分钟，加入冰糖搅匀即成。

**功　效：**泻下通便，清热解毒，活血化瘀，清泄湿热。

◆ 熟大黄乌梅莲子粥

**配　方：**熟大黄20克，乌梅10克，莲子15克，大米150克。

**做　法：**先将大米洗净，莲子泡软，熟大黄洗净，一起放入锅中加清水烧开，下乌梅煮制黏稠即可。

**功　效：**清热解毒，益气补血。

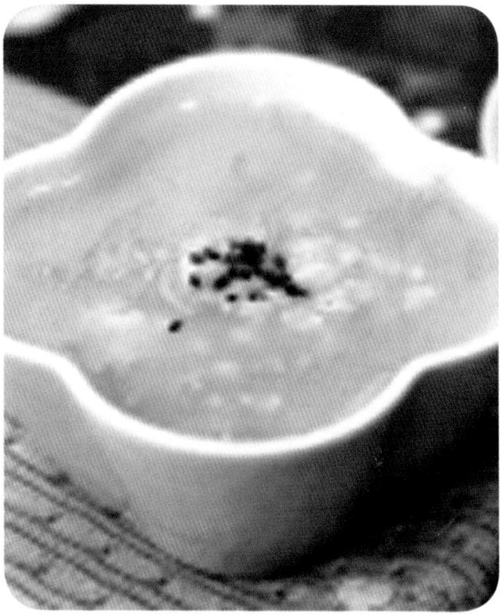

# 麦冬

## 益胃生津，防便秘

别　　名　麦门冬、不死药、沿阶草、禹余粮。

性味归经　味甘、微苦，性微寒。归心、肺、胃经。

建议食用量　内服：煎汤，6～15克；或入丸、散、膏。
外用：适量，研末调敷；煎汤涂；或鲜品捣汁搽。

### 营养成分

氨基酸、维生素A、葡萄糖、β-谷甾醇、甾体皂苷等。

### 护肠胃功效

麦门冬味甘，性偏寒，质润，有很好的滋阴润燥作用。主治心腹胀满不适，中焦脾胃受损，胃阴大伤，形消体瘦，短气。《神农本草经》谓“伤中，伤饱，胃络脉绝”之意，是指麦门冬可养胃阴、滋津液，治疗一切胃阴亏损之症。

### 功用疗效

养阴生津，润肺清心。用于肺燥干咳，虚痨咳嗽，津伤口渴，心烦失眠，内热消渴，肠燥便秘，咽白喉。

### 注意事项

麦门冬恶款冬花、苦瓠，畏苦参、青蘘。麦门冬忌与木耳、鲫鱼同食。脾胃虚寒泄泻的人忌用；风寒咳嗽者忌用。

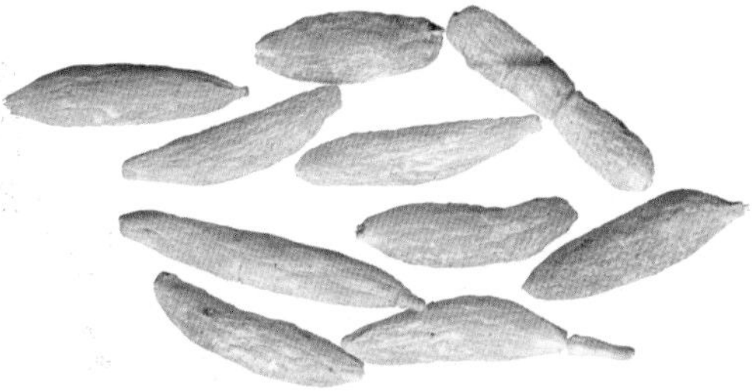

### 适用人群

肺燥咳嗽的患者适用；血热妄行及便秘者适用；失眠健忘、神经衰弱者适用；口干舌燥、消渴以及咽喉疼痛者适用。

### 经典论述

1.《神农本草经》：“主心腹结气，伤中伤饱，胃络脉绝，羸瘦短气。”

2.《本草汇言》：“麦门冬，清心润肺之药也。主心气不足，惊悸怔忡，健忘恍惚，精神失守；或肺热肺燥，咳声连发，肺痿叶焦，短气虚喘，火伏肺中，咯血咳血；或虚劳客热，津液干少；或脾胃燥涸，虚秘便难；此皆心肺肾脾元虚火郁之证也。然而味甘气平，能益肺金，味苦性寒，能降心火，体润质补，能养肾髓，专治劳损虚热之功居多。如前古主心腹结气，伤中伤饱，胃络脉绝，羸瘦短气等疾，则属劳损明矣。”

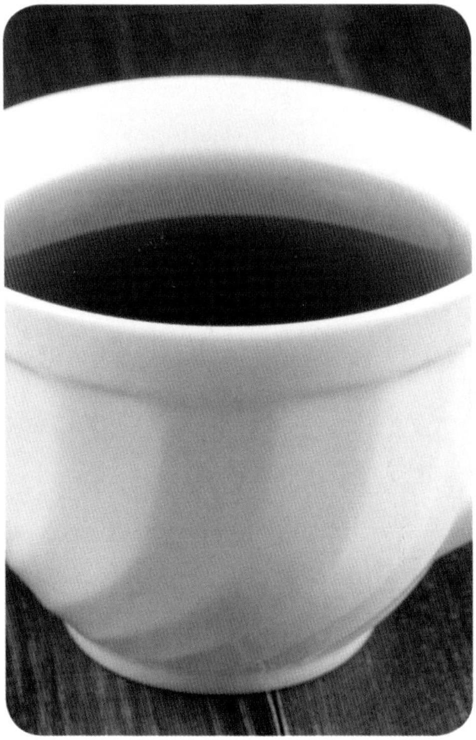

◆ **麦冬茶**

**配　方：**麦冬 5 ~ 8 片，绿茶适量。

**做　法：**在杯中放入麦冬、绿茶及适量沸水，闷泡 10 分钟即可。

**功　效：**疏肝养阴，清热消渴，补益气血。

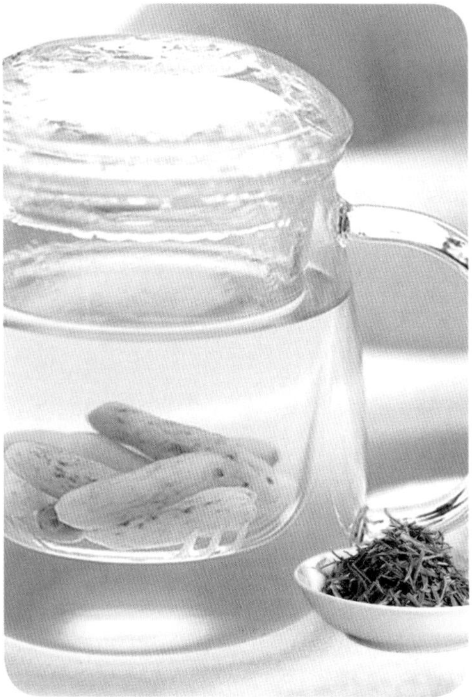

◆ **沙参麦冬茶**

**配　方：**沙参 8 克，麦冬、桑叶各 6 克，蜂蜜适量。

**做　法：**

1. 将沙参、麦冬、桑叶研成粗末。
2. 将药末放入杯中，用沸水冲泡 15 分钟后，加入蜂蜜，即可饮用。
3. 每日 1 剂，代茶频饮。

**功　效：**润肺清燥，祛热止渴。

# 人参

## 增加胃酸浓度，助消化

别　　名　血参、黄参、孩儿参、人衔、鬼盖、土精、地精、玉精、金井玉阑、棒锤。

性味归经　味甘、微苦，性平。归脾、肺、心经。

建议食用量　内服：煎汤，3 ~ 10 克，大剂量 10 ~ 30 克，宜另煎兑入；或研末，1 ~ 2 克；或敷膏；或泡酒；或入丸、散。

### 营养成分

葡萄糖、果糖、蔗醣、维生素 $B_1$、维生素 $B_2$、人参皂苷、挥发油、人参酸、泛酸、多种氨基酸、胆碱、酶、精胺、胆胺等。

### 护肠胃功效

人参能够增加胃酸浓度，增加食欲，还可缓解慢性胃炎患者的胃痛症状。

### 功用疗效

大补元气，复脉固脱，补脾益肺，生津，安神。用于体虚欲脱，肢冷脉微，脾虚食少，肺虚喘咳，津伤口渴，内热消渴，久病虚羸，惊悸失眠，阳痿宫冷；心力衰竭，心源性休克。

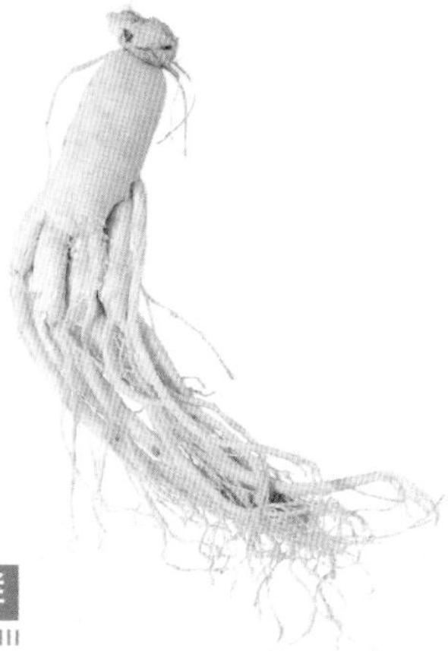

### 适用人群

大病导致元气欲脱者以及休克的人适用；脾虚体倦乏力、食欲不振、呕吐腹泻者适用；体虚多汗、自汗的人适用；失眠、多梦、惊悸的人适用；肾虚阳痿、早泄、尿频的人适用。

### 注意事项

人参反藜芦，畏五灵脂，恶皂荚。人参忌与萝卜同食；服食人参后，忌饮茶；不宜与葡萄同食；人参无论是煎服还是炖服，忌用五金炊具；实证、热证而正气不虚者忌服。

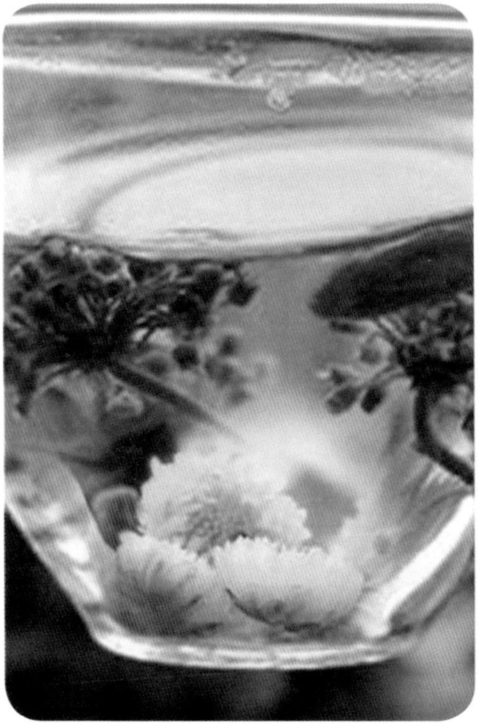

### ◆ 人参红枣茶

**配　方：**人参3～5克，大枣10颗。

**做　法：**

1. 人参切片，大枣去核洗净。
2. 在保温杯中放入人参片及去核的大枣，加沸水，闷泡15分钟即可。

**功　效：**补虚生血，补脾和胃，益气生津。

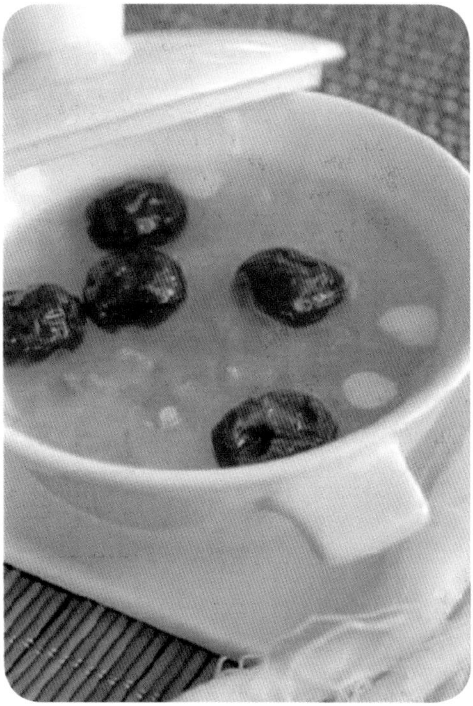

### ◆ 人参花白菊枸杞茶

**配　方：**人参花、杭白菊各5克，枸杞子6粒。

**做　法：**将人参花、杭白菊、枸杞子一起放入杯中，倒入沸水，闷泡约5分钟后饮用。

**功　效：**补肾益气，清肝明目。

# 橘皮

## 温胃散寒，理气健脾

别　　名　陈皮、贵老、黄橘皮、红皮、广橘皮、新会皮、柑皮、广陈皮。

性味归经　味苦、辛，性温。归肺、脾经。

建议食用量　内服：煎汤，3 ~ 9 克；或入丸、散。

### 营养成分

橙皮苷、胡萝卜素、隐黄素、维生素 C、维生素 $B_1$、果胶、柠檬烯等。

### 护肠胃功效

橘皮含有挥发油、橙皮苷、维生素 B、维生素 C 等成分，它所含的挥发油对胃肠道有温和刺激作用，可促进消化液的分泌，排除肠管内积气，增加食欲，还能行气化痰、健脾降脂。

### 适用人群

脾胃气滞、脘腹胀满、消化不良、食欲不振、咳嗽多痰之人适用；高血压、心肌梗死、脂肪肝患者适用；急性乳腺炎者适用。

### 功用疗效

理气健脾，燥湿化痰。用于胸脘胀满，食少吐泻，咳嗽痰多。

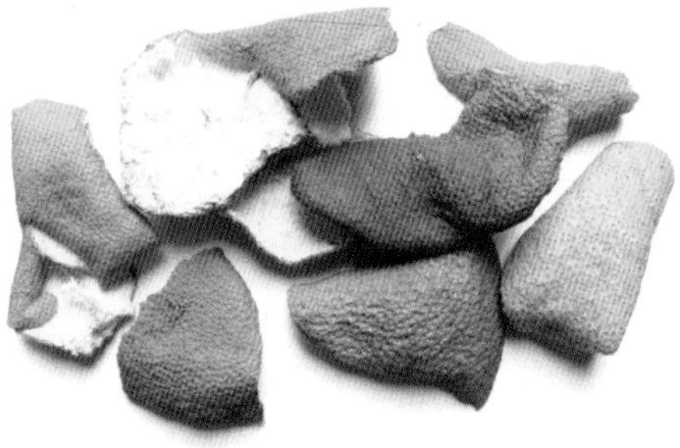

### 良方妙方

1. 反胃吐食：真橘皮，以壁土炒香为末，每服二钱，生姜三片，枣肉一枚，水二盅，煎一盅，温服。（《仁斋直指方》）

2. 痰膈气胀：陈皮三钱，水煎热服。（《简便单方》）

3. 大便秘结：陈皮（不去白，酒浸）煮至软，焙干为末，复以温酒调服二钱。（《普济方》）

### 注意事项

陈皮不宜与半夏、南星同用；不宜与温热香燥之药同用。气虚体燥、阴虚燥咳、吐血及内有实热者慎服。

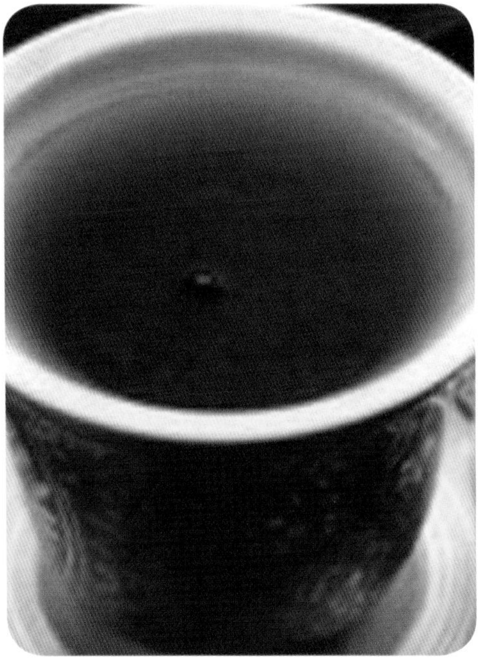

### ◆ 橘皮粳米粥

**配　方：**橘皮 15 克，粳米 100 克，冰糖 30 克。

**做　法：**

1. 橘皮洗净，切块置锅中加水适量，大火烧开再用文火煮半小时，滤去药渣留汁备用。
2. 把粳米洗净放入锅中加药汁水适量烧开，再用文火把粥煮熟，放冰糖搅匀即可。

**功　效：**调中开胃，补中益气。

### ◆ 橘皮竹茹茶

**配　方：**陈皮、竹茹各 12 克，甘草 6 克，人参 5 克，大枣 5 枚，生姜 4 片。

**做　法：**

1. 将陈皮、甘草、竹茹、人参研成粗末，备用。
2. 用纱布包好研磨好的药末，加大枣、生姜后用沸水一起与药末冲泡 15 分钟即可。
3. 每日 1 剂，分 3 ~ 4 次饮用。

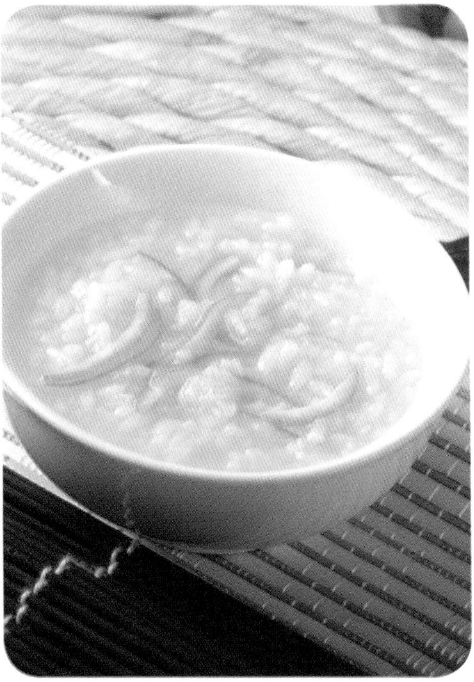

# 党参

## 补脾养胃，抗溃疡

别　　名　东党、台党、潞党、口党、上党人参、黄参、狮头参、中灵草。

性味归经　味甘，性平；归脾、肺经。

建议食用量　内服：煎汤，6 ~ 15 克；或熬膏、入丸、散。生津、养血宜生用；补脾益肺宜炙用。

### 营养成分

淀粉、蔗糖、葡萄糖、菊糖、皂苷、生物碱、黏液质、树脂等。

### 护肠胃功效

党参能提高氧化物歧化酶的活性，增强消除自由基的能力，具有调节肠胃运动，抗溃疡，抑制胃酸分泌，降低胃蛋白酶活性的作用。

### 适用人群

脾胃虚弱、四肢无力的人适用；冠心病、心悸气短的患者适用；肺虚咳嗽的人适用；贫血患者适用；内热消渴、自汗的患者适用；慢性腹泻、溃疡性结肠炎及胃炎的患者适用。

### 功用疗效

补中益气，健脾益肺。用于脾肺虚弱，气短心悸，食少便溏，虚喘咳嗽，内热消渴。

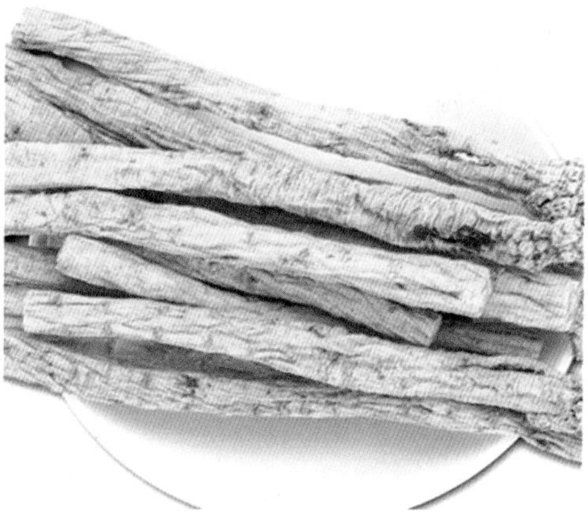

### 药典论述

1.《本经逢原》:“清肺。上党人参，虽无甘温峻补之功，却有甘平清肺之力，亦不似沙参之性寒专泄肺气也。”

2.《纲目拾遗》:“治肺虚，益肺气。”

3.《得配本草》:“上党参，得黄耆实卫，配石莲止痢，君当归活血，佐枣仁补心。补肺蜜拌蒸熟；补脾恐其气滞，加桑皮数分，或加广皮亦可。”

4.《本草正义》:“党参力能补脾养胃，润肺生津，健运中气，本与人参不甚相远。其尤可贵者，则健脾运而不燥，滋胃阴而不湿，润肺而不犯寒凉，养血而不偏滋腻，鼓舞清阳，振动中气，而无刚燥之弊。”

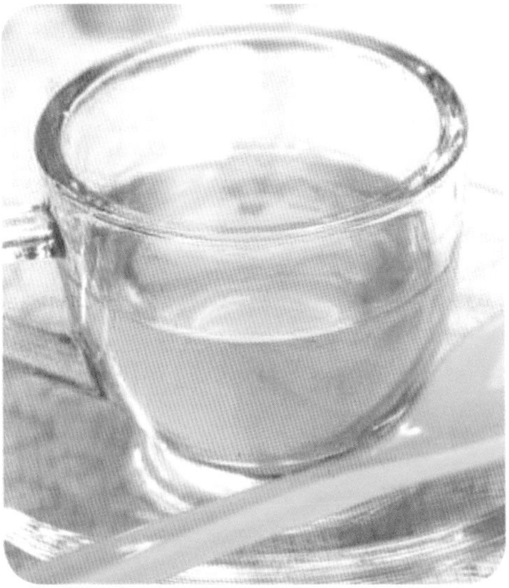

### ◆ 党参黄花山药粥

**配　方：**党参10克，黄花40克，山药、糯米各50克。

**做　法：**

党参、黄花洗净切片，山药洗净切丁，砂锅中放糯米和水、山药丁、党参、黄花一起煲制30分钟即可。

**功　效：**补中益气，升阳固表。

### ◆ 党参枸杞茶

**配　方：**党参、枸杞子各10克，陈皮15克，黄芪30克。

**做　法：**

将党参、枸杞子、陈皮、黄芪放入锅中，加清水，煮30分钟，去渣取汁。

**功　效：**补中益气，健脾益肺，滋阴保肝。

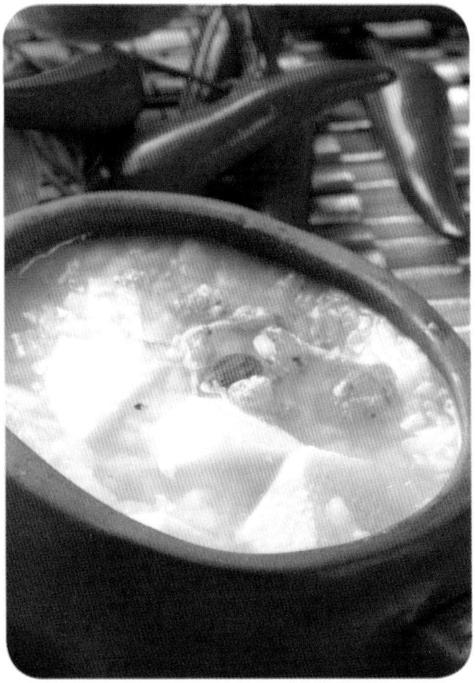

# 半夏

## 和胃止呕祛湿痰

别　　名　地文、守田、水玉、示姑。

性味归经　辛、温；有毒。归脾、胃、肺经。

建议食用量　3 ~ 9 克，内服一般炮制后使用。外用：适量，磨汁涂或研末以酒调敷患处。

### 营养成分

大黄酚、生物碱、葡萄糖苷、半夏胰蛋白酶抑制物、氨基酸、对二羟基苯酚、羟甲基糠醛、邻二羟基苯酚及 β - 谷甾醇、胡萝卜苷等。

### 护肠胃功效

半夏能行水湿、降逆气，善祛脾胃湿痰，还具有和胃止吐的功效。

### 经典论述

1.《神农本草经》：“主伤寒寒热，心下坚，下气，咽喉肿痛，头眩，胸胀，咳逆肠鸣，止汗。”

2.《名医别录》：“消心腹胸膈痰热满结，咳嗽上气，心下急痛坚痞，时气呕逆，消痈肿，堕胎，疗萎黄，悦泽面目。生，令人吐，熟，令人下。”

### 功用疗效

燥湿化痰，降逆止呕，消痞散结。用于湿痰寒痰，咳喘痰多，痰饮眩悸，风痰眩晕，痰厥头痛，呕吐反胃，胸脘痞闷，梅核气；外治痈肿痰核。

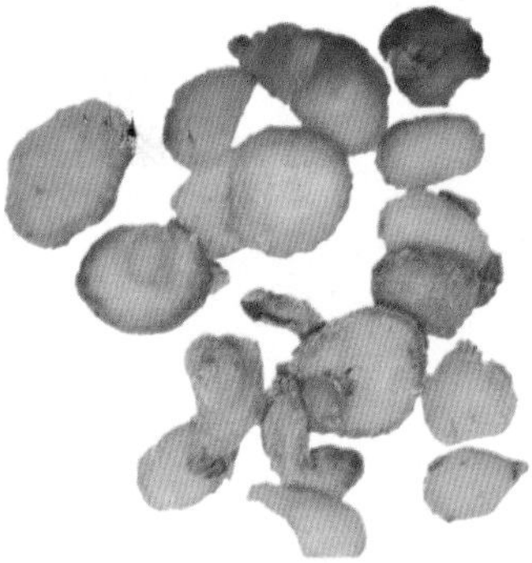

### 养生药膳

◆ 半夏天麻茶

**配　方：**半夏、白术、陈皮各 6 克，天麻 10 克。

**做　法：**

1. 将半夏、白术、陈皮加水煎煮，取汁。天麻另炖，与药汁混合。
2. 代茶服用。

**功　效：**健脾祛湿，化痰息风。

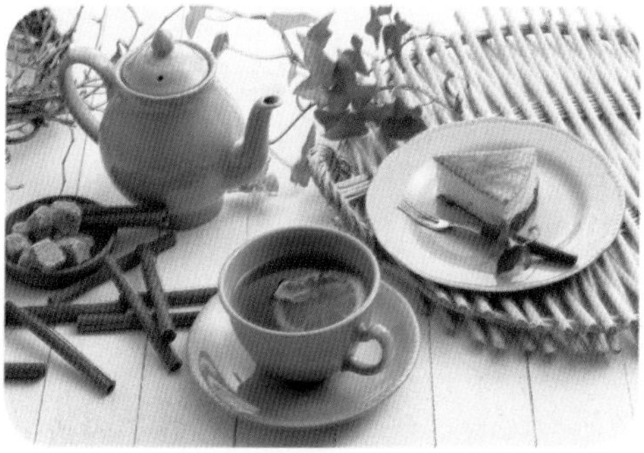

# 生姜

## 解毒杀菌抑胃酸

别　　　名　姜、黄姜、均姜。
性 味 归 经　性微温，味辛；归脾、胃、肺经。
建议食用量　每餐10克左右。

### 营养成分

蛋白质、姜油酮、姜辣素、淀粉、多种维生素、胡萝卜素、钙、铁、磷等。

### 护肠胃功效

姜中所含的烯能抑制胃酸分泌，对胃黏膜具有保护作用，还可抑制淀粉酶中的B淀粉酶，阻碍淀粉糖化。

### 经典论述

1.《神农本草经》："主伤寒寒热，心下坚，下气，咽喉肿痛，头眩，胸胀，咳逆肠鸣，止汗。"

2.《名医别录》："消心腹胸膈痰热满结，咳嗽上气，心下急痛坚痞，时气呕逆，消痈肿，堕胎，疗萎黄，悦泽面目。生，令人吐，熟，令人下。"

### 食用宜忌

烂姜、冻姜不要吃，因为姜变质后会产生致癌物。

由于姜性温，有解表功效，所以只能在受寒的情况下作为食疗应用。

### 食用功效

姜具有解毒杀菌的作用，日常我们在吃松花蛋或鱼蟹等食物时，通常会放一些姜末、姜汁来提味和杀菌。

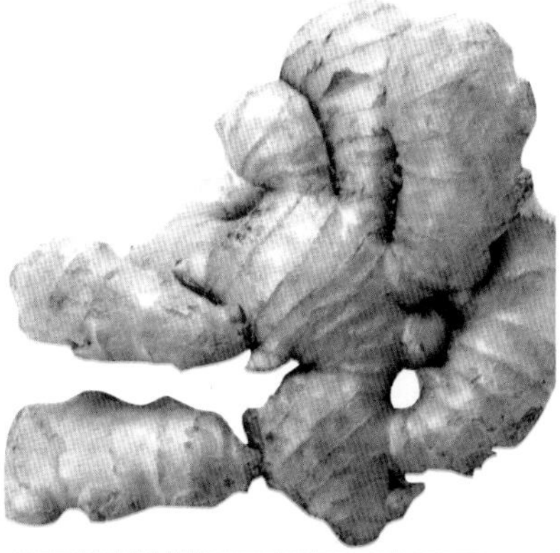

### 养生药膳

◆ 姜枣粥

**配　方**：生姜50克，大枣100克，白糖20克。

**做　法**：

1. 鲜生姜去皮，然后将其榨汁待用，大枣洗净去核待用。
2. 锅内加适量的水烧沸后加大枣，入姜汁、白糖搅匀，水淀粉勾芡即可。

**功　效**：温胃散寒，养血安神。

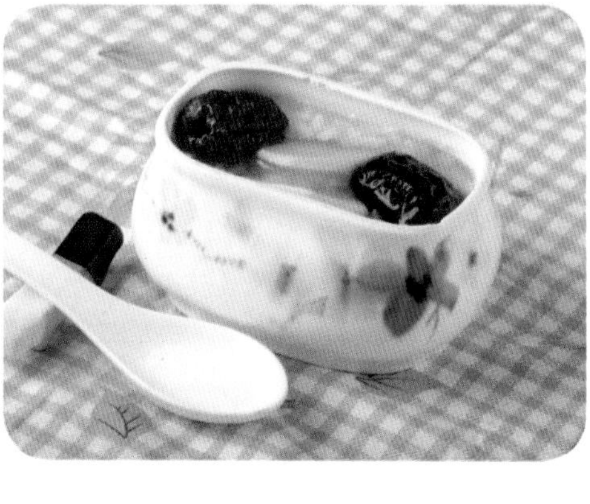

# 甘草

## 缓解胃痛抗痉挛

别　　名　红甘草、甜草、甜草根、粉甘草、粉草。

性味归经　味甘，性平。归心、肺、脾、胃经。

建议食用量　内服：煎汤，2 ~ 6克，调和诸药用量宜小，作为主药用量宜稍大，可用10克；用于中毒抢救，可用30 ~ 60克。凡入补益药中宜炙用，入清泻药中宜生用。

外用：适量，煎水洗、渍；或研末敷。

### 营养成分

甘草酸、甘草次酸、黄酮、糖类、氨基酸等。

### 护肠胃功效

甘草有类肾上腺皮质激素样作用，对组胺引起的胃酸分泌过多有抑制作用，还有抗酸和缓解肠胃平滑肌痉挛作用，缓解胃痛。

### 功用疗效

补脾益气，清热解毒，祛痰止咳，缓急止痛，调和诸药。用于脾胃虚弱，倦怠乏力，心悸气短，咳嗽痰多，脘腹、四肢挛急疼痛，痈肿疮毒，缓解药物毒性、烈性。

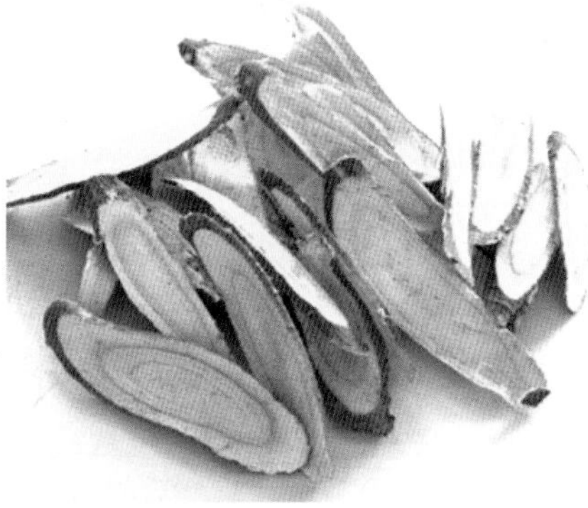

### 适用人群

胃溃疡、十二指肠溃疡的人适用；神经衰弱的人适用；支气管哮喘者、血栓静脉炎患者适用。

### 注意事项

甘草有微毒，短期使用对人体无碍，但长期服用可诱发水肿和血压升高。甘草不宜与京大戟、芫花、甘遂、海藻同用。不可与鲤鱼同食，同食会中毒。实证中满腹胀忌服。痢疾初发者不可服用。

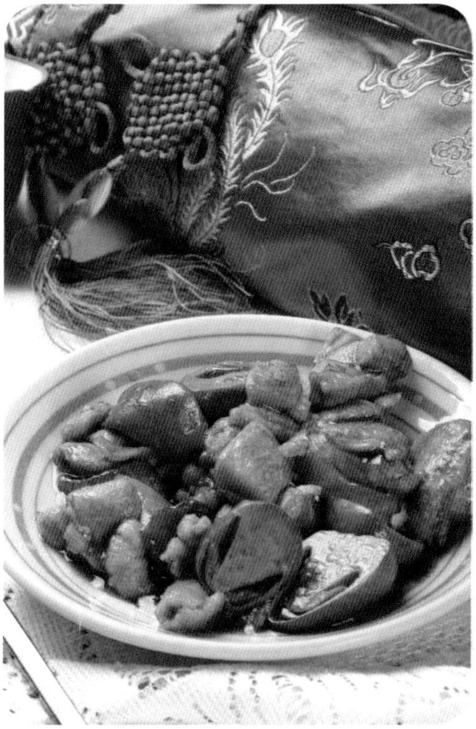

## ◆ 甘草菊花饮

**配　方：**甘草12克，杭白菊10克，绿豆50克。

**做　法：**

1.甘草、杭白菊洗净煎煮后去药渣，留药汁待用。

2.绿豆洗净加水煮至软烂再投入药汁搅匀即可。

**功　效：**补中益气，清热明目。

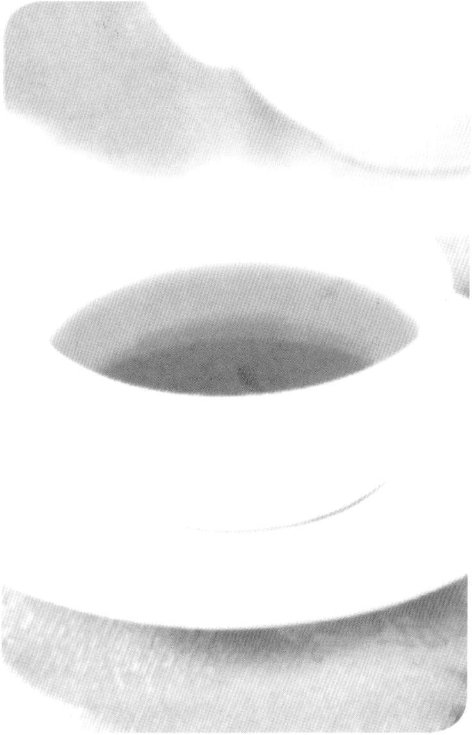

## ◆ 甘草蒸花鸡

**配　方：**甘草16克，三黄鸡250克，草菇50克，蚝油、盐、鸡粉、葱油、胡椒粉、淀粉各适量。

**做　法：**先将甘草煎煮，去渣备用；三黄鸡剁块洗净，放入草菇、甘草浓缩液、蚝油、盐、鸡粉、葱油、胡椒粉、淀粉搅匀蒸熟即可。

**功　效：**益气补中。

# 葛根

## 升阳止泻解酒毒

别　　名　葛藤、干葛、粉葛、葛麻藤、葛子根、葛条根、鸡齐根。

性味归经　味甘、辛，性凉。归脾、胃经。

建议食用量　内服：煎汤，10 ~ 15 克；或捣汁。外用：适量，捣敷。

### 营养成分

葛根素、葛根素木糖苷、大豆黄酮、大豆黄酮苷、大豆苷元、花生酸、葛根醇、异黄酮苷、黄豆苷、糖苷、氨基酸等成分。

### 护肠胃功效

葛根能升发清阳，促使脾胃阳气上升，有生津止泻的作用，常配合党参（补元气）、白术（健脾燥湿）等治疗脾虚泄泻；也可配黄连、黄芩（均具清热燥湿）等，用于湿热泻痢等症。

### 适应人群

中老年人、脸上长斑者适用；高血压、高血脂、高血糖、肝炎患者适用；偏头痛患者适用；更年期妇女、易上火人群、常饮酒者适用。

### 功用疗效

解肌退热，生津，透疹，升阳止泻。用于外感发热头痛、项背强痛，口渴，消渴，麻疹不透，热痢，泄泻；高血压颈项强痛。

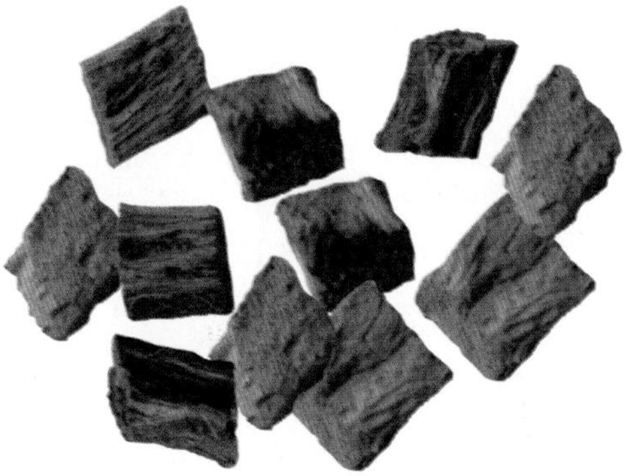

### 注意事项

葛根不可多服，否则损胃气。脾胃虚寒者慎用。夏日表虚多汗者慎用。

### 经典论述

1.《本草纲目》：“散郁火。”

2.《神农本草经》：“主消渴，身太热，呕吐，诸痹，起阴气，解诸毒。”

3.《本草经集注》：“杀野葛、巴豆、百药毒。”

4.《药性论》：“治天行上气，呕逆，开胃下食，主解酒毒，止烦渴。熬屑治金疮，治时疾解热。”

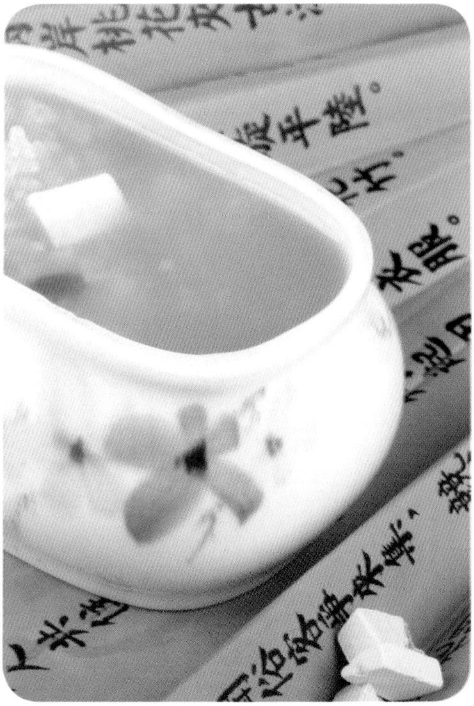

◆ 葛根茶

**配　方：**葛根干品 6 克。

**做　法：**将葛根放入保温杯中，倒入沸水，闷泡约 20 分钟后饮用。

**功　效：**解表退热，生津，透疹，保肝解酒。

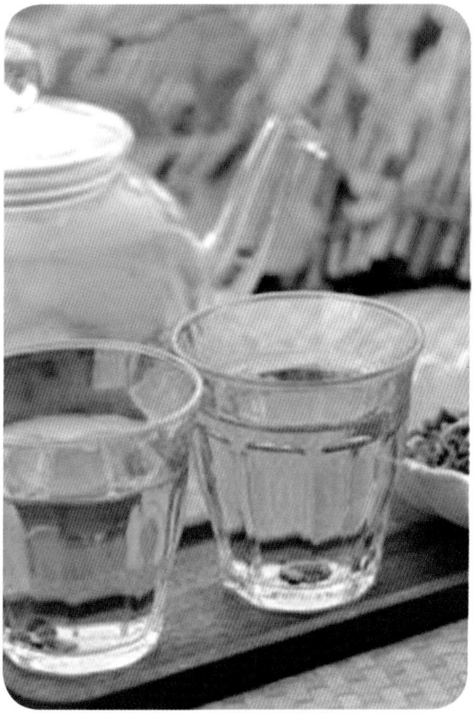

◆ 葛根粳米粥

**配　方：**葛根 30 克，粳米 50 克，麦冬 5 克。

**做　法：**

1. 葛根洗净切成小段；麦冬用温水浸泡半小时；粳米洗净。

2. 锅内加水烧沸，放粳米、麦冬、葛根用武火煮五分钟，改用文火熬熟至黏稠即可。

**功　效：**清热生津，健脾和胃。

# 蒲公英

## 清热解毒，治胃炎

别　　名　凫公英、蒲公草、耩褥草、仆公英、仆公罂、黄花地丁、婆婆丁。

性味归经　味苦、甘，寒；归肝、胃经。

建议食用量　内服：煎汤，10 ~ 30克，大剂量60克；大剂量60克，或捣汁；或入散剂。外用：适量，捣敷。

### 营养成分

有机酸、果糖、蔗糖、葡萄糖、葡萄糖苷、维生素C、胡萝卜素、维生素$B_2$、蒲公英甾醇、胆碱、菊糖和果胶等。

### 护肠胃功效

蒲公英有清热解毒、抗菌的作用，对幽门螺旋杆菌引起的慢性浅表性胃炎及胆汁反流性胃炎都有很好的疗效。

### 适用人群

肺热咳嗽、肺脓肿患者适用；咽喉肿痛、目赤肿痛、黄疸患者适用；乳腺炎、乳汁不通者适用；皮肤疮毒、蛇虫咬伤者适用；各种感染性疾病患者适用；小便不利者适用。

### 功用疗效

清热解毒，消肿散结，利尿通淋。用于疔疮肿毒，乳痈，瘰疬，目赤，咽痛，肺痈，肠痈，湿热黄疸，热淋涩痛。

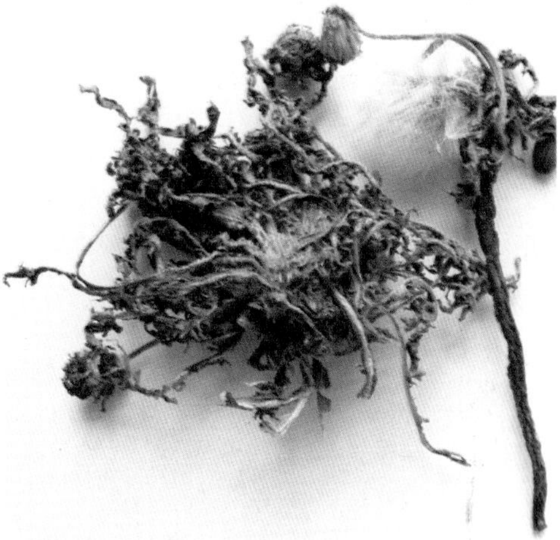

### 注意事项

蒲公英应置通风干燥处，防潮，防蛀。个别人服用蒲公英制剂出现头晕、皮肤苍白、皮疹等不良反应。阳虚外寒、脾胃虚弱者忌用。

### 经典论述

1.《本草纲目》:“乌须发，壮筋骨。”

2.《本草图经》:“敷疮，又治恶刺及狐尿刺。”

3.《本草衍义补遗》:“化热毒，消恶肿结核，解食毒，散滞气。”

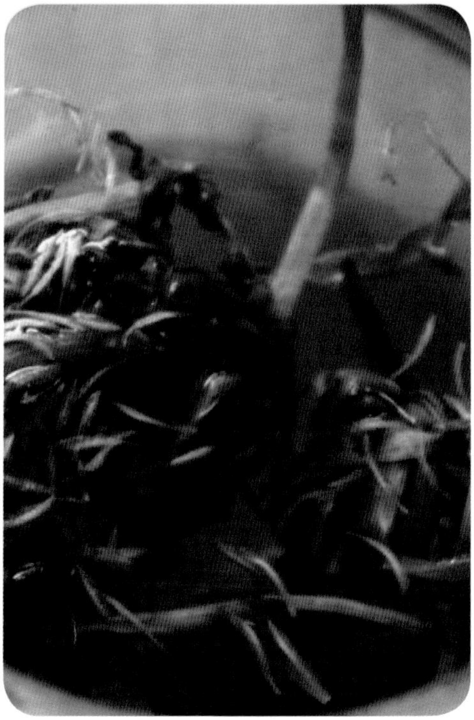

### ◆ 蒲公英鱼片粥

**配　方：**蒲公英 50 克，粳米 100 克，鱼片 80 克，盐、味精、香葱各适量。

**做　法：**

1. 蒲公英去杂质洗净煎取浓汁。

2. 粳米洗净放入锅内加适量水入浓缩药汁煮粥，待粥黏稠时加入鱼片、盐、味精、香葱即可。

**功　效：**下气通乳，开胃健脾。

### ◆ 蒲公英茶

**配　方：**蒲公英 20 克，茶叶 3 克，枸杞子 5 克，蜂蜜适量。

**做　法：**

1. 将蒲公英、枸杞子放入锅中，用水煎煮，去渣取汁。

2. 用药汁冲泡茶叶，温热时加入蜂蜜，即可饮用。

3. 每日 1 剂，不拘时，代茶饮。

**功　效：**清热解毒，消肿散结。

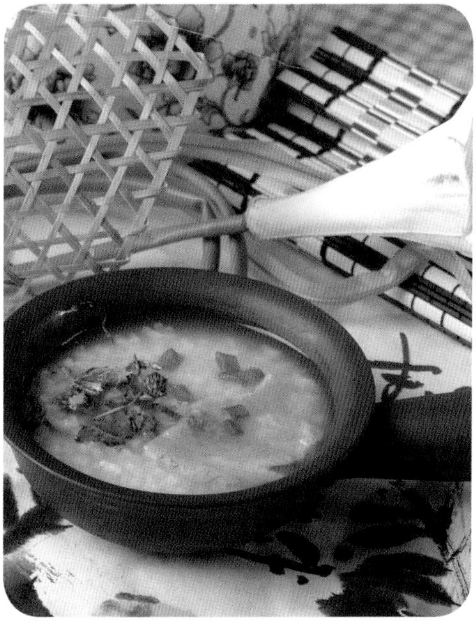

# 山楂

## 促进胃液分泌，助消化

别　　　名　山里红、红果、酸梅子、山梨、赤枣子。

性味归经　性微温，味甘、酸；归脾、胃、肝经。

建议食用量　每次 3 ~ 4 个（50 克）。

### 营养成分

皮苷、蛋白质、脂肪、磷、铁、胡萝卜素、烟酸、黄酮苷类（如牡荆素、荭草素、山楂纳新）、三萜类（如齐墩果酸、熊果酸、山楂酸等）、槲皮素、维生素 C 与钙等。

### 护肠胃功效

山楂能提高胃蛋白酶活性，促进蛋白质的消化。山楂味酸，刺激胃黏膜，促进胃液分泌。山楂中含脂肪酶、维生素 C，能促进脂肪的消化，口服可增进食欲。

### 适用人群

儿童和老年人皆适用；消化不良、食欲不振的人适用；伤风感冒的人以及患软骨缺钙症、缺铁性贫血的儿童适用。

### 功用疗效

消食健胃，行气散瘀。用于肉食积滞，胃脘胀满，泻痢腹痛，瘀血经闭，产后瘀阻，心腹刺痛，疝气疼痛；高脂血症。焦山楂消食导滞作用增强。用于肉食积滞，泻痢不爽。

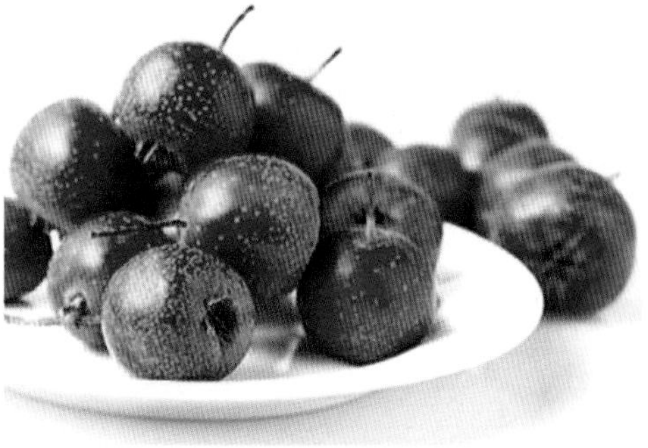

### 注意事项

病后初愈，体质虚弱的人忌食。忌与人参同服。服用滋补药品期间，忌食山楂。不可过食山楂，易损害牙齿；食山楂后，需用水漱口。胃酸过多、消化性溃疡等人忌食。脾胃虚弱者慎服。孕妇不宜服用。

### 妙方良方

小儿消化不良：山楂（去核）、山药、白糖各适量。将山楂、山药洗净蒸熟，冷后加白糖搅匀，压成薄饼食之。适用于小儿脾虚久泻、消化不良、食后腹胀、不思饮食等症。

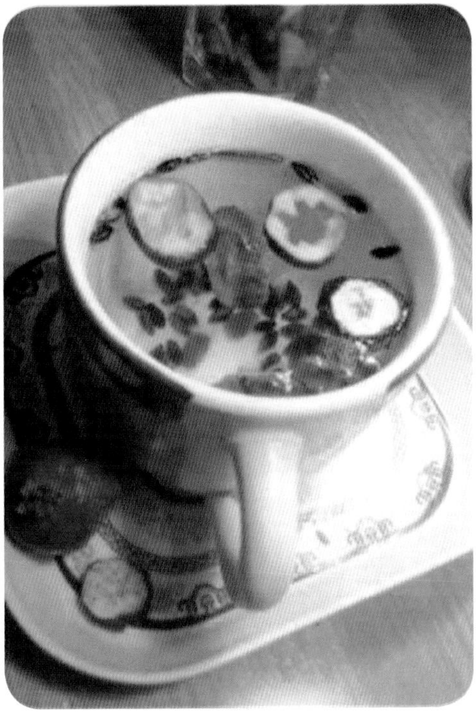

### ◆ 山楂荷叶茶

**配　方：**荷叶干品、山楂干品各15克，决明子10克。

**做　法：**将荷叶片、山楂、决明子一起放入杯中，冲入沸水，闷泡约10分钟后饮用。

**功　效：**荷叶、山楂均可以消脂去腻，同时减少外源脂肪的摄入量；决明子可以清热、润肠排毒、减少肠道对脂肪的吸收。这是一款攻守兼备的减肥茶饮。

### ◆ 山楂大麦茶

**配　方：**山楂干品、决明子各10克，大麦15克，陈皮5克。

**做　法：**将上述材料一起放入杯中，冲入沸水，闷泡约10分钟后饮用。

**功　效：**调理脾胃，促进新陈代谢。

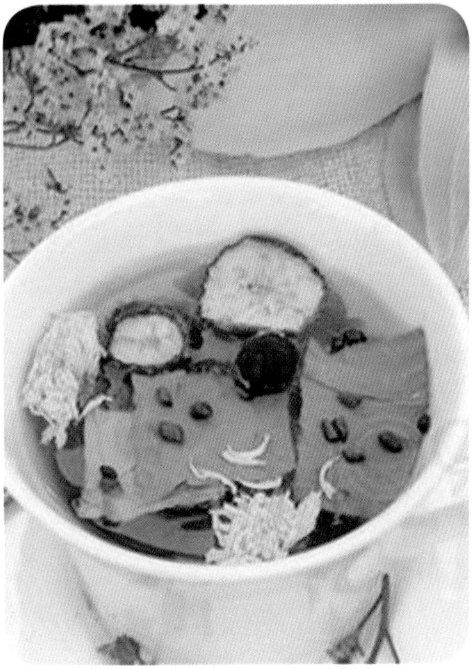

# 莲子

## 补脾止泻又养神

别　　名　莲肉、莲米、藕实、水芝丹、莲实、泽芝、莲蓬子。

性味归经　味甘、涩，性平。归脾、肾、心经。

建议食用量　内服：煎汤，6 ~ 15克；或入丸、散。

### 营养成分

淀粉、棉子糖、蛋白质、脂肪、碳水化合物、钙、磷、铁、荷叶碱、N-去甲基荷叶碱、氧化黄心树宁碱、N-去甲亚美罂粟碱等。

### 护肠胃功效

莲子含有丰富的莲子碱、莲子糖，有良好的降低血糖作用，而且还能缓解糖尿病，患者多饮、多尿、乏力，身体消瘦的症状，尤其适合Ⅱ型糖尿病患者食用。

### 适用人群

体质虚弱、心慌、失眠多梦、遗精者适用。脾气虚，慢性腹泻之人适用；癌症病人及放疗化疗后适用；脾肾亏虚，白带过多之妇女适用。

### 功用疗效

补脾止泻，益肾涩精，养心安神。用于脾虚久泻，遗精带下，心悸失眠。

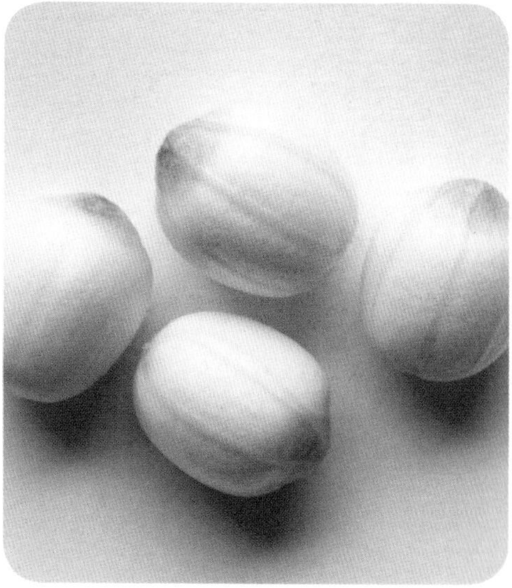

### 注意事项

莲子不能与牛奶同服，否则加重便秘。服食莲子期间，少吃辛辣或者刺激性食物。中满痞胀及大便燥结者忌服。

### 药典论述

1.《本草纲目》:“交心肾，厚肠胃，固精气，强筋骨，补虚损，利耳目，除寒湿，止脾泄久痢，赤白浊，女人带下崩中诸血病。”

2.《神农本草经》:“主补中、养神、益气力。”

3.《日华子本草》:“益气，止渴，助心，止痢。治腰痛，泄精。”

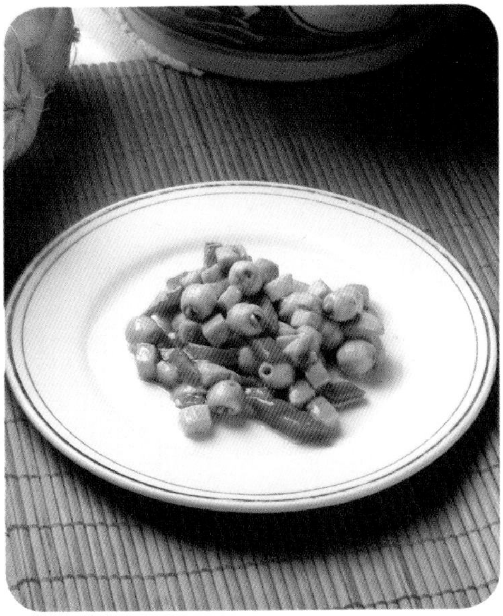

◆ 莲子桂圆粥

**配　方：**莲子30克，桂圆肉30克，红枣8颗，糯米150克。

**做　法：**

1. 莲子去芯，桂圆肉用清水洗净，红枣去核洗净。
2. 锅上火加适量的水烧开，加入糯米煮5～8分钟后，加入莲子、桂圆、红枣，烧开后，用小火煮至30～35分钟即可。

**功　效：**补脾益肾。

◆ 莲子炒鸭丁

**配　方：**莲子（水发）50克，鸭胸肉200克，胡萝卜50克，葱、姜、料酒、盐、味精、淀粉、食用油各适量。

**做　法：**

1. 鸭肉切丁码味上浆，滑油至熟备用，莲子煮至熟软备用，胡萝卜去皮切丁飞水备用。
2. 锅中留底油煸香葱、姜，下入鸭丁、莲子、料酒、盐、味精炒匀勾芡即可。

**功　效：**滋阴益肾。

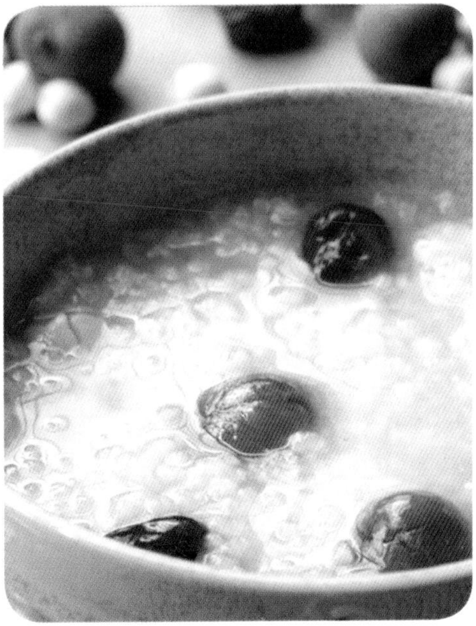

# 二、治肠胃病的历代良方

## 大黄黄连泻心汤

——《伤寒论》

【组成】大黄二两（6克），黄连一两（3克）。

【用法】上二味，以麻沸汤二升，渍之，须臾，绞去滓。分温再服。

【功效】泄热，消痞，和胃。

【症候】邪热内陷。

胃脘痞满，灼热急迫，按之满甚，心中烦热，咽干口燥，渴喜饮冷，身热汗出，大便干结，小便短赤，舌红苔黄，脉滑数。

【按语】方中大黄泻热消痞开结，黄连清泻胃火，使邪热得除，痞气自消。可酌加金银花、蒲公英以助泻热，加枳实、厚朴、木香等以助行气消痞之力。若便秘心烦者，可加全瓜蒌、栀子以宽中开结，清心除烦；口渴欲饮者，可加花粉、连翘以清热生津。

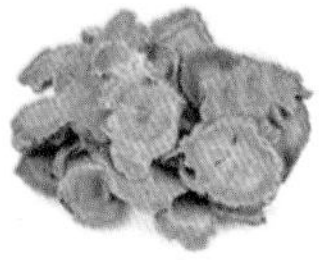
大黄

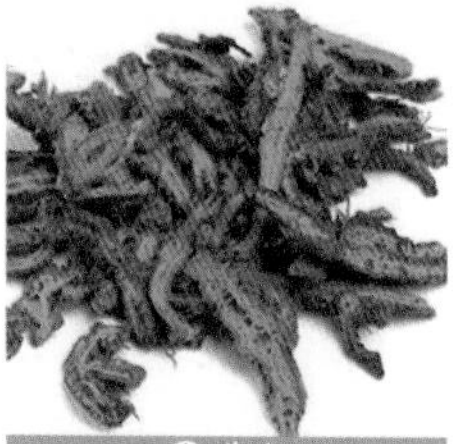
黄连

## 保和丸

——《丹溪心法》

【组成】山楂18克，半夏、茯苓各9克，神曲、莱菔子、陈皮、连翘各6克。

【用法】以上诸药共为细末，水泛为丸，每次服6～9克，温开水或麦芽煎汤送服；亦可作汤剂，用量按原方比例酌定。

【功效】消食和胃。

【症候】饮食停滞。

胃脘痞满，按之尤甚，嗳腐吞酸，恶心呕吐，厌食，大便不调，苔厚腻，脉弦滑。

【按语】方中山楂、神曲、莱菔子消食导滞，半夏、陈皮行气开结，茯苓健脾利湿，连翘清热散结，全方共奏消食导滞，行气消痞之效。若食积较重，脘腹胀满者，可加枳实、厚朴以行气消积；若食积化热，大便秘结者，可加大黄、槟榔以清热导滞通便；若脾虚食积，大便溏薄者，可加白术、黄芪以健脾益气。

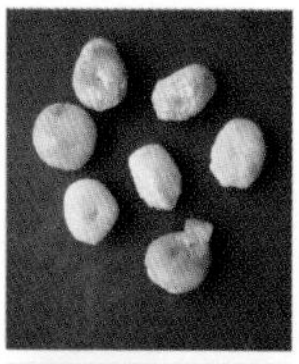
半夏

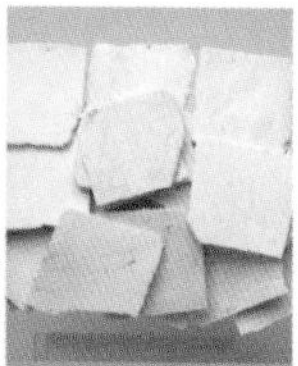
茯苓

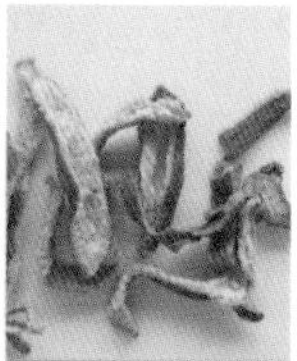
陈皮

## 平胃散

——《简要济众方》

【组成】苍术（去黑皮，捣为粗末，炒黄色）120 克，厚朴（去粗皮，涂生姜汁，炙令香熟）90 克，陈皮（洗令净，焙干）60 克，甘草（炙黄）30 克。

【用法】上为散。每服 6 克，水一中盏，加生姜二片，大枣二枚，同煎至六分，去滓，食前温服。（现代用法：共为细末，每服 4 ～ 6 克，姜枣煎汤送下；或作汤剂，水煎服，用量按原方比例酌减。）

【功效】燥湿健脾，行气和胃。

【症候】痰湿内阻。

脘腹痞满，闷塞不舒，胸膈满闷，头重如裹，身重肢倦，恶心呕吐，不思饮食，口淡不渴，小便不利，舌体胖大，边有齿痕，苔白厚腻，脉沉滑。

【按语】方中苍术燥湿化痰，厚朴、陈皮宽中理气，甘草健脾和胃，共奏燥湿化痰，理气宽中之功。可加前胡、桔梗、枳实以助其化痰理气。若气逆不降，嗳气不除者，可加旋覆花、代赭石以化痰降逆；胸膈满闷较甚者，可加薤白、石菖蒲、枳实、瓜蒌以理气宽中；咯痰黄稠，心烦口干者，可加黄芩、栀子以清热化痰。

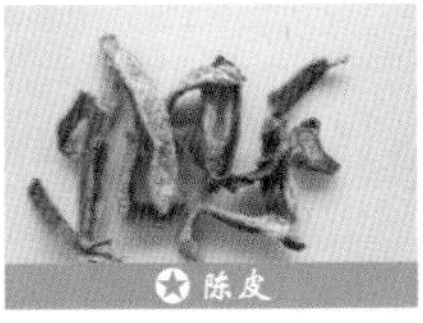
陈皮

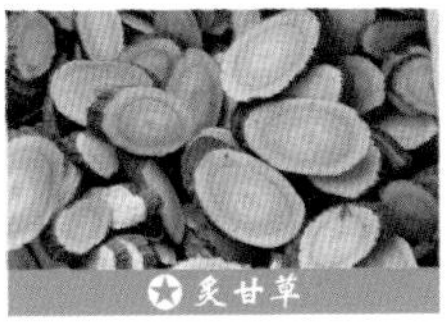
炙甘草

## 补中益气汤

——《内外伤辨惑论》

【组成】黄芪 18 克，炙甘草、白术各 9 克，人参、陈皮、柴胡、升麻各 6 克，当归 3 克。

【用法】水煎服；或制成丸剂，每次服 9 ～ 15 克，每日 2 ～ 3 次，温开水或姜汤送下。

【功效】补中益气，升阳举陷。

【症候】脾胃虚弱。

胃脘痞闷，胀满时减，喜温喜按，食少不饥，身倦乏力，少气懒言，大便溏薄，舌质淡，苔薄白，脉沉弱或虚大无力。

【按语】方中人参、黄芪、白术、甘草等补中益气，升麻、柴胡升举阳气，当归、陈皮理气化滞，使脾气得复，清阳得升，胃浊得降，气机得顺，虚痞自除。若痞满较甚，可加木香、砂仁、枳实以理气消痞，或可选用香砂六君子汤以消补兼施。若脾阳虚弱，畏寒怕冷者，可加肉桂、附子、吴茱萸以温阳散寒；湿浊内盛，苔厚纳呆者，可加茯苓、薏苡仁以淡渗利湿；若水饮停胃，泛吐清水痰涎，可加吴茱萸、生姜、半夏以温胃化饮。若属表邪内陷，与食、水、痰相合，或因胃热而过食寒凉，或因寒郁化热而致虚实并见，寒热错杂，而出现心下痞满，按之柔软，喜温喜按，呕恶欲吐，口渴心烦，肠鸣下利，舌质淡红，苔白或黄，脉沉弦者，可用半夏泻心汤加减，辛开苦降，寒热并用，补泻兼施；若中虚较甚，则重用炙甘草以补中气，有甘草泻心汤之意；若水热互结，心下痞满，干噫食臭，肠鸣下利者，则加生姜以化饮，则有生姜泻心汤之意。

陈皮

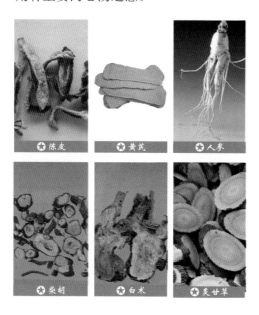
黄芪

人参

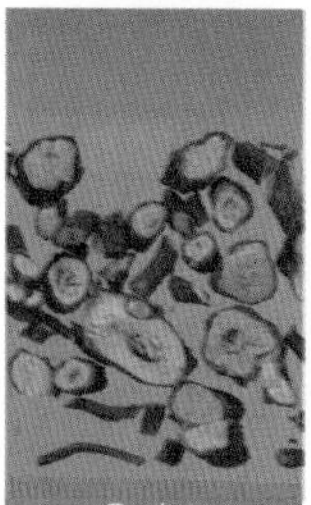
柴胡

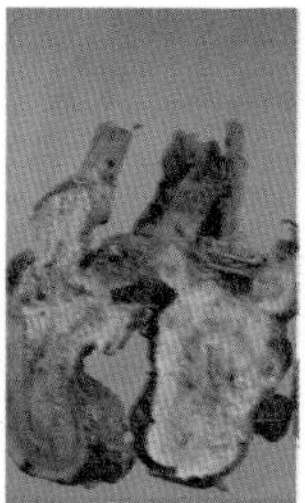
白术

炙甘草

## 藿香正气散

——《太平惠民和剂局方》

【组成】藿香 90 克，炙甘草 75 克，半夏、白术、陈皮、厚朴、桔梗各 60 克，白芷、紫苏、茯苓、大腹皮各 30 克。

【用法】以上药共为细末，每次服 6 克，生姜、大枣煎汤热服；或作汤剂水煎服。

【功用】解表化湿，理气和中。

【主治】外邪犯胃。

呕吐食物，吐出有力，突然发生，起病较急，常伴有恶寒发热，胸脘满闷，不思饮食，舌苔白，脉濡缓。

【按语】本方为治外感风寒、内伤湿滞的常用方。方中藿香、紫苏、白芷芳香化浊，疏邪解表；厚朴、大腹皮理气除满；白术、茯苓、甘草健脾化湿；陈皮、半夏和胃降逆，共奏疏邪解表，和胃降逆止呕之功。若风邪偏重，寒热无汗，可加荆芥、防风以疏风散寒；若见胸闷腹胀嗳腐。为兼食滞，可加鸡内金、神曲、莱菔子以消积化滞；若身痛，腰痛，头身困重，苔厚腻者，为兼外湿，可加羌活、独活、苍术以除湿健脾；若暑邪犯胃，身热汗出，可用新加香薷饮以解暑化湿；若秽浊犯胃，呕吐甚剧，可吞服玉枢丹以辟秽止呕；若风热犯胃、头痛身热可用银翘散去桔梗之升提，加陈皮、竹茹疏风清热，和胃降逆。

湿热霍乱、伤食吐泻均不宜。

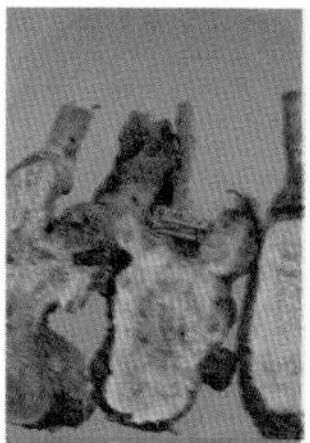
白术

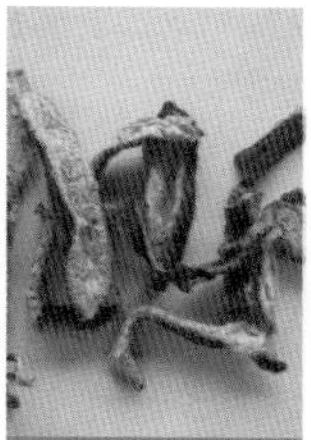
陈皮

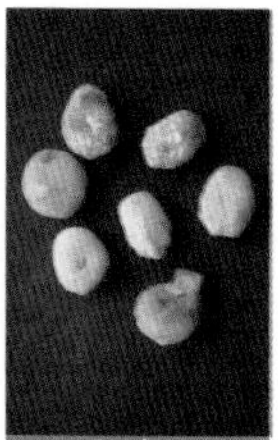
半夏

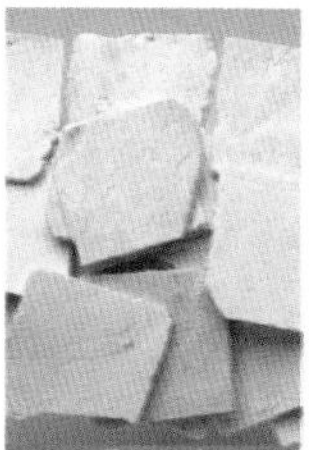
茯苓

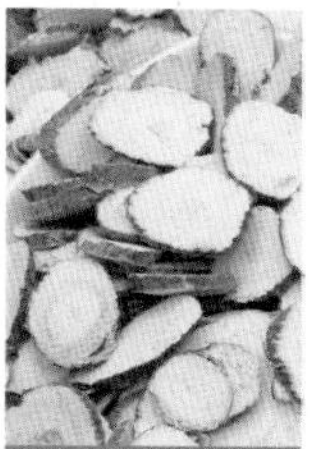
白芷

甘草

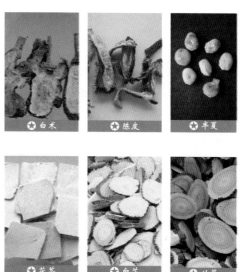

## 香砂六君子汤

——《医方集解》

【组成】即六君子汤〔人参（去芦）、白术、茯苓（去皮）、陈皮各 9 克，甘草（炙）6 克，半夏 12 克〕，加木香、砂仁各 6 克。

【用法】水煎服。

【功用】健脾和胃，理气止痛。

【证候】脾胃虚弱。

饮食稍有不慎，或稍有劳倦，即易呕吐，时作时止，胃纳不佳，脘腹痞闷，口淡不渴，面白少华，倦怠乏力，舌质淡，苔薄白，脉濡弱。

【按语】方中人参、茯苓、白术、甘草健脾益气，砂仁、木香理气和中，陈皮、半夏和胃降逆。尚可加丁香、吴茱萸以和胃降逆；若脾阳不振，畏寒肢冷，可加干姜、附子，或用附子理中丸温中健脾；若胃虚气逆，心下痞硬，干噫丝，可用旋覆代赭汤降逆止呕；若中气大亏，少气乏力，可用补中益气汤补中益气；若病久及肾，肾阳不足，腰膝酸软，肢冷汗出，可用附子理中汤加肉桂、吴茱萸等温补脾肾。

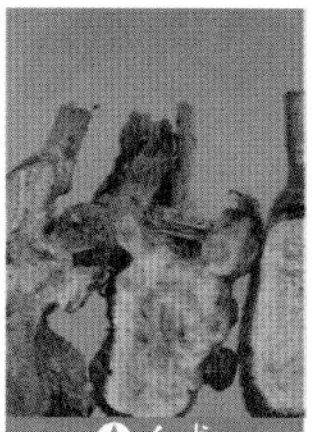
白术

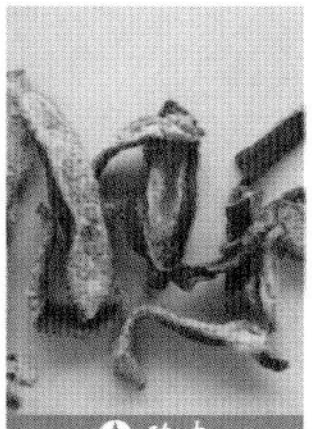
陈皮

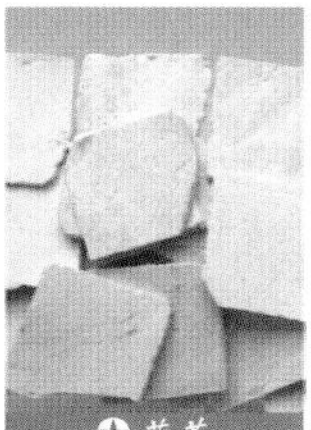
茯苓

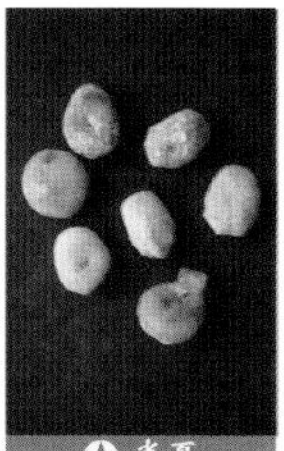
半夏

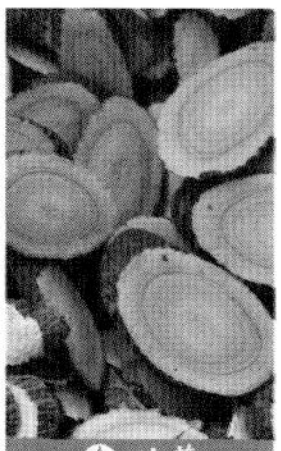
甘草

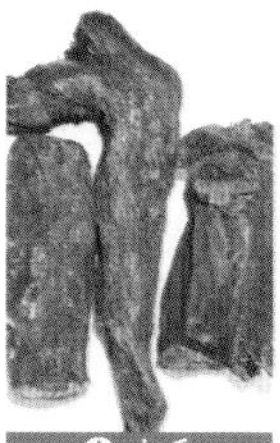
木香

## 麦门冬汤

——《金匮要略》

【组成】麦冬 42 克，半夏、甘草各 6 克，人参 9 克，粳米 3 克，大枣 4 枚。

【功用】清养肺胃，降逆下气。

【证候】胃阴不足。

呕吐反复发作，但呕吐量不多，或仅吐垂涎沫，时作干呕，口燥咽干，胃中嘈杂，似饥而不欲食，舌红少津，脉细数。

【按语】方中人参、麦冬、粳米、甘草滋养胃阴，半夏降逆止呕，大枣补脾和胃生津。若阴虚甚，五心烦热者，可加石斛、花粉、知母养阴清热；若呕吐较甚，可加橘皮、竹茹、枇杷叶以降逆止呕；若阴虚便秘，可加火麻仁、瓜蒌仁、白蜜润肠通便。

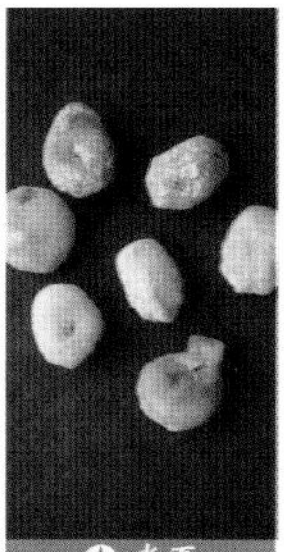
半夏

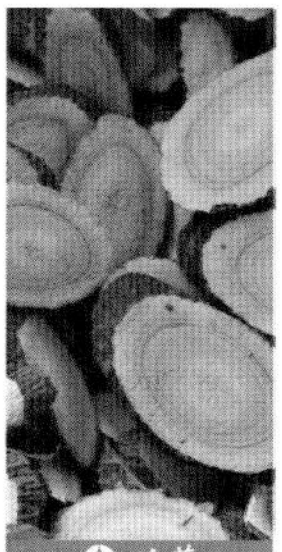
甘草

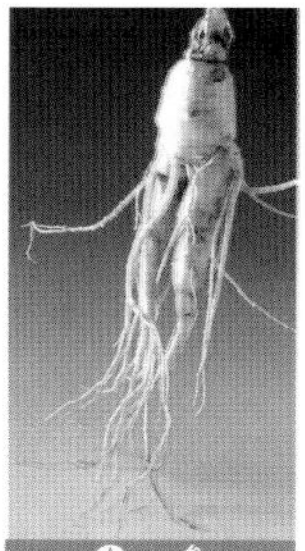
人参

## 丁香散

——《三因极一病症方论》

【组成】丁香、柿蒂各3克，甘草（炙）、高良姜各1.5克。

【用法】上药研为细末。每服6克，用热汤调下，趁热服，不拘时。

【功用】祛寒止呃。

【证候】胃中寒冷。

呃声沉缓有力，胸膈及胃脘不舒，得热则减，遇寒则甚，进食减少，口淡不渴，舌苔白，脉迟缓。

【按语】方中丁香、柿蒂降逆止呃，高良姜、甘草温中散寒。若寒气较重，胸脘胀痛者，加吴茱萸、肉桂、乌药散寒降逆；若寒凝食滞，脘闷嗳腐者，加莱菔子、槟榔、半夏行气导滞；若寒凝气滞，脘腹痞满者，加枳壳、厚朴、陈皮；若气逆较甚，呃逆频作者，加刀豆子、旋覆花、代赭石以理气降逆；若外寒致呃者，可加紫苏、生姜。

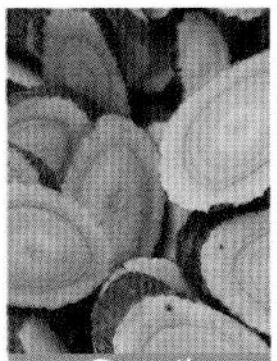
甘草

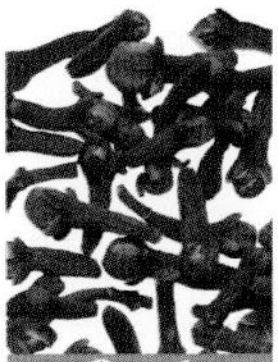
丁香

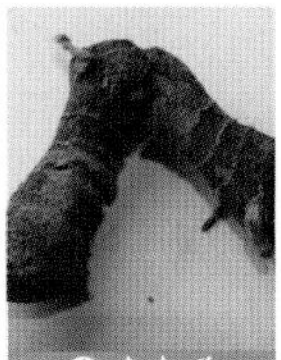
高良姜

## 竹叶石膏汤

——《伤寒论》

【组成】竹叶6克，石膏50克，半夏（洗）9克，麦冬（去心）20克，人参、甘草（炙）各6克，粳米10克。

【用法】上药加水煎煮，取500毫升，滤去渣，放入粳米煮熟，捞去米不用，取汤。每次温服50毫升，1日3次。

【功用】清热生津，益气和胃。

【证候】胃火上逆。

呃声洪亮有力，冲逆而出，口臭烦渴，多喜饮冷，脘腹满闷，大便秘结，小便短赤，苔黄燥，脉滑数。

【按语】本方为治疗热病后期、余热未清、气阴耗伤的常用方。方中竹叶、生石膏清泻胃火，人参（易沙参）、麦冬养胃生津，半夏和胃降逆，粳米，甘草调养胃气。可加竹茹、柿蒂以助降逆止呃之力。若腑气不通，痞满便秘者，可用小承气汤通腑泄热，亦可再加丁香、柿蒂，使腑气通，胃气降，呃逆自止。若胸膈烦热，大便秘结，可用凉膈散。

本方清凉质润，如内有痰湿或阳虚发热，均应忌用。

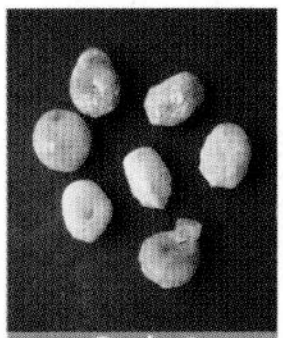
半夏

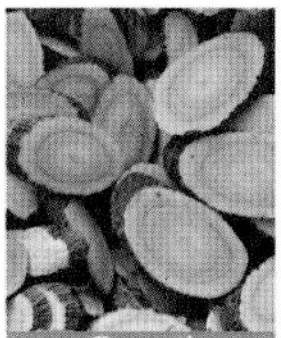
甘草

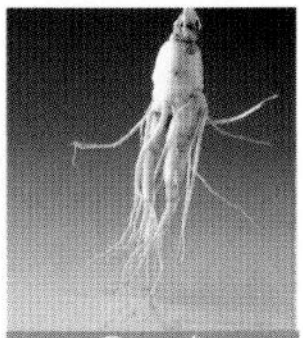
人参

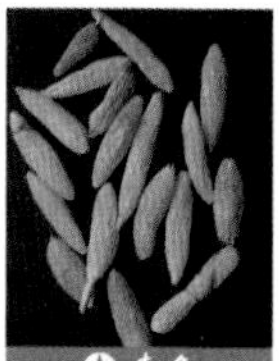
麦冬

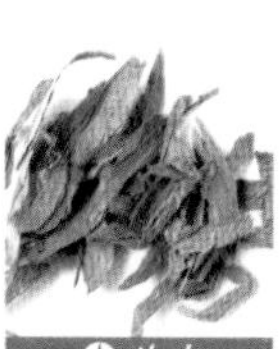
竹叶

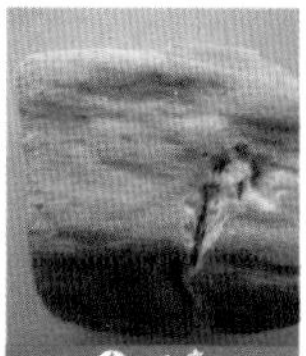
石膏

## 五磨饮子

——《医便》

【组成】沉香、槟榔、乌药、木香、枳壳各等份（6克）。

【用法】以白酒磨服。

【功用】行气降逆，宽胸散结。

【证候】气机郁滞。

呃逆连声，常因情志不畅而诱发或加重，胸胁满闷，脘腹胀满，纳减嗳气，肠鸣矢气，苔薄白，脉弦。

【按语】方中木香、乌药解郁顺气，枳壳、沉香、槟榔宽中行气。可加丁香、代赭石降逆止呃，川楝子、郁金疏肝解郁。若心烦口苦，气郁化热者，加栀子、黄连泄肝和胃；若气逆痰阻，昏眩恶心者，可用旋覆代赭汤降逆化痰；若痰涎壅盛，胸胁满闷，便秘，苔浊腻者，可用礞石滚痰丸泻火逐痰；若瘀血内结，胸胁刺痛：久呃不止者，可用血府逐瘀汤活血化瘀。

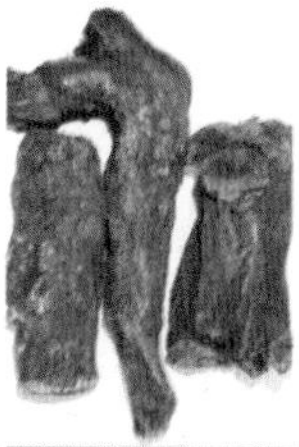
木香

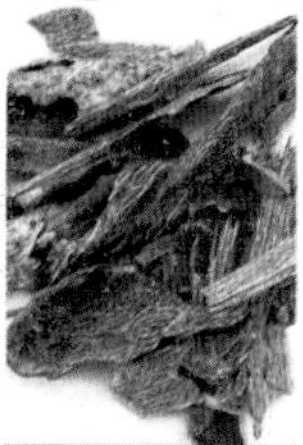
沉香

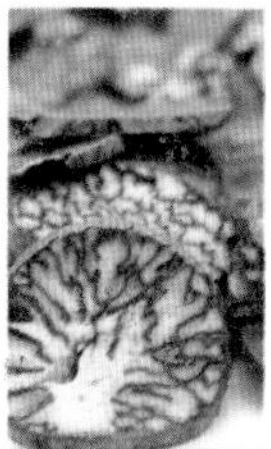
槟榔

## 益胃汤

——《温病条辨》

【组成】麦冬、细生地黄各15克，沙参9克，玉竹（炒香）4.5克，冰糖适量。

【用法】水煎，分2次服。

【功用】养阴益胃。

【证候】胃阴不足。

呃声短促而不得续，口干咽燥，烦躁不安，不思饮食，或食后饱胀，大便干结，舌质红，苔少而干，脉细数。

【按语】方中沙参、麦冬、玉竹、生地黄甘寒生津，滋养胃阴。可加炙枇杷叶、柿蒂、刀豆子以助降逆止呃之力。若神疲乏力，气阴两虚者，可加人参、白术、山药；若咽喉不利，胃火上炎者，可用麦门冬汤；若日久及肾，腰膝酸软，五心烦热，肝肾阴虚，相火挟冲气上逆者，可用大补阴丸加减。

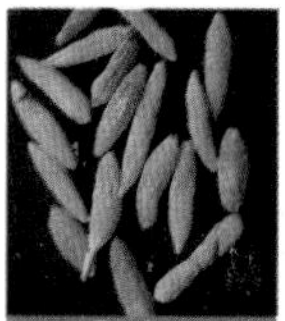
麦冬

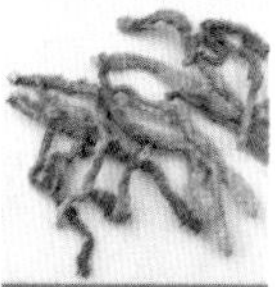
玉竹

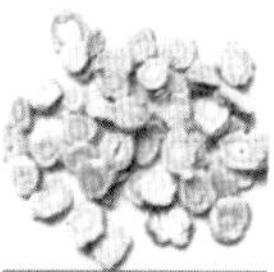
沙参

## 葛根黄芩黄连汤

——《伤寒论》

【组成】葛根15克，黄芩、黄连各9克，甘草（炙）6克。

【用法】水煎服。

【功用】解表清里。

【症候】湿热泄泻。

泄泻腹痛，泻下急迫，或泻而不爽，粪色黄褐，气味臭秽，肛门灼热，或身热口渴，小便短黄，苔黄腻，脉滑数或濡数。

【按语】该方是治疗湿热泄泻的常用方剂。方中葛根解肌清热，煨用能升清止泻，黄芩、黄连苦寒清热燥湿，甘草甘缓和中。若热偏重，可加金银花、马齿苋以增清热解毒之力；若湿偏重，症见胸脘满闷，口不渴，苔微黄厚腻者，可加薏苡仁、厚朴、茯苓、泽泻、车前仁以增清热利湿之力；夹食者可加神曲、山楂、麦芽；如有发热头痛，脉浮等风热表证，可加金银花、连翘、薄荷；如在夏暑期间，症见发热头重，烦渴自汗，小便短赤，脉濡数等，为暑湿侵袭，表里同病，可用新加香薷饮合六一散以解暑清热，利湿止泻。

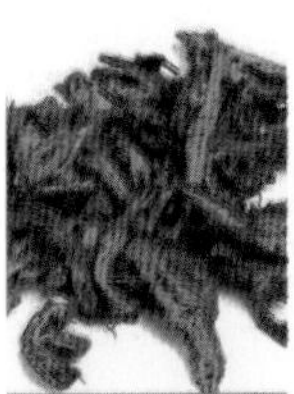
黄连

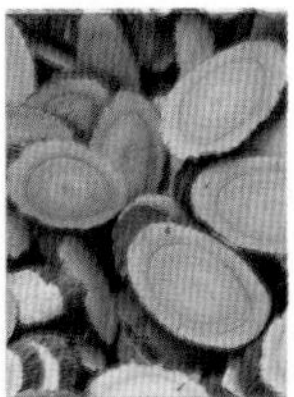
甘草

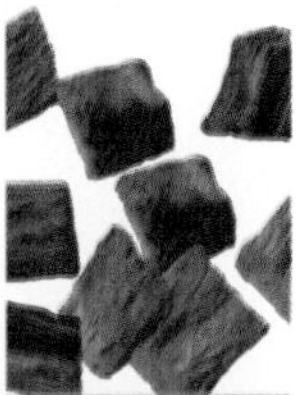
葛根

## 参苓白术散

——《太平惠民和剂局方》

【组成】人参、白术、茯苓、炒山药各15克，白扁豆12克，甘草、莲子肉、薏苡仁各9克，砂仁、桔梗各6克。

【用法】上药共为细末，每次服6克，大枣汤调下，小儿用量按岁数加减服之；或作汤剂，用量按原方比例酌定。

【功用】益气健脾，渗湿止泻。

【症候】脾虚泄泻。

因稍进油腻食物或饮食稍多，大便次数即明显增多而发生泄泻，伴有不消化食物，大便时泻时溏，迁延反复，饮食减少，食后脘闷不舒，面色萎黄，神疲倦怠，舌淡苔白，脉细弱。

【按语】方中人参、白术、茯苓、甘草健脾益气，砂仁、桔梗、扁豆、山药、莲子肉、薏苡仁理气健脾化湿。若脾阳虚衰，阴寒内盛，症见腹中冷痛，喜温喜按，手足不温，大便腥秽者，可用附子理中汤以温中散寒；若久泻不愈，中气下陷，症见短气肛坠，时时欲便，解时快利，甚则脱肛者，可用补中益气汤，减当归，并重用黄芪、党参以益气升清，健脾止泻。

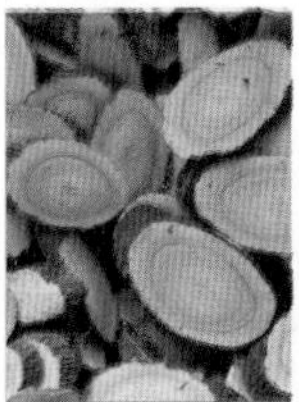
甘草

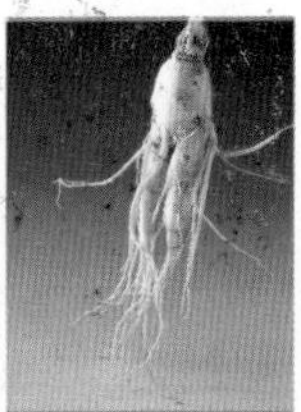
人参

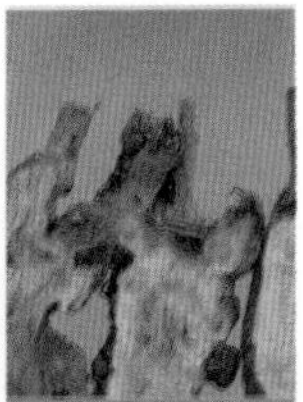
白术

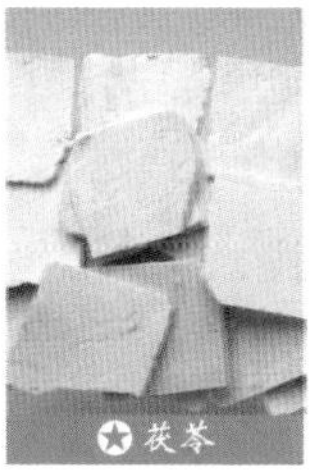
茯苓

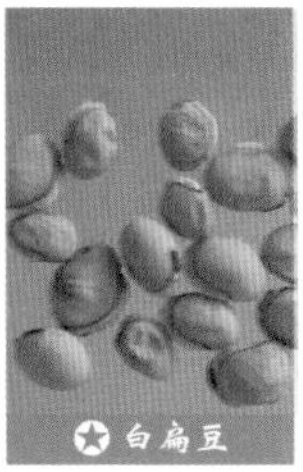
白扁豆

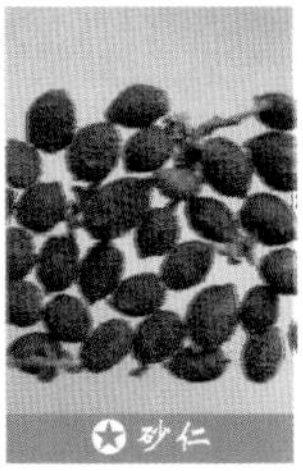
砂仁

## 四神丸

——《内科摘要》

【组成】补骨脂120克，肉豆蔻、五味子各60克，吴茱萸30克。

【用法】上药共为细末，以生姜120克，红枣五十枚同煮，取枣肉，和末为丸，每服6～9克，空腹或食前温开水送下；亦可作汤剂水煎服，用量按原方比例酌减。

【功用】温肾暖脾，涩肠止泻。

【症候】肾虚泄泻。

黎明之前脐腹作痛，肠鸣即泻，泻下完谷，泻后即安，小腹冷痛，形寒肢冷，腰膝酸软，舌淡苔白，脉细弱。

【按语】方中补骨脂温阳补肾，吴茱萸温中散寒，肉豆蔻、五味子收涩止泻。可加附子、炮姜，或合金匮肾气丸温补脾肾。若年老体弱，久泻不止，中气下陷，加黄芪、党参、白术益气升阳健脾，亦可合桃花汤固涩止泻。

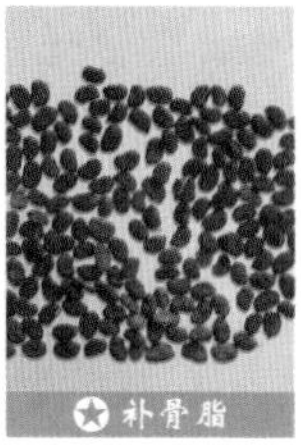
补骨脂

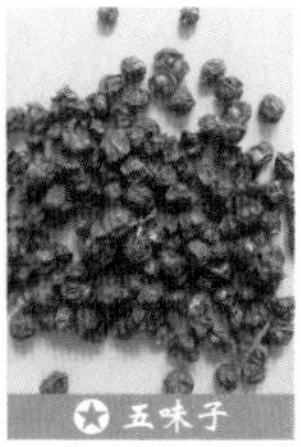
五味子

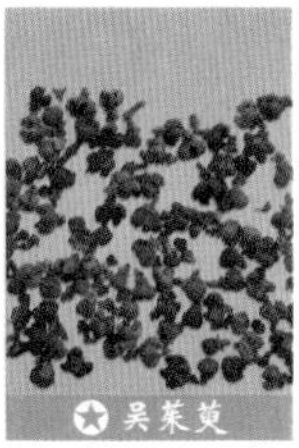
吴茱萸

## 芍药汤

——《素问病机气宜保命集》

【组成】芍药15～20克，黄芩、黄连、当归各9克，大黄6克，槟榔、木香、甘草各5克，肉桂4克。

【用法】水煎服。

【功用】清热燥湿，调气和血。

【症候】湿热痢。

腹痛阵阵，痛而拒按，便后腹痛暂缓，痢下赤白脓血，黏稠如胶冻，腥臭，肛门灼热，小便短赤，舌苔黄腻，脉滑数。

【按语】方中黄芩、黄连清热燥湿，解毒止痢；大黄、槟榔荡热去滞，通因通用；木香、槟榔调气行滞；当归、芍药、甘草行血和营，缓急止痛；肉桂辛温，反佐芩、连。大黄之苦寒，共成辛开苦降之势，以散邪气之结滞。痢疾初起，去肉桂，加金银花、穿心莲等加强清热解毒之力。有表证者，加荆芥、防风解表散邪，或用荆防败毒散，逆流挽舟。兼食滞者，加莱菔子、山楂、神曲消食导滞。痢下赤多白少，肛门灼热，口渴喜冷饮，证属热重于湿者，加白头翁、黄柏、秦皮直清里热。痢下白多赤少，舌苔白腻，证属湿重于热者，去黄芩、当归，加茯苓、苍术、厚朴、陈皮等运脾燥湿。痢下鲜红者，加地榆、牡丹皮、仙鹤草、侧柏叶等凉血止血。

湿热痢，也可用成药香连丸治疗。

黄连

槟榔

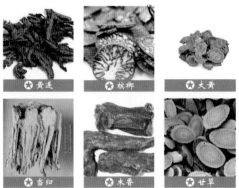
大黄

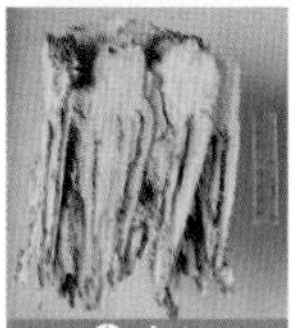
当归

木香

甘草

## 柴胡截疟饮

——《医宗金鉴》

【组成】柴胡、黄芩、人参、半夏、甘草、常山、桃仁、槟榔、乌梅。

【用法】加生姜、红枣同煎，煎后汤渣一并露宿一夜，次日加温，疟未发前 1 ～ 2 小时服之。

【功用】祛邪截疟，和解表里。

【症候】正疟。

先有呵欠乏力，继则寒栗鼓颔，寒罢则内外皆热，头痛面赤，口渴引饮，终则遍身汗出，热退身凉，舌红，苔薄白或黄腻，脉弦。间隔一日，又有相同的症状发作。故其症状特点为：寒战壮热，休作有时。

【按语】方中以小柴胡汤和解表里，导邪外出；常山、槟榔祛邪截疟；配合乌梅生津和胃，以减轻常山致吐的副作用。

口渴甚者，可加葛根、石斛生津止渴。胸脘痞闷、苔腻者，去滞气碍湿之参枣，加苍术、厚朴、青皮理气化湿。烦渴、苔黄、脉弦数，为热盛于里，去辛温补中之参、姜、枣，加石膏、花粉清热生津。

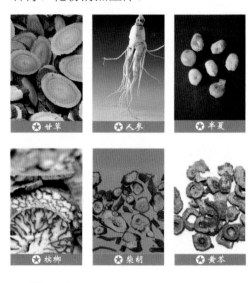

甘草

人参

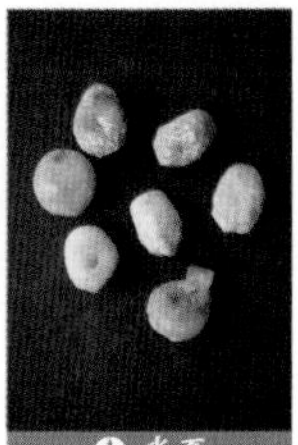
半夏

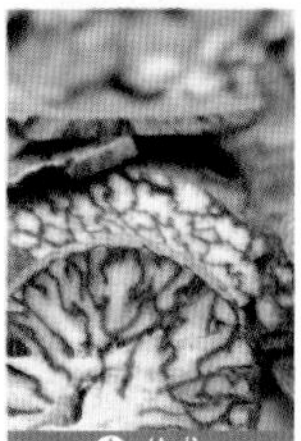
槟榔

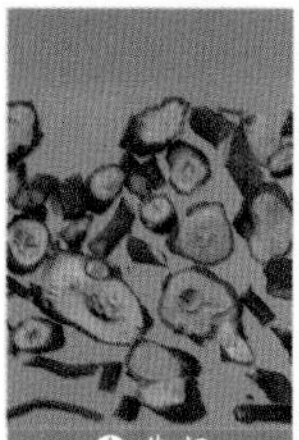
柴胡

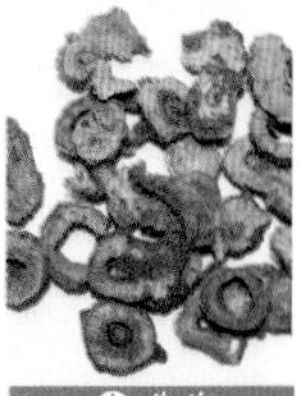
黄芩

## 麻子仁丸

——《伤寒论》

【组成】麻子仁 500 克，芍药、枳实（炙）各 250 克，大黄（去皮）500 克，厚朴（炙，去皮）250 克，杏仁（去皮尖，熬，别作脂）250 克。

【用法】上六味，蜜和丸，如梧桐子大，饮服十丸，日三服，渐加，以知为度。现代用法：上药为末，炼蜜为丸，每次 9 克，每日 1 ～ 2 次，温开水送服。亦可按原方用量比例酌减，改汤剂煎服。

【功用】润肠泄热，行气通便。

【证候】肠胃积热。

大便干结，腹胀腹痛，面红身热，口干口臭，心烦不安，小便短赤，舌红苔黄燥，脉滑数。

【按语】方中大黄、枳实、厚朴通腑泄热，火麻仁、杏仁、白蜜润肠通便，芍药养阴和营。此方泻而不峻，润而不腻，有通腑气而行津液之效。若津液已伤，可加生地黄、玄参、麦冬以养阴生津；若兼郁怒伤肝，易怒目赤者，加服更衣丸以清肝通便；若燥热不甚，或药后通而不爽者，可用青麟丸以通腑缓下，以免再秘。

本方虽为润肠缓下之剂，但含有攻下破滞之品，故年老体虚、津亏血少者不宜常服，孕妇慎用。

本型可用番泻叶 3 ～ 9 克开水泡服，代茶随意饮用。

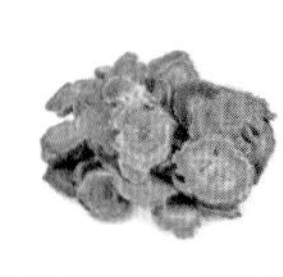
大黄

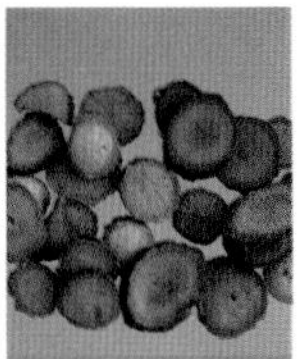
芍药

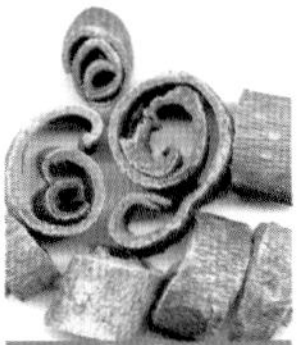
厚朴

## 润肠丸

——《脾胃论》

【组成】大黄（去皮）、当归（梢）、羌活各 6 克，桃仁（汤浸去皮尖）9 克，麻子仁（去皮取仁）15 克。

【用法】除麻仁另研如泥外，捣，罗为细末，炼蜜为丸，如梧桐子大，每服五十丸，空心用白汤送下。

【功用】润肠通便，活血祛风。

【证候】血虚。

大便干结，排出困难，面色无华，心悸气短，健忘，口唇色淡，脉细。

【按语】方中当归滋阴养血，麻子仁、桃仁润肠通便，大黄泻下。可加玄参、何首乌、枸杞子养血润肠。若兼气虚，可加白术、党参、黄芪益气生血，若血虚已复，大便仍干燥者，可用五仁丸润滑肠道。

【附方】五仁润肠丸（《全国中药成药处方集》）生地黄、广皮各 120 克，桃仁（去皮）、火麻仁、苁蓉（酒蒸）、熟大黄、当归各 30 克，柏子仁 15 克，郁李仁、松子仁各 9 克。以上除五仁外，共为细粉，再将五仁串合一处，炼蜜为丸，9 克重，蜡皮或蜡纸筒封固。每服一丸，开水送下。功用：养血滋阴，润肠通便。主治：阴虚血少，肠燥便秘。

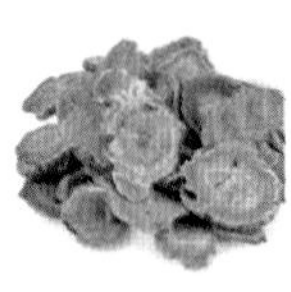
大黄

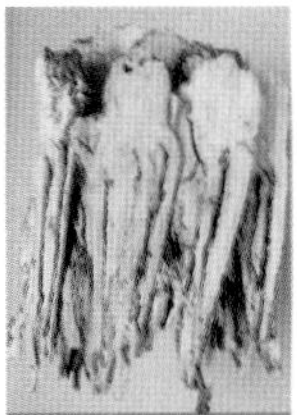
当归

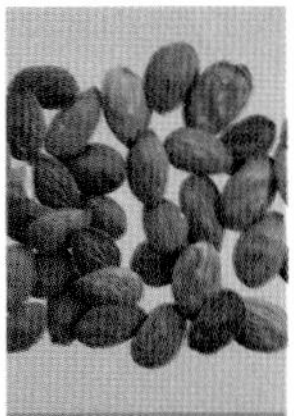
桃仁

# 第四章

# 手到肠胃安，简单又实用

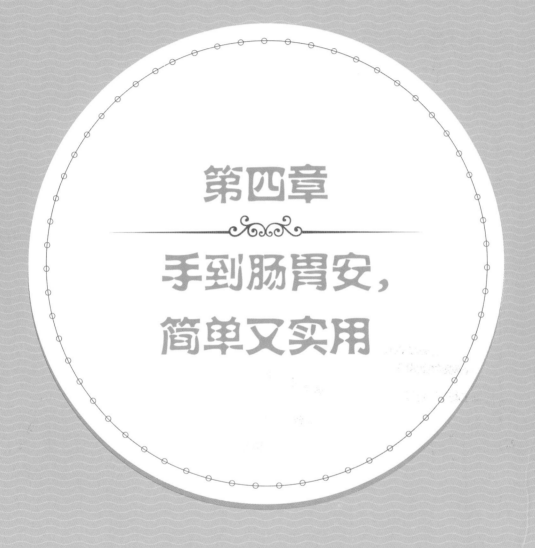

# 一、找准穴位的方法技巧

正确取穴对艾灸、拔罐、按摩、刮痧疗效的关系很大。因此，准确的选取俞穴，也就是俞穴的定位，一直为历代医家所重视。

## 骨度分寸法

骨度分寸法，始见于《灵枢·骨度》篇。是以骨节为主要标志测量周身各部的大小、长短，并依其比例折算尺寸作为定穴标准的方法。不论男女、老少、高矮、肥瘦都是一样。如腕横纹至肘横纹作 12 寸，也就是将这段距离划成 12 等分，取穴就以它作为折算的标准。常用的骨度分寸见下表（如表 4-1 所示）。

表 4-1　常用骨度分寸表

| 分部 | 起止点 | 常用骨度 | 度量法 | 说明 |
|---|---|---|---|---|
| 头部 | 前发际至后发际 | 12 寸 | 直寸 | 如前后发际不明，从眉心量至大椎穴作 18 寸，眉心至前发际 3 寸，大椎穴至后发际 3 寸 |
| | 耳后两完骨（乳突）之间 | 9 寸 | 横寸 | 用于量头部的横寸 |
| 胸腹部 | 天突至歧骨（胸剑联合） | 9 寸 | 直寸 | 胸部与肋部取穴直寸，一般根据肋骨计算，每一肋骨折作 1 寸 6 分（天突至璇玑可作 1 寸，璇玑至中庭，各穴间可作 1 寸 6 分计算） |
| | 歧骨至脐中 | 8 寸 | | |
| | 脐中至横骨上廉（耻骨联合上缘） | 5 寸 | | |
| | 两乳头之间 | 8 寸 | 横寸 | 胸腹部取穴的横寸，可根据两乳头之间的距离折量。女性可用左右缺盆穴之间的宽度来代替两乳头之间的横寸 |
| 背腰部 | 大椎以下至尾骶 | 21 椎 | 直寸 | 背部腧穴根据脊椎定穴。一般临床取穴，肩胛骨下角相当第 7（胸）椎，髂嵴相当第 16 椎（第 4 腰椎棘突） |
| | 两肩胛骨脊柱缘之间 | 6 寸 | 横寸 | |
| 上肢部 | 腋前纹头（腋前皱襞）至肘横纹 | 9 寸 | 直寸 | 用于手三阴、手三阳经的骨度分寸 |
| | 肘横纹至腕横纹 | 12 寸 | | |
| 侧胸部 | 腋以下至季胁 | 12 寸 | 直寸 | “季胁”指第 11 肋端下方 |
| 侧腹部 | 季胁以下至髀枢 | 9 寸 | 直寸 | “髀枢”指股骨大转子高点 |
| 下肢部 | 横骨上廉至内辅骨上廉（股骨内髁上缘） | 18 寸 | 直寸 | 用于足三阴经的骨度分寸 |
| | 内辅骨下廉（胫骨内髁下缘）至内踝高点 | 13 寸 | | |
| | 髀枢至膝中 | 19 寸 | 直寸 | 用于足三阳经的骨度分寸；前面相当犊鼻穴，后面相当委中穴；臀横纹至膝中，作 14 寸折量 |
| | 臀横纹至膝中 | 14 寸 | | |
| | 膝中至外踝高点 | 16 寸 | | |
| | 外踝高点至足底 | 3 寸 | | |

## 手指比量法

以患者手指为标准来定取穴位的方法。由于生长相关律的缘故，人类机体的各个局部间是相互关联的。由于选取的手指不同，节段亦不同，手指比量法可分作以下几种。

拇指同身寸法：是以患者拇指指关节的横度作为 1 寸，亦适用于四肢部的直寸取穴。

中指同身寸法：是以患者的中指中节屈曲时内侧两端纹头之间作为 1 寸，可用于四肢部取穴的直寸和背部取穴的横寸。

横指同身寸法：亦名“一夫法”，是令患者将食指、中指、无名指和小指并拢，以中指中节横纹处为准，四指横量作为 3 寸。

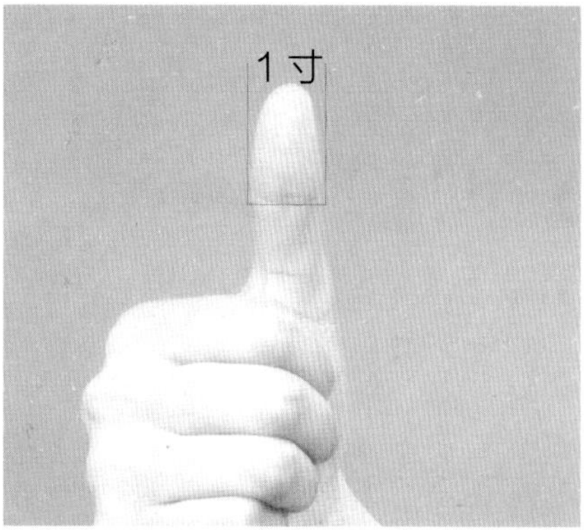


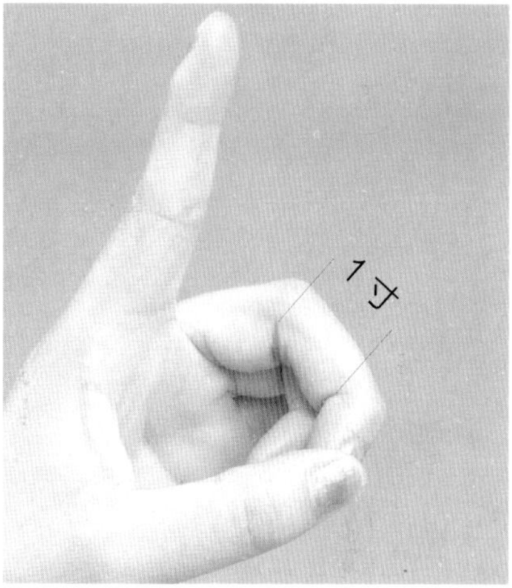


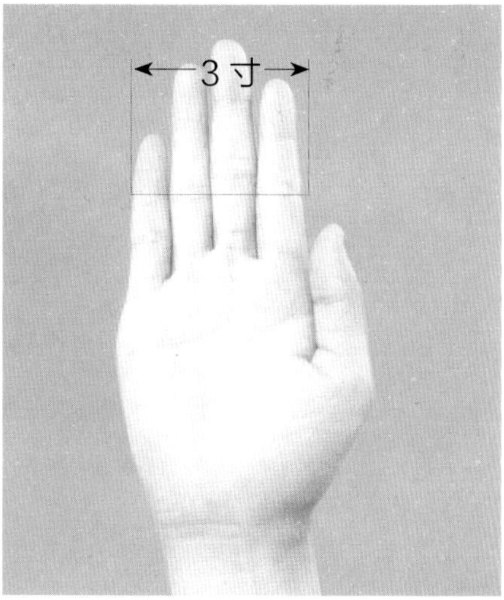


## 自然标志取穴法

根据人体表面所具特征的部位作为标志，而定取穴位的方法称为自然标志定位法。人体的自然标志有两种：

固定标志法：即是以人体表面固定不移，又有明显特征的部位作为取穴标志的方法。如人的五官、爪甲、乳头、肚脐等作为取穴的标志。

活动标志法：是依据人体某局部活动后出现的隆起、凹陷、孔隙、皱纹等作为取穴标志的方法。如曲池屈肘取之。

# 二、调理肠胃病特效穴

## 中脘穴

### 善治腑病胃为先

中脘穴属奇经八脉之任脉，八会穴之腑会，为胃之募穴。常刺激中脘穴，胃部蠕动会加快，吞噬细胞吞噬病原微生物的能力也会增强，还可治疗消化系统疾病，如腹胀、腹泻、腹痛、腹鸣、吞酸、呕吐、便秘、黄疸等。

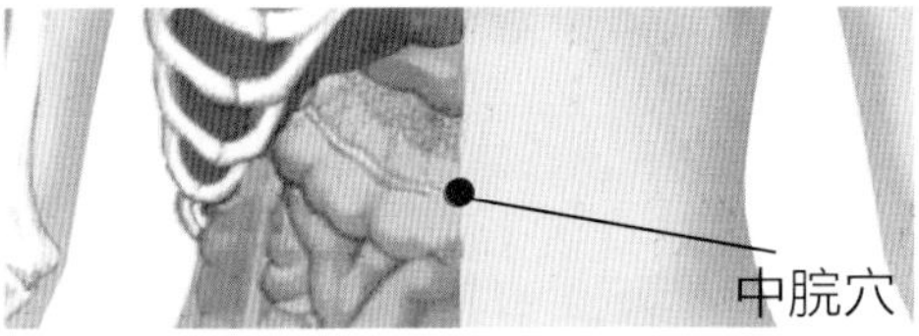


**【定位】**

该穴位于上腹部，前正中线上，当脐中上 4 寸。取穴时，可采用仰卧位，脐中与胸剑联合部（心窝上边）的中点为取穴部位。

**【主治】**

胃痛、腹痛、腹胀、呕逆、反胃、食不化；肠鸣、泄泻、便秘、便血、胁下坚痛；喘息不止、失眠、脏躁、癫痫、尸厥；胃炎、胃溃疡、胃扩张；子宫脱垂、荨麻疹、食物中毒。

**【功效】**

和胃健脾、降逆利水。

**【日常保健】**

» 按摩：

用中指指腹按压中脘穴约 30 秒，然后按顺时针方向按揉约 2 分钟，以局部出现酸、麻、胀感觉为佳。长期坚持，可改善疳积、便秘等症。

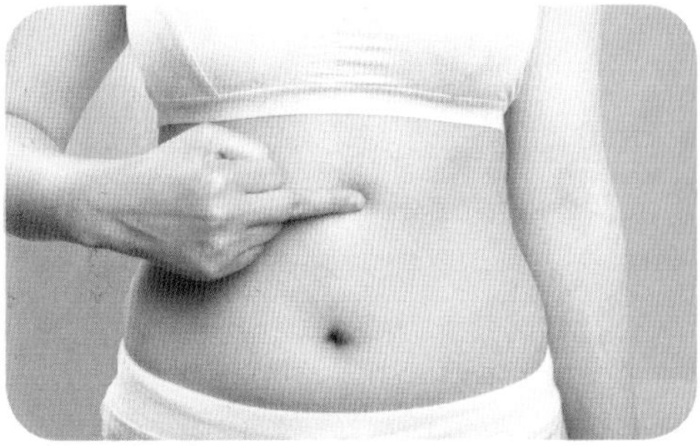

» 艾灸：

用艾条温和灸中脘穴 5 ～ 10 分钟，每天 1 次。常灸中脘穴可以帮助调整食欲，使食欲趋于平衡的关系。

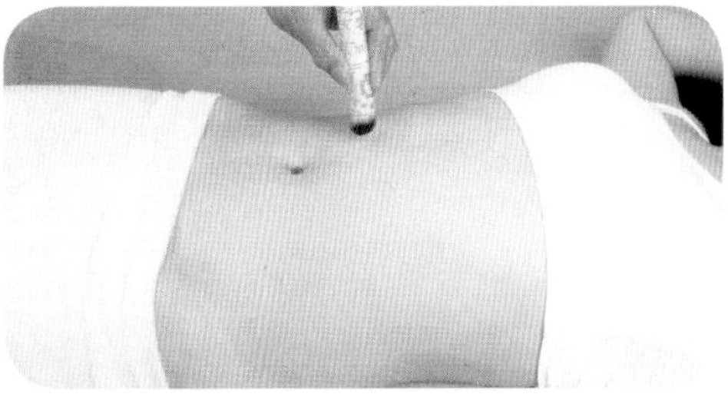

**【配伍】**

» 中脘+肝俞+太冲

肝俞疏肝利胆；太冲燥湿生风。三穴配伍，可通调脾胃，舒肝利胆，治疗胃溃疡、胃痛、消化不良等症。

# 足三里穴

## 常按足三里，胃病会远离

足三里为足阳明胃经之合穴，是五俞穴之一，“合治内腑”凡六腑之病皆可用之，是一个强壮身心的大穴。传统中医认为，刺激足三里穴有调节机体免疫力、增强抗病能力，保健肾脏和脾胃，对改善脾胃虚弱、消化不良有较好的效果。

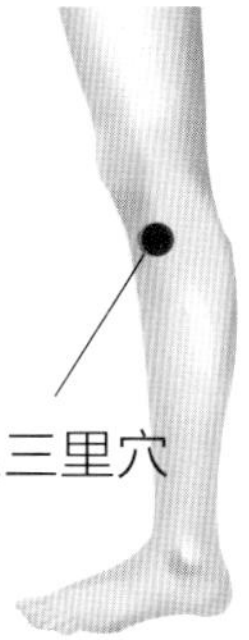


### 【定位】

该穴位于外膝眼下 3 寸，距胫骨前嵴 1 横指，当胫骨前肌上。

### 【主治】

急慢性胃肠炎、十二指肠溃疡、胃下垂、痢疾、阑尾炎、肠梗阻、肝炎、高血压、高脂血症、冠心病、心绞痛、风湿热、支气管炎、支气管哮喘、肾炎、肾绞痛、膀胱炎、阳痿、遗精、功能性子宫出血、盆腔炎、休克、失眠等。

### 【功效】

调理脾胃、补中益气、通经活络、疏风化湿、扶正祛邪。

### 【日常保健】

» 按摩：

每天用大拇指或中指按压足三里穴一次，每次每穴按压 1 ～ 3 分钟，每分钟按压 15 ～ 20 次，长期坚持，治疗慢性胃肠病、调理胃脏的功能。

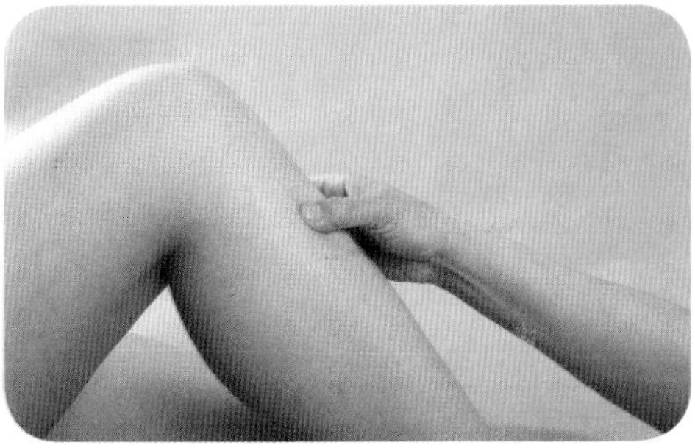

» 艾灸：

每周用艾条艾灸足三里穴 1 ～ 2 次，每次灸 15 ～ 20 分钟，艾灸时应让艾条的温度稍高一点，使局部皮肤发红，艾条缓慢沿足三里穴上下移动，以不烧伤局部皮肤为度。坚持 2 ～ 3 个月，能增强体力，解除疲劳，强壮神经，可治疗脾虚。

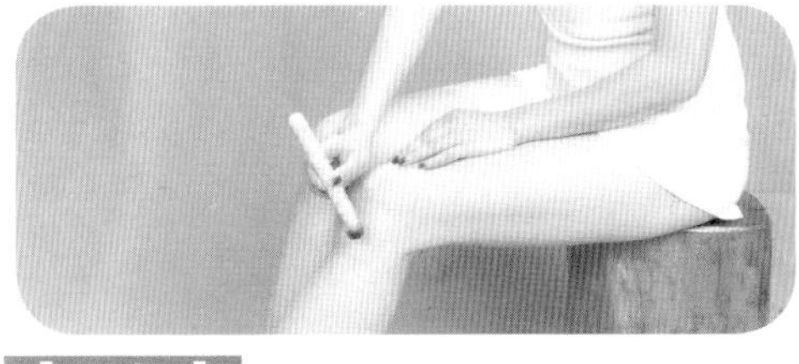

### 【配伍】

» 足三里+曲池+丰隆

曲池清热解表；丰隆沉降胃浊。三穴配伍，有健脾化痰的作用，可治疗消化不良，呕吐等症。

# 天枢穴

## 腹泻便秘双向调

天枢是大肠之募穴，是阳明脉气所发，主疏调肠腑、理气行滞、消食，是腹部要穴。大量实验和临床验证，刺激天枢穴对于改善肠腑功能，消除或减轻肠道功能失常，不仅能治疗便秘，还可止腹泻。

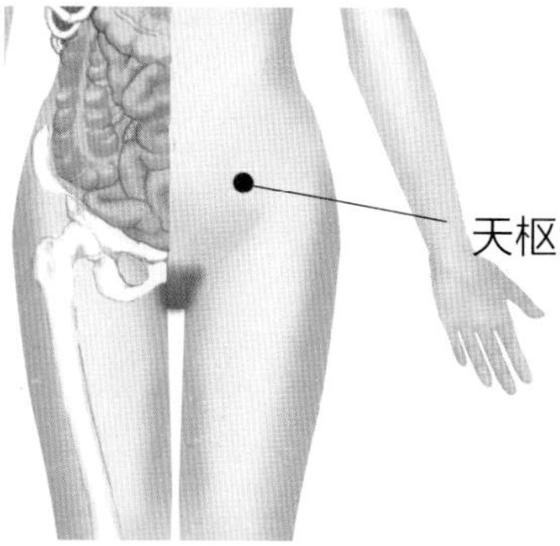


### 【定位】

位于腹中部，平脐中，距脐中2寸。取穴时，可采用仰卧的姿势，肚脐向左右3指宽处。

### 【主治】

腹痛、腹胀、便秘、腹泻、痢疾等胃肠病；月经不调、痛经等妇科疾患。

### 【功效】

疏调肠腑、理气行滞、消食。

### 【日常保健】

» 按摩：

用双手拇指指腹按揉天枢穴1～3分钟，每天坚持，能够改善便秘、消化不良等症状。

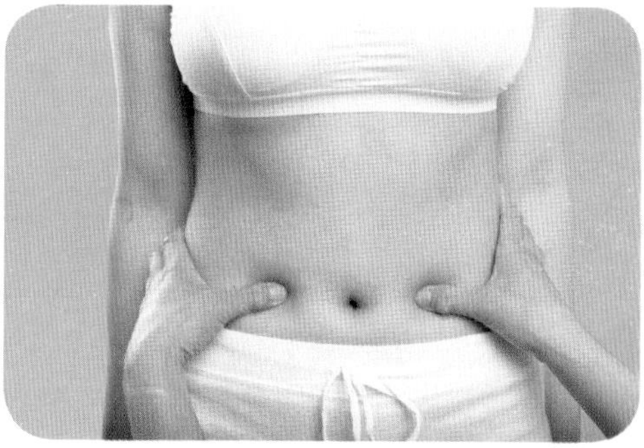

» 艾灸：

施灸时，手执艾条以点燃的一端对准施灸部位，距离皮肤1.5～3厘米施灸，以感到施灸处温热、舒适为度。每日灸1～2次，每次灸30分钟左右，灸至皮肤产生红晕为止。可治疗饮食不当造成的腹痛、腹胀等病症。

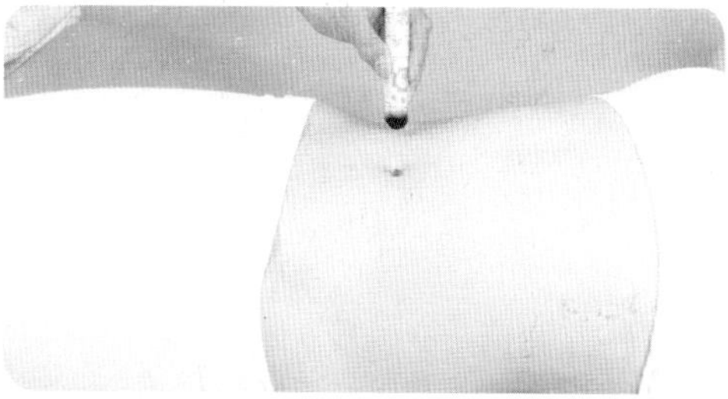

### 【配伍】

» 天枢+大肠俞+足三里

大肠俞调和肠胃；足三里生发胃气、燥化脾湿。三穴配伍，有调理肠胃的作用，主治因饮食不当引起的肠炎。

# 脾俞穴

## 健脾和胃又利湿

脾俞属足太阳膀胱经，为脾之背俞穴，内应脾脏，为脾经经气转输之处，善利脾脏水湿。刺激该穴可增强脾脏的运化功能，促进消化吸收，减少血液中的血糖，主治脾的病症，尤其是因消化功能减弱而致的身体虚弱。

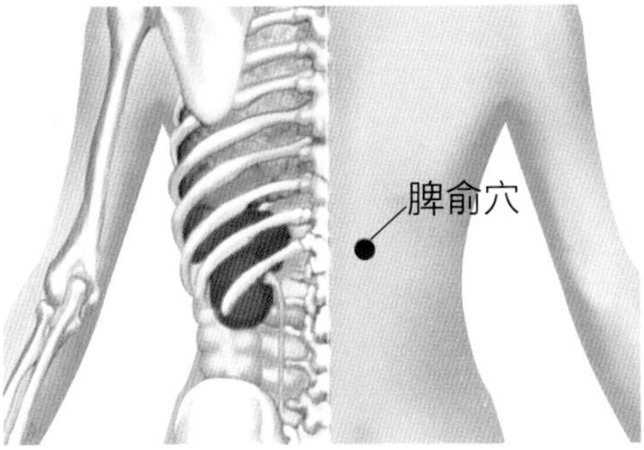


### 【定位】

位于背部，当第 11 胸椎棘突下，旁开 1.5 寸。与肚脐中相对应处即为第 2 腰椎，由第 2 腰椎往上摸 3 个椎体，即为第 11 胸椎，其棘突下缘旁开约 2 横指（食、中指）处为取穴部位。

### 【主治】

现代常用于治疗胃溃疡、胃炎、胃痉挛、神经性呕吐、肠炎等。

### 【功效】

健脾和胃、利湿升清。

### 【日常保健】

» 按摩：

用双手拇指指腹按揉脾俞穴 100 ～ 200 次，力度适中，每天坚持，能够治疗饮食不当造成的腹胀、呕吐、泄泻等病症。

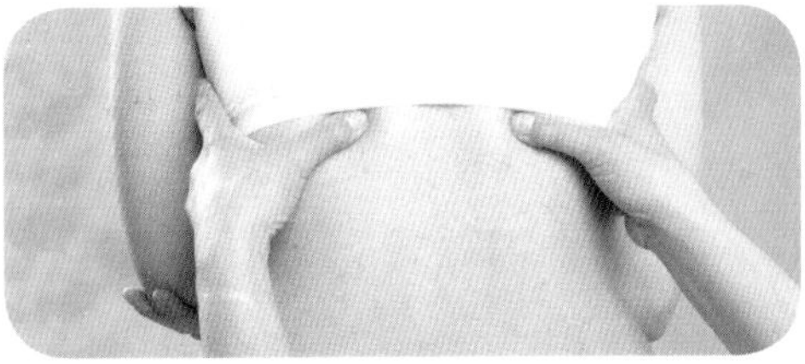

» 艾灸：

手执艾条以点燃的一端对准施灸部位，距离皮肤 1.5 ～ 3 厘米施灸，以感到施灸处温热、舒适为度。每日灸 1 ～ 2 次，每次灸 10 分钟左右，灸至皮肤产生红晕为止。可增强肌体对营养的吸收能力，使新陈代谢的机能旺盛，促进血液循环的加快和造血机能的提高。同时对腹胀、便血、呕吐、水肿等有效。

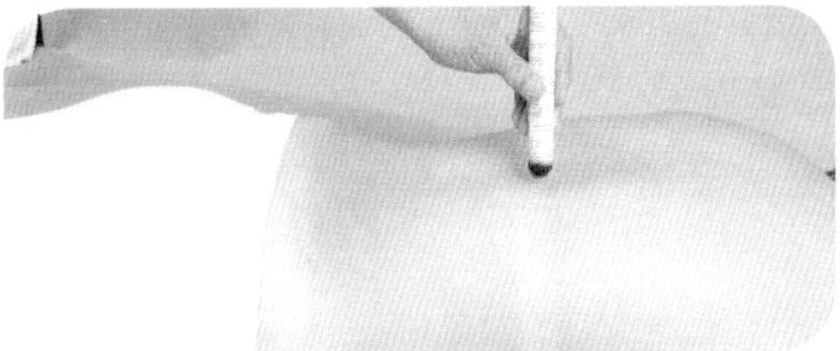

### 【配伍】

» 脾俞+章门

章门理气散结、清利湿热。两穴配伍，有健脾和胃的功效，主治因暴饮暴食引起的胃痛、腹胀。

# 胃俞穴

## 肠胃疾患找胃俞

胃俞穴是足太阳膀胱经的常用俞穴之一，为胃之背俞穴，内应胃腑，它是胃气的保健穴，可增强人体后天之本。饮食五谷无不入于胃，胃是人体重要的消化器官，承担着很大的工作量。刺激胃俞穴可增强胃的功能，防治因饮食不当造成的肠胃疾患。

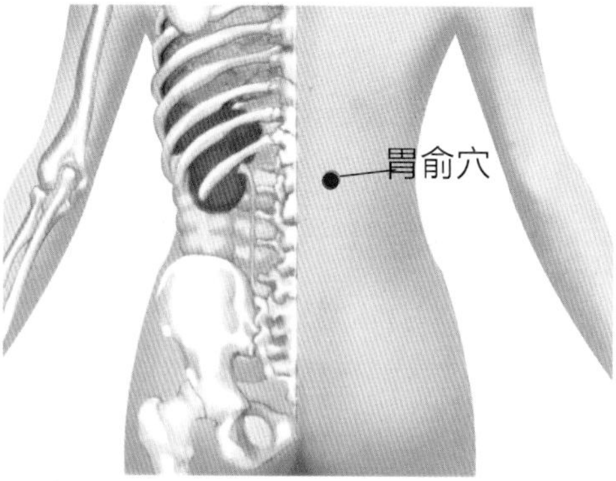


### 【定位】

位于背部，当第12胸椎棘突下，旁开1.5寸。取穴时，可采用俯卧的取穴姿势，当第12胸椎棘突下，左右旁开2指宽处即是。

### 【主治】

主治消化系统疾病，如胃溃疡、胃炎、胃痉挛、呕吐、恶心等。

### 【功效】

和胃健脾、理中降逆。

### 【日常保健】

» 按摩：

用两手拇指按压此穴，再以画圈的方法揉按此穴。按摩此穴可增强胃的功能，从而更好地保证食物消化吸收的顺利完成。

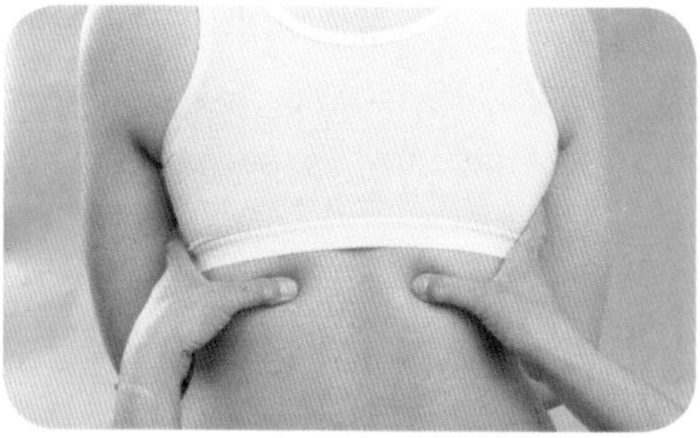

» 艾灸：

施灸时，被施灸者俯卧，施灸者手执艾条以点燃的一端对准施灸部位，距离皮肤1.5～3厘米处施灸。每日灸1～2次，每次灸10～20分钟。可治疗胃部疾病。

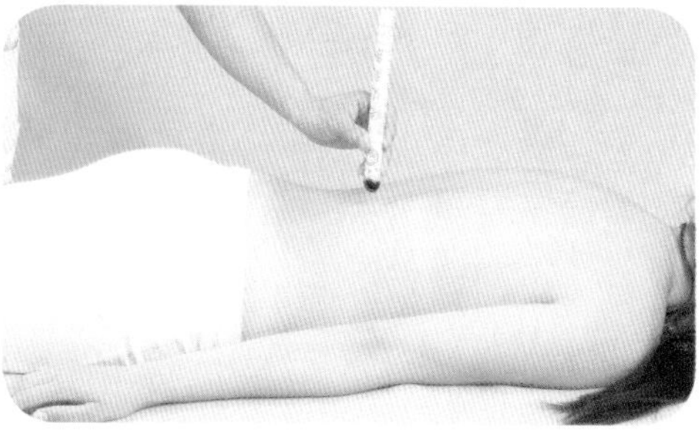

### 【配伍】

» 胃俞+中脘

中脘和胃健脾、降逆利水。两穴配伍，有调理肠胃的作用，主治胃痛、呕吐。

# 大肠俞穴

## 腹痛不愁，大肠俞解忧

大肠，大肠腑也；俞，输也。大肠俞穴属足太阳膀胱经，大肠之背俞穴，名意指大肠腑中的水湿之气由此外输膀胱经，具有疏调肠腑，理气化滞的功效，主治腹胀、腹泻、便秘，现代常用于治疗肠炎、痢疾、痔疮、阑尾炎、坐骨神经痛等。

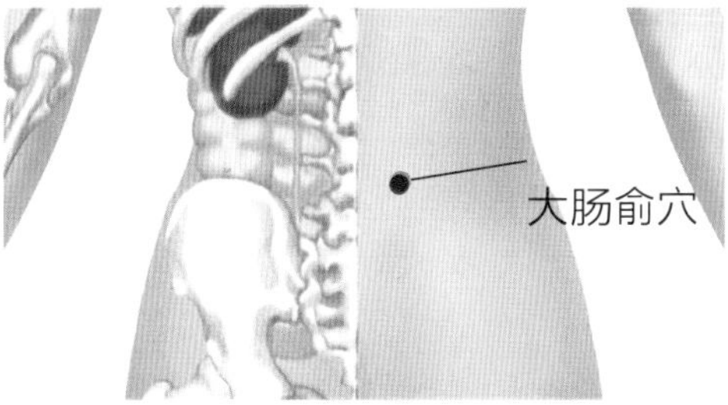


### 【定位】

位于腰部，当第4腰椎棘突下，旁开1.5寸。两侧髂前上棘之连线与脊柱之交点即为第4腰椎棘突下，其旁开约2横指（食、中指）处为取穴部位。

### 【主治】

腰痛、骶髂关节炎、骶棘肌痉挛、肠炎、痢疾、便秘、小儿消化不良、阑尾炎、肠出血、坐骨神经痛、遗尿、肾炎、淋病。

### 【功效】

理气降逆、调和肠胃。

### 【日常保健】

» 按摩：

用食指中指指腹按揉大肠俞穴约2分钟，以局部出现酸、麻、胀感觉为佳。每天坚持，能够治疗饮食不当造成的腹痛、肠鸣、泄泻、便秘等病症。

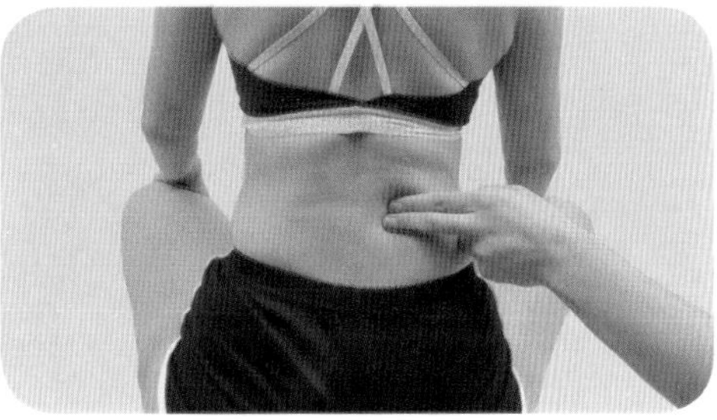

» 艾灸：

手执艾条以点燃的一端对准施灸部位，距离皮肤1.5～3厘米施灸，以感到施灸处温热、舒适为度。每日灸1次，每次灸10分钟左右，灸至皮肤产生红晕为止。可治疗腰痛、便秘等病症。

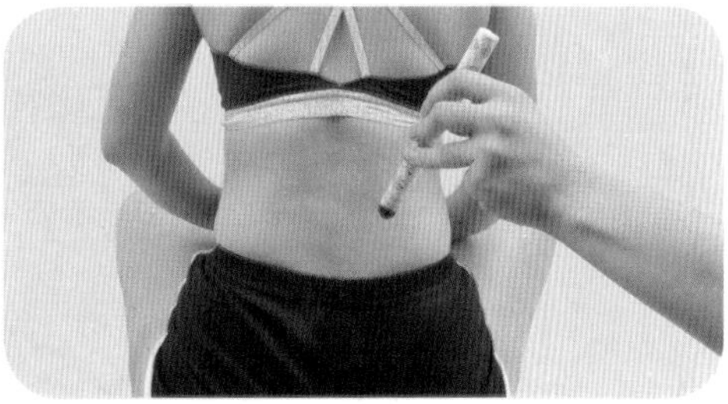

### 【配伍】

» 大肠俞+天枢

天枢调理胃肠、消炎止泻。两穴配伍，有调和肠胃的功效，主治暴饮暴食引起的胃肠积滞、肠鸣、腹泻。

# 上脘穴

## 增加你的胃动力

上脘穴隶属任脉，主要用于脾胃及神志疾患，能促进肠道蠕动。经常刺激此穴位，是对食道的最佳保护，避免饮食过快，造成食物淤积于胃部，产生消化不良，现代常用于治疗胃炎、胃痉挛、胃溃疡，胃下垂等。

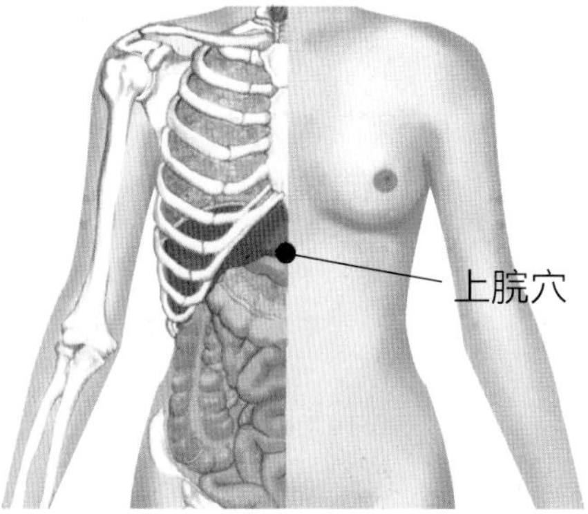


**【定位】**

上腹部，前正中线上，脐上 5 寸处。

**【主治】**

胃痛、呃逆、反胃、呕吐、癫狂、咳嗽痰多、黄疸。现代常用于治疗胃炎、胃痉挛、胃溃疡、胃下垂等。

**【功效】**

和中降逆、利膈化痰。

**【日常保健】**

» 按摩：

用拇指按揉上脘穴 2 ～ 3 分钟，力度适中，每天坚持，可改善消化不良、水肿、虚胖等病症。

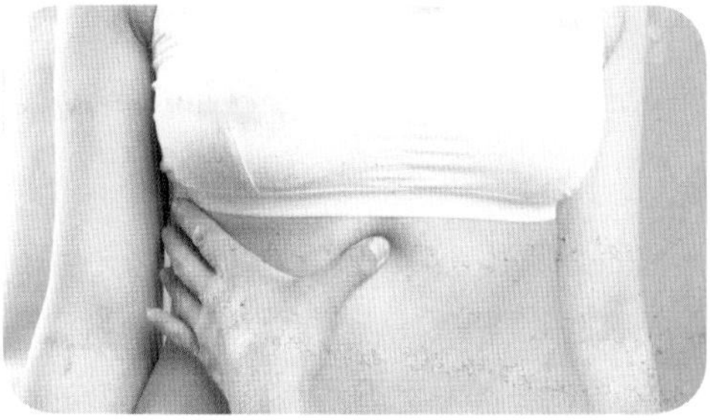

» 刮痧：

以面刮法刮拭腹部上脘穴，稍出痧即可，隔天 1 次，可治疗饮食不当引起的胃痛、呕吐、腹泻、腹胀等症状。

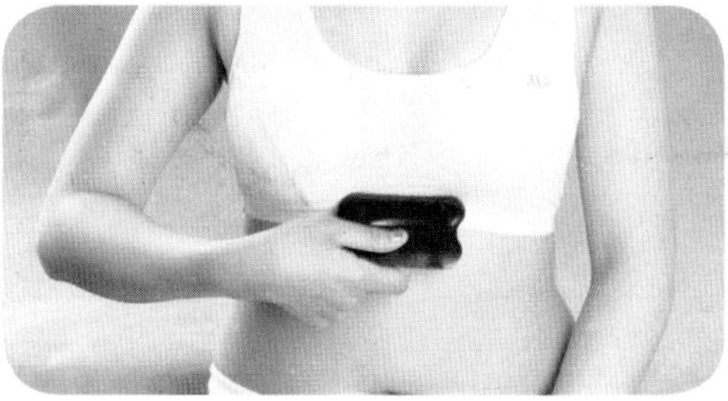

**【配伍】**

» 上脘+丰隆

丰隆健脾化湿。两穴配伍，有和胃降逆的作用，主治饮食欠佳。

» 上脘+天枢+中脘

天枢调理肠胃、消炎止泻；中脘健脾化湿。三穴配伍，有健脾和胃的作用，主治腹胀、肠鸣、泄泻。

# 建里穴

## 健脾和胃疗效佳

建里穴为任脉上的重要穴位之一。脾胃是人体后天之本，是滋养五脏六腑的大粮仓。脾胃病要三分治七分养，建里穴正置胃腑，经常刺激该穴可以夯实身体“根基”，对饮食不当造成的不适症状也有很好的疗效。

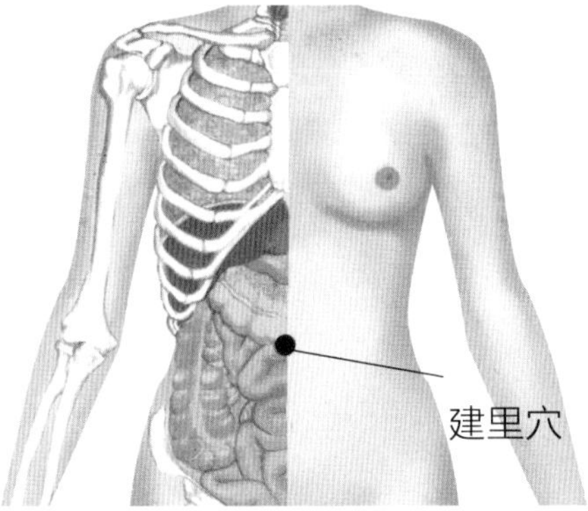


### 【定位】

在上腹部，前正中线上，当脐中上 3 寸。

### 【主治】

胃脘疼痛、腹胀、呕吐、食欲不振、肠中切痛、水肿。

### 【功效】

和胃健脾、消积化滞。

### 【日常保健】

» 按摩：

用拇指沿着建里穴的位置旋转按摩，每次按摩 100 下，能够很好地促进食欲，增进身体的健康。

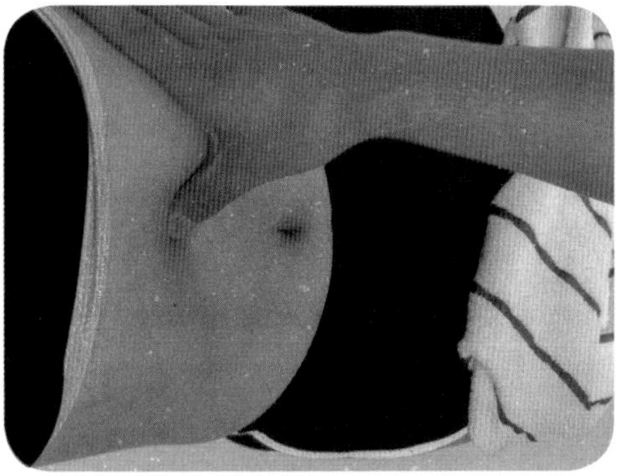

» 刮痧：

以面刮法刮拭腹部建里穴，稍出痧即可，隔天 1 次，可治疗的胃痛、胃下垂、腹胀等病症。

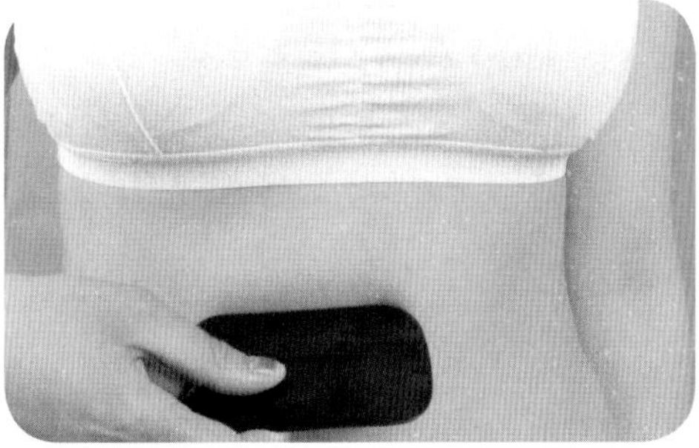

### 【配伍】

» 建里+内关

内关宁心安神、理气止痛。两穴配伍，有通降腑气、理气安神的作用，主治胸闷、呃逆。

# 下脘穴

## 化食导滞治腹胀

下脘穴为任脉上的俞穴，是足太阴脾经、任脉之会穴，掌管食物由被初次咀嚼到真正消化的中转过程。本穴有健脾利湿，促进小肠吸收，散去肠腑瘀滞之效。长期刺激下脘穴对肠胃功能有调整作用，使肠功能障碍患者恢复正常。按摩、艾灸此穴可促进胃、十二指肠溃疡的愈合。

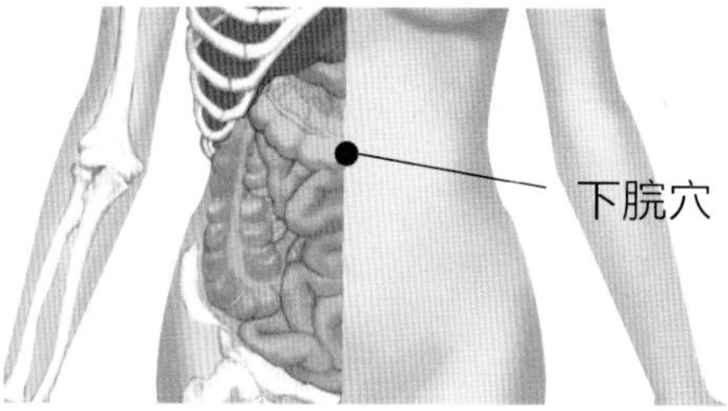


【定位】

位于上腹部，前正中线上，当脐中上2寸。

【主治】

脘痛、腹胀、呕吐、呃逆、食谷不化、肠鸣、泄泻、痞块、虚肿。

【功效】

健脾和胃、降逆止呕。

【日常保健】

» 按摩：

用拇指指腹按压下脘穴约30秒，然后按顺时针方向按揉约2分钟，以局部出现酸、麻、胀感觉为佳。只要每天刺激按揉下脘穴，就可以让食物彻底消化，促进胃、十二指肠溃疡的愈合。

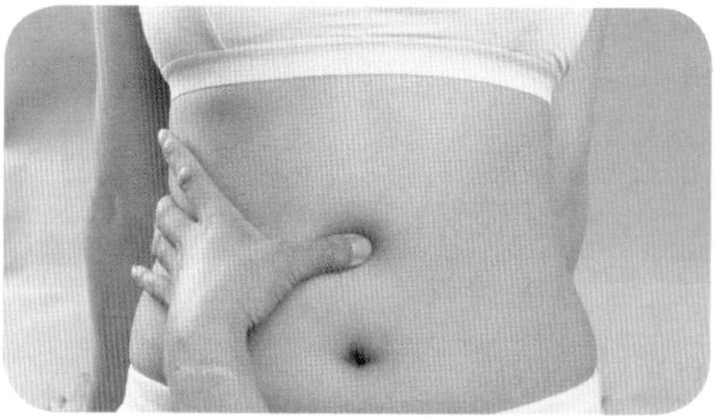

» 艾灸：

用艾条温和灸下脘穴5～10分钟，每天1次。常灸下脘穴可以帮助调整食欲，使食欲趋于平衡的关系。

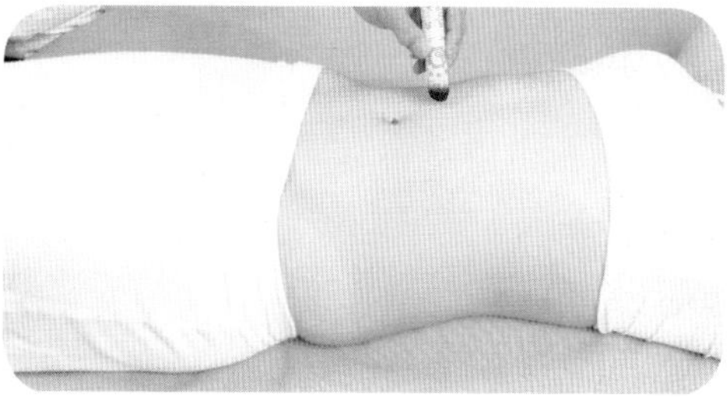

【配伍】

» 下脘+中脘+内关

中脘和胃健脾、降逆利水；内关宁心安神、理气止痛。三穴配伍，有温中和胃的功效，主治饮食不当造成的水肿。

# 合谷穴

## 镇静止痛，一身轻松

合，汇也，聚也；谷，两山之间的空隙也。合谷名意指大肠经气血会聚于此并形成强盛的水湿风气场。合谷穴为大肠经原穴，为大肠经元气所输注之处，故可调节肠胃功能，具有和胃降气、调中止痛、通腑泄热之功，可治疗各种胃肠道疾患。痔疮发作，便血时，可以按摩或揉搓合谷穴。

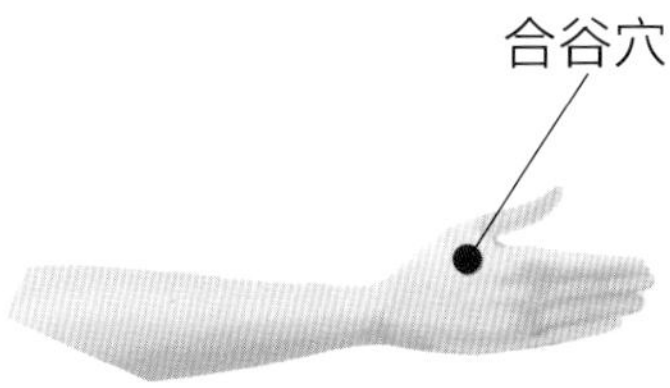


### 【定位】

在手背，第1、2掌骨间，当第2掌骨桡侧的中点处。

### 【主治】

头痛、高血压病、目赤肿痛、鼻衄、齿痛、牙关紧闭、口眼歪斜、耳聋、痄腮、咽喉肿痛，热病无汗、多汗、腹痛、便秘、经闭、滞产。

### 【功效】

镇静止痛、通经活经、清热解表。

### 【日常保健】

» 按摩：

常用拇指指腹垂直按压此穴，每次1～3分钟，每天坚持，不仅有健脾胃的作用，治疗急性腹痛，还对头痛、神经衰弱等症都有很好的调理保健功能。

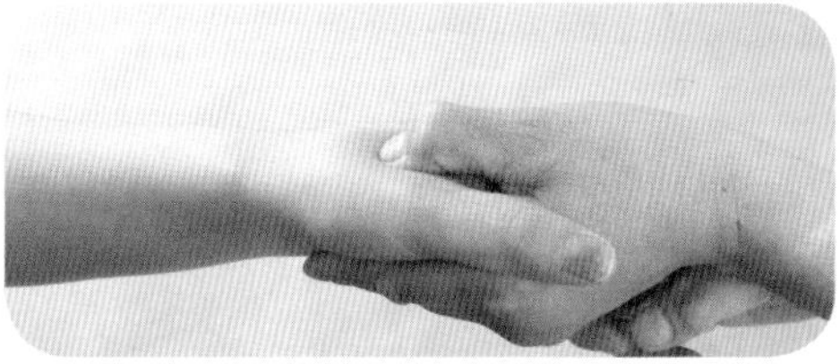

» 艾灸：

宜采用温和灸。将点燃的艾条对准施灸部位，距离皮肤1.5～3厘米，以感到施灸处温热、舒适为度。每日灸1次，每次灸5～10分钟，灸至皮肤产生红晕为止。可有效缓解头晕、胃痛等病症。

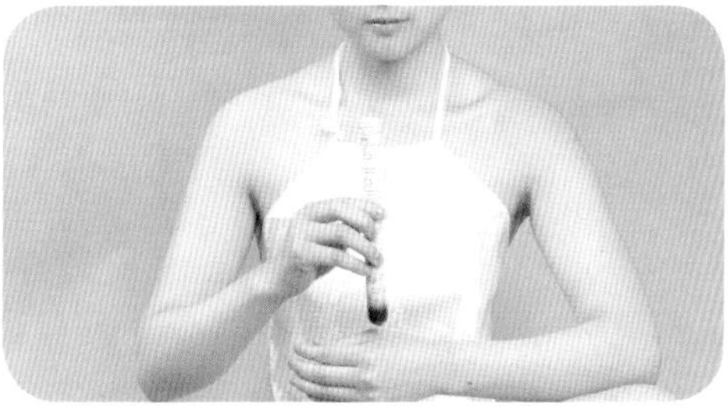

### 【配伍】

» 合谷+三阴交+太冲

三阴交健脾和胃，调补肝肾；太冲燥湿生风。三穴配伍，有镇静安神、平肝息风的作用，主治癫狂、头痛、眩晕，高血压。

# 上巨虚穴

## 肠胃健康不生病

上巨虚穴属足阳明胃经，大肠之下合穴。中医有“和治内腑”之说，故本穴可以调和肠胃。此穴近可治下肢痿痹、膝痛，远可治肠胃病症，如泄泻、痢疾、腹鸣、腹胀、便秘等。

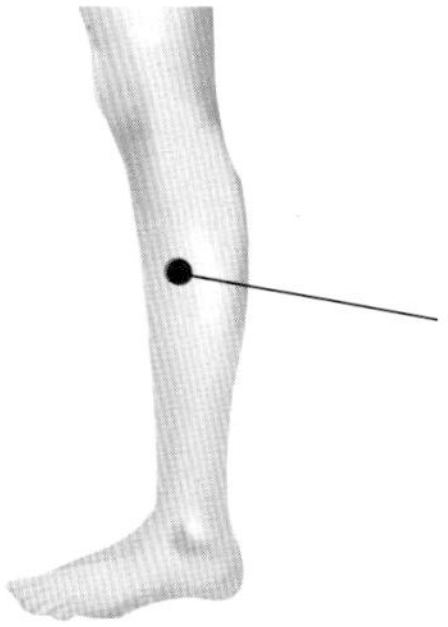


### 【定位】

位于小腿前外侧，当犊鼻下6寸，距胫骨前缘一横指（中指）（当犊鼻穴向下，直量两次4横指处，当胫、腓骨之间为取穴部位。

### 【主治】

现代常用于治疗急性细菌性痢疾、急性肠炎、单纯性阑尾炎等。

### 【功效】

调和肠胃、通经活络。

### 【日常保健】

» 按摩：

用拇指指腹按揉上巨虚穴约2分钟，以局部出现酸、麻、胀感觉为佳。每天坚持，能够治疗便秘、膝胫酸痛等。

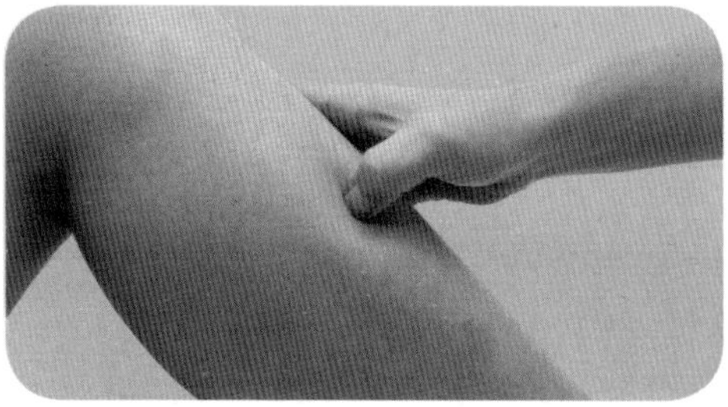

» 艾灸：

手执艾条以点燃的一端对准施灸部位，距离皮肤1.5～3厘米施灸，以感到施灸处温热、舒适为度。每日灸1次，每次灸10分钟左右，灸至皮肤产生红晕为止。可治疗阑尾炎、胃肠炎、下肢痿痹等病症。

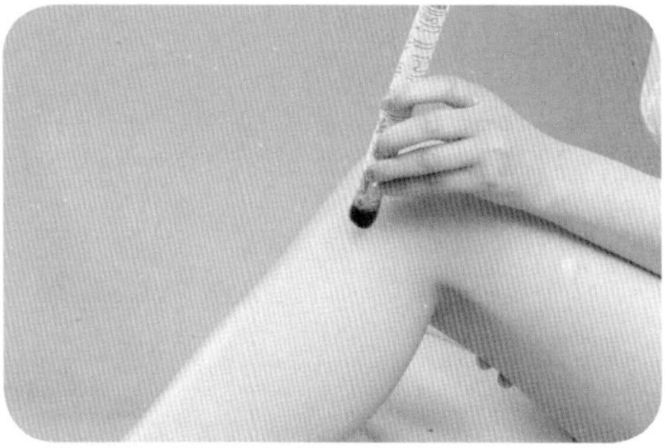

### 【配伍】

» 上巨虚+足三里+脾俞+胃俞

足三里燥化脾湿；脾俞健脾和胃、利湿升清；胃俞和胃降逆、健脾助运。四穴配伍，可治肠胃不适。

# 下巨虚穴

## 调理肠胃化积滞

下巨虚穴为小肠的下合穴。经络中的下合穴是指脉气从足三阳经上分出，注入六腑的部位，所以下合穴和六腑的关系非常紧密。小肠作为人体消化系统中的重要器官之一，基本任务就是参与体内的各种代谢与排泄。经常刺激下巨虚穴可以调肠胃，通经络，改善肠胃。

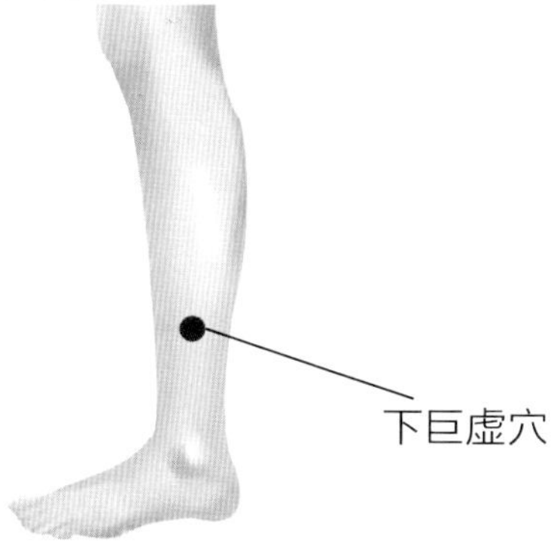


### 【定位】

在小腿前外侧，当犊鼻下 9 寸，距胫骨前缘一横指（中指）。

### 【主治】

小腹痛、泄泻、痢疾、乳痈、下肢痿痹。

### 【功效】

调肠胃、通经络、安神志。

### 【日常保健】

» 按摩：

用拇指指腹推按下巨虚穴 1 ～ 3 分钟，以局部有酸胀感为佳。长期按摩，可改善急慢性肠炎、下肢麻痹等病症。

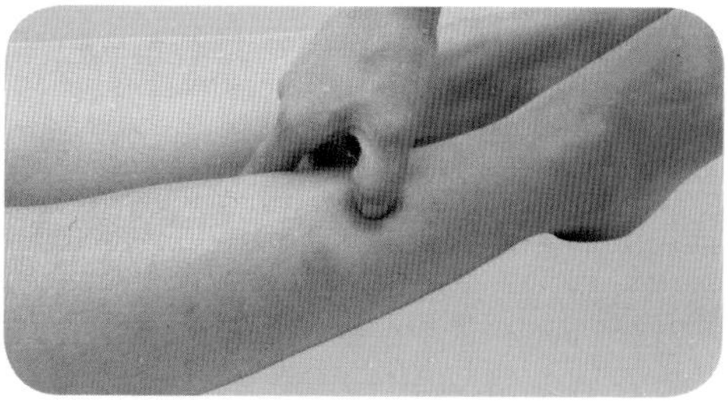

» 艾灸：

长灸下巨虚穴，不但可以为小肠经补充气血能量，还有调和气血、舒筋活血的作用。所以对肩周炎、肩扭伤、挫伤等原因引起的肩痛有显著的止痛效果。

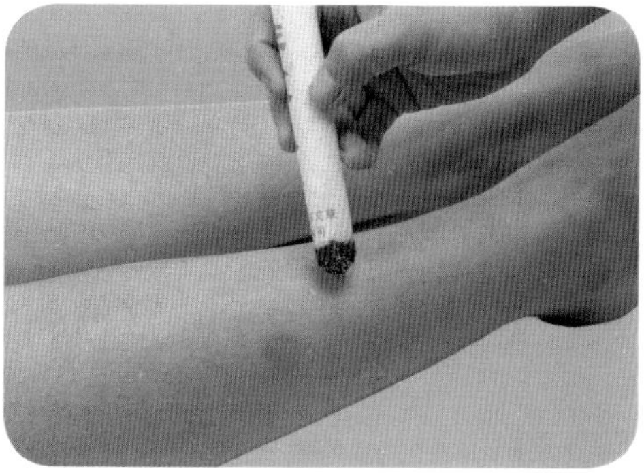

### 【配伍】

» 下巨虚+上巨虚

上巨虚调和肠胃、通经活络。两穴配伍，有解毒清热化湿的作用，主治急性细菌性痢疾。

# 期门穴

## 疏肝健脾积滞消

期门穴为肝经的最上一穴，为肝经之募穴，尽管其穴内气血空虚，但却募集不到气血物质，唯有期望等待，故名期门。长期刺激此穴，具有健脾疏肝、活血化瘀的作用，对腹胀、呕吐、乳痛等症状，有很好的缓解、改善作用。

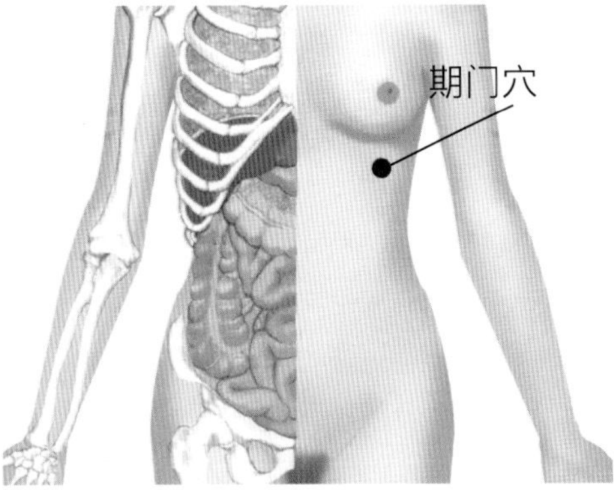


### 【定位】

位于胸部，当乳头直下，第 6 肋间隙，前正中线旁开 4 寸。

### 【主治】

胸胁胀满疼痛、呕吐、呃逆、吞酸、腹胀、泄泻、饥不欲食、胸中热、喘咳、奔豚、疟疾、伤寒热入血室。

### 【功效】

健脾疏肝、理气活血。

### 【日常保健】

» 按摩：

被按摩者仰卧，按摩者用双手拇指缓缓按摩期门穴，按摩 3 ～ 5 秒钟之后吐气，吐气时放手，吸气时再刺激穴道，如此反复，有酸麻的感觉才见效。可中间三个指头并起来，以加大按摩面积。能够治疗胸胁痛、吞酸。

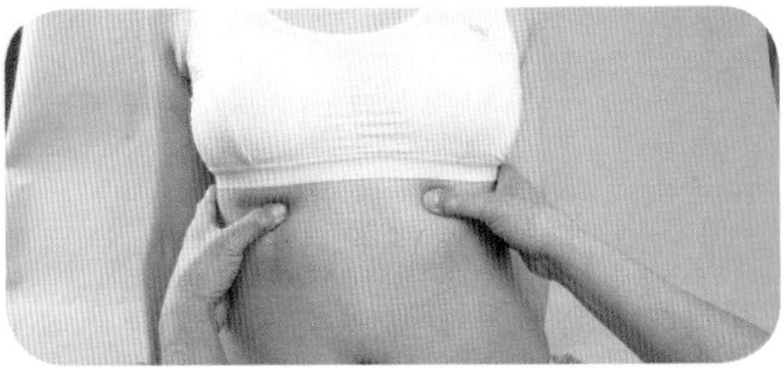

» 艾灸：

手执艾条以点燃的一端对准施灸部位，距离皮肤 1.5 ～ 3 厘米施灸，以感到施灸处温热、舒适为度。每日灸 1 ～ 2 次，每次灸 30 分钟左右，灸至皮肤产生红晕为止。具有健脾和胃，化痰消积的功效。

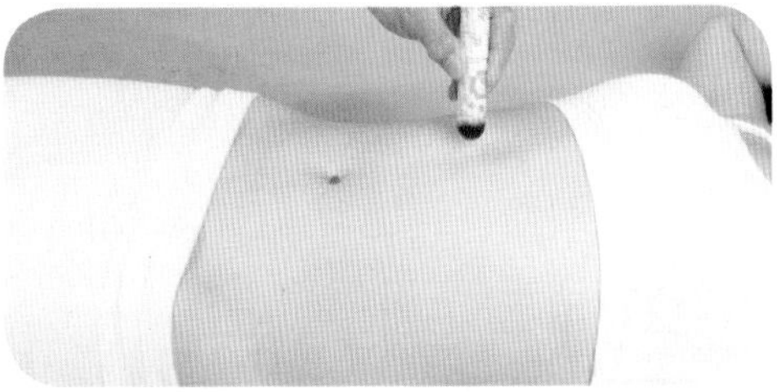

### 【配伍】

» 期门+内关+足三里

内关宁心安神；足三里燥化脾湿。三穴配伍，有生发胃气、理气活血的功效，主治过度饮食造成的呃逆。

# 章门穴

## 利肝健脾促消化

章门穴是足厥阴肝经上的重要穴道之一，该穴名意指肝经的强劲风气在此风停气息，此穴为脏会穴，统治五脏疾病。《备急千金药方》云“饮食不化，入腹不出，热中不嚼食，若吞而闻食臭，伤饱，身黄，痛羸瘦。”上述记载详细说明了章门穴的作用。如果你遇到心胸郁闷、胀满、烦热、口干、食欲不佳、面黄肌瘦、身体虚弱、全身无力的情况，只要按压这个穴位，就能够使症状得到改善。

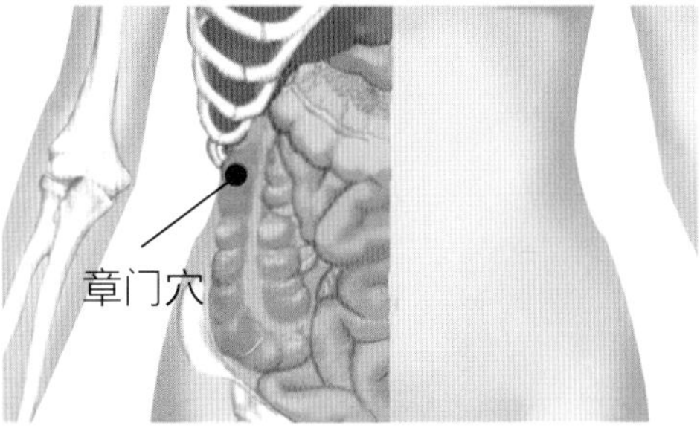


### 【定位】

在侧腹部，当第 11 肋游离端的下方。

### 【主治】

腹痛、腹胀、肠鸣、泄泻、呕吐、神疲肢倦、胸胁痛、黄疸、痞块、小儿疳积、腰脊痛。

### 【功效】

疏肝健脾、理气散结、清利湿热。

### 【日常保健】

» 按摩：

按摩：用双手中指指端按压此穴位，并且做环状运动。每日 2 次，每次 2 分钟。高脂血症患者长期坚持能够治疗腹痛、腹胀、胸胁痛。

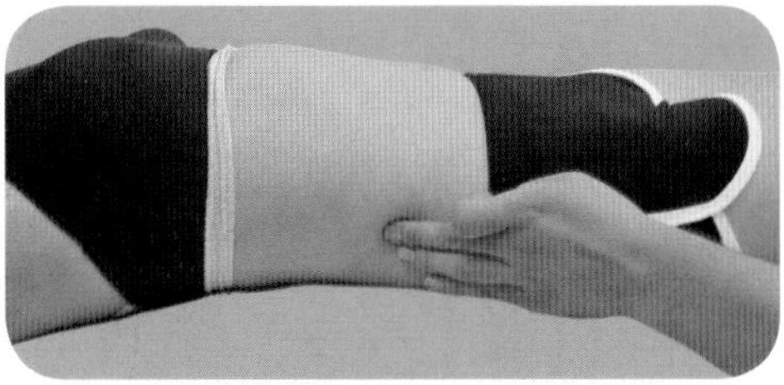

» 刮痧：

用刮痧板边缘从上而下刮拭章门穴 3 ～ 5 分钟，以皮肤有酸胀感为佳。隔天刮拭一次，可治疗胸胁痛、小儿疳积。

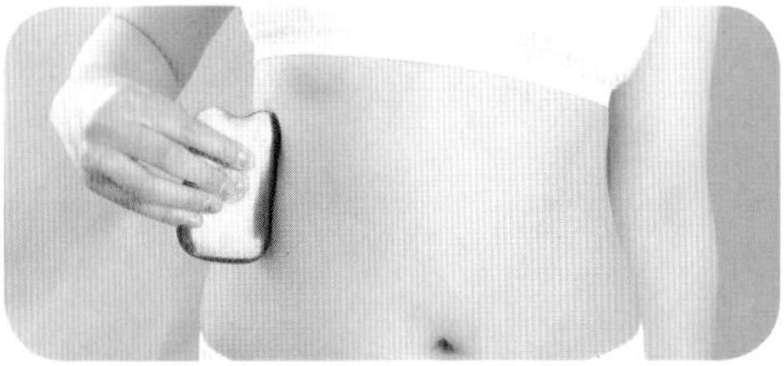

### 【配伍】

» 章门+足三里+梁门

足三里穴燥化脾湿，梁门穴调肠胃、消积滞。三穴配伍有健脾和胃的功效，主治腹胀。

» 章门+内关+阳陵泉

内关穴理气止痛，阳陵泉穴疏肝解郁。三穴配伍有疏肝理气的功效，主治胸胁痛。

# 水分穴

## 通大便，疗便秘，止腹泻

水，地部水液；分，分开。该穴名意指任脉的冷降水液在此分流，为任脉的重要穴位之一。本穴的重要作用就是将聚集在任脉的水液散开，促进水分代谢，有分流水湿的作用，经常刺激本穴可治疗寒湿引起的腹胀、肠鸣、腹泻、消化不良；气滞引起的便秘，也可按压此穴，可通调水道、行气消胀，促进代谢和排便。

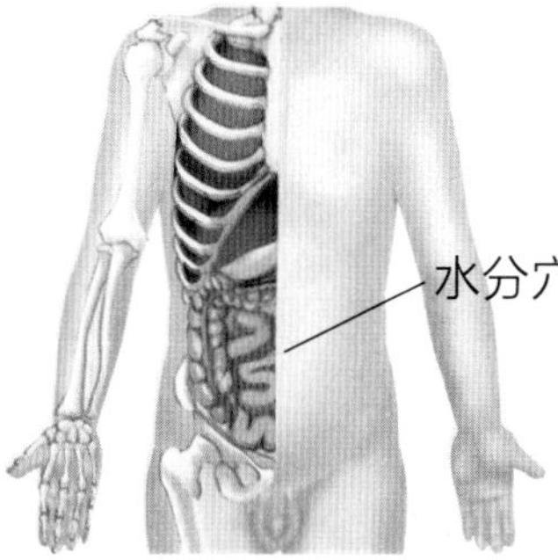


### 【定位】

位于上腹部，前正中线上，当脐中上1寸。

### 【主治】

水肿、小便不通、腹泻、腹痛、反胃、吐食。

### 【功效】

通调水道、理气止痛。

### 【日常保健】

» 按摩：

用拇指或中指按揉水分穴100～200次，长期坚持，可改善反胃、胃下垂、胃炎等病症。

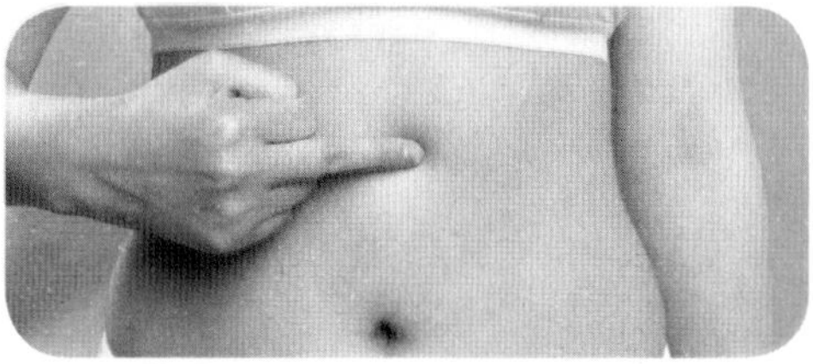

» 艾灸：

宜采用温和灸。每日灸1次，每次灸5～10分钟，灸至皮肤产生红晕为止。可治疗腹胀、腹痛等病症。

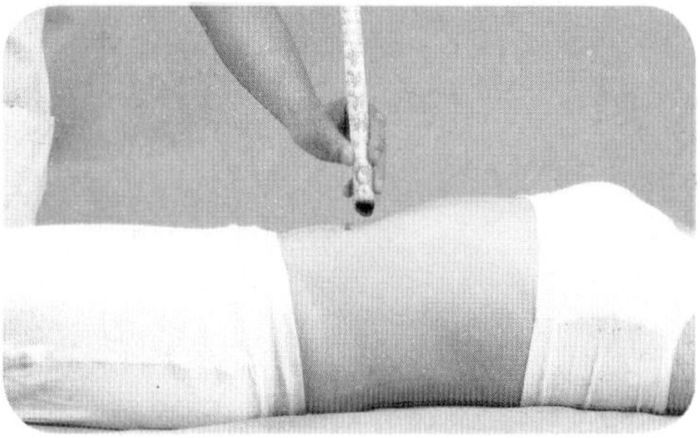

### 【配伍】

» 水分+内关

内关宁心安神、理气止痛。两穴配伍，有和胃理气的功效，主治过食引起的反胃呕吐。

» 水分+脾俞+三阴交

脾俞健脾和胃、利湿升清；三阴交健脾利湿、补益肝肾。三穴配伍，有清热利水的功效，主治饮食不当造成的水肿。

# 手三里穴

## 腹痛泄泻不用愁

手，指穴所在部位为手部；三里，指穴内气血物质所覆盖的范围。手三里名意指大肠经冷降的浊气在此覆盖较大的范围，为手阳明大肠经上的重要穴位之一，是个养生强健穴，可以增强免疫力。刺激手三里穴可润化脾燥，治疗消化系统疾病，对改善腹痛、腹泻的效果尤为明显。

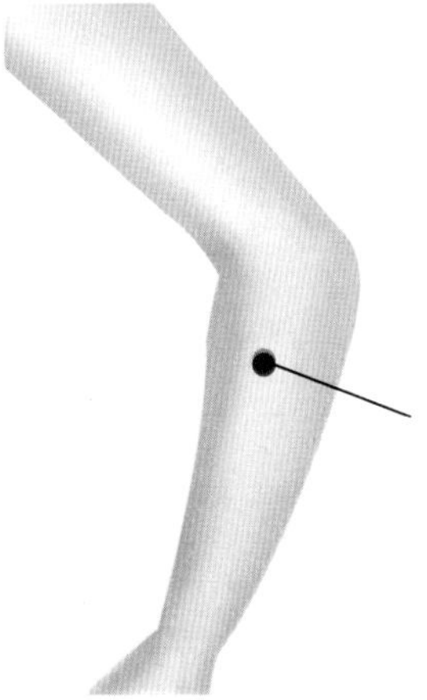


### 【定位】

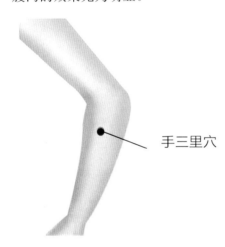

在前臂背面桡侧，当阳溪与曲池连线上，肘横纹下 2 寸处。

### 【主治】

齿痛颊肿、上肢不遂、腹痛、腹泻。

### 【功效】

通经活络、清热明目、调理肠胃。

### 【日常保健】

» 按摩：

用拇指指腹按揉足三里穴 100 ～ 200 次，力度由轻至重再至轻，按摩至局部有酸胀感为宜，手法连贯。每天坚持，能够治疗目痛、腹痛、泄泻。

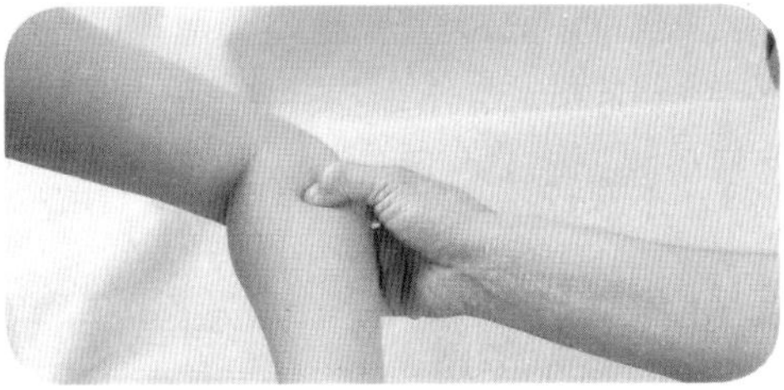

» 艾灸：

宜采用温和灸手三里穴。每日灸 1 次，每次 10 ～ 20 分钟，灸至皮肤产生红晕为止。具有通经活络、清热明目、调理肠胃的功效。

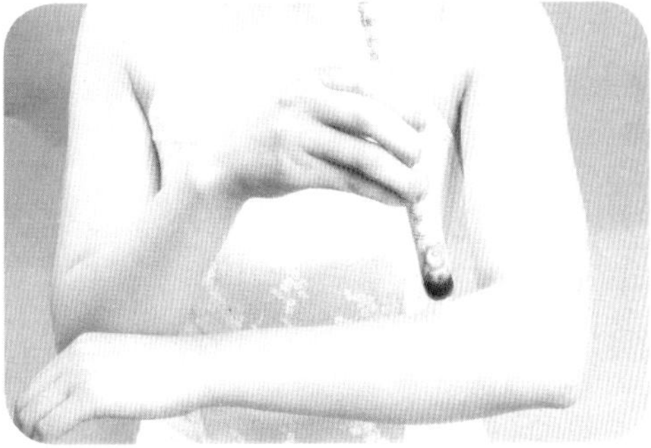

### 【配伍】

» 手三里+肩髎+合谷+丰隆

肩髎祛风湿、通经络；合谷通经活经、清热解表；丰隆沉降胃浊。四穴配伍有调理肠腑作用，主治内分泌紊乱及腹胀、吐泻等消化系统病症。

# 梁门穴

## 梁门在手，肠胃无忧

梁，屋顶之横木；门，出入之通道。该穴名意指胃经的气血物质被本穴约束，属足阳明胃经。刺激梁门穴可以保护胃黏膜，促进胃黏膜的修复，促进溃疡面的愈合，增强机体的免疫力，对胃炎、胃溃疡均有不同程度的良性调节作用。

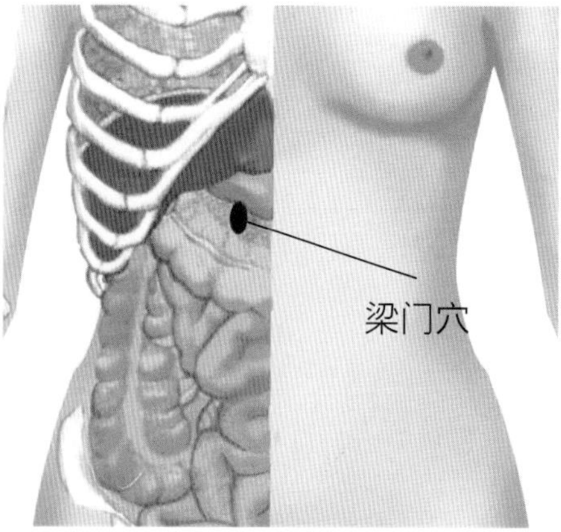


### 【定位】

在上腹部，当脐中上 4 寸，距前正中线 2 寸。

### 【主治】

胃痛、呕吐、食欲不振、腹胀、泄泻。

### 【功效】

调中气、和肠胃、化积滞。

### 【日常保健】

» 按摩：

用中指的指端对腹部的梁门穴进行揉搓刺激，按摩约 1 分钟，待穴位处微微热胀就可以。长期按摩，可改善不思饮食、胃痛等病症。

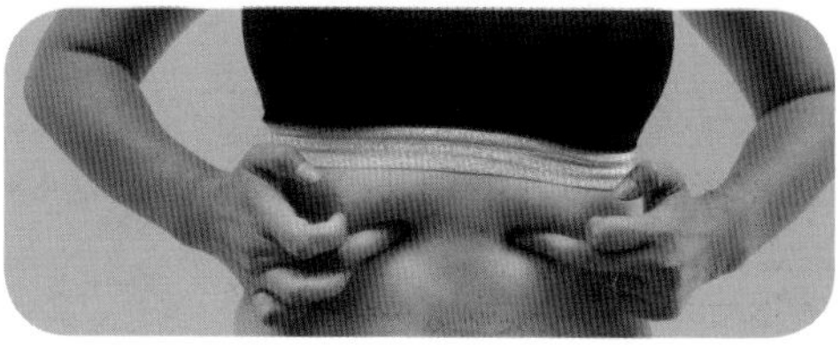

» 艾灸：

宜采用温和灸。每日灸 1 次，每次灸 5 ～ 10 分钟，灸至皮肤产生红晕为止。对胃炎、胃溃疡均有不同程度的良性调节作用。

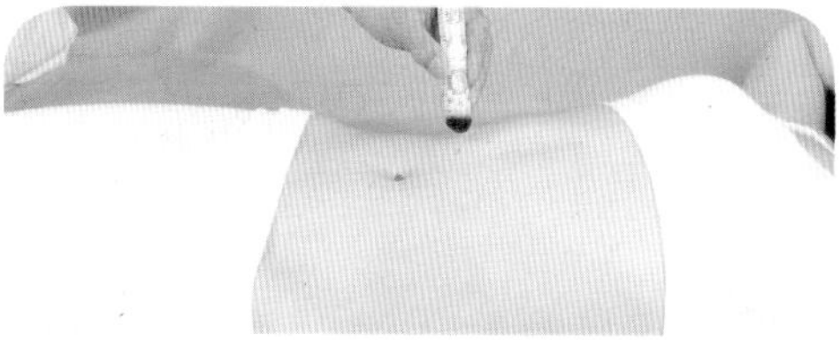

### 【配伍】

» 梁门+公孙+足三里

公孙扶脾胃、理气机；足三里理脾胃、调气血、主消化。三穴配伍，有和胃降逆止痛的作用，主治胃痛、腹胀、呕吐。

» 梁门+胃俞+脾俞

胃俞和胃健脾、理中降逆；脾俞健脾和胃，利湿升清。三穴配伍，有健脾养胃的作用，主治便溏、腹胀。

# 大横穴

## ——大肠疾病找大横

大，穴内气血作用的区域范围大；横，穴内气血运动的方式为横向传输。该穴名意指本穴物质为天部横向传输的水湿风气。大横穴属足太阴脾经，足太阴脾经、阴维脉之会穴，对消化疾病有很好的治疗效果。刺激该穴可以通便、清除肠内脂肪和油脂，还能增强肠道的蠕动，从而消除腰腹赘肉。

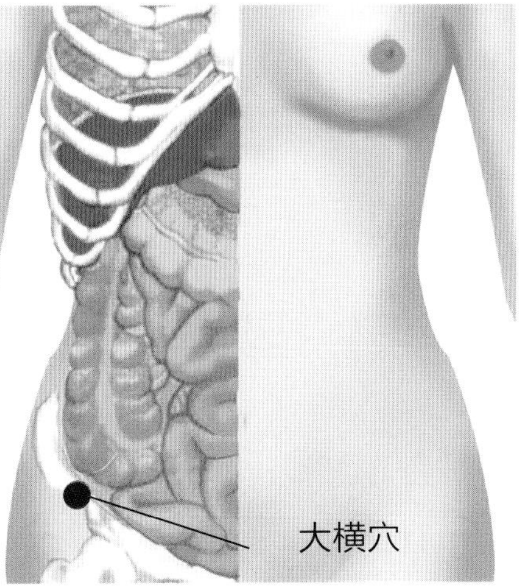


**【定位】**

位于人体的腹中部，距脐中 4 寸。

**【主治】**

泄泻、便秘、腹痛。

**【功效】**

除湿散结、理气健脾、通调肠胃。

**【日常保健】**

» 按摩：

每天早晚用中指指腹按压大横穴，每次 3 ～ 5 分钟，可以促进消化，还能防止腰腹部肥胖。

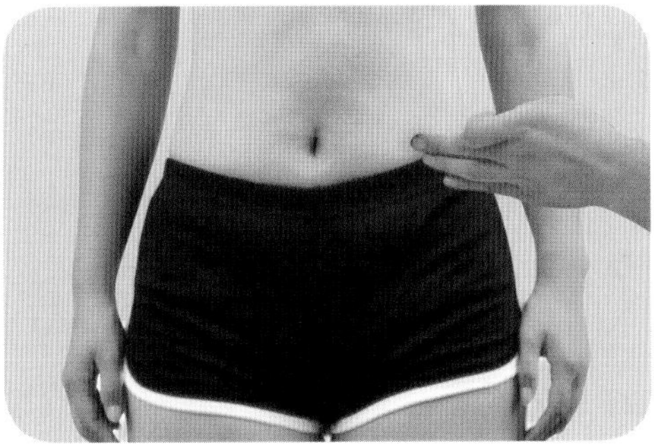

» 艾灸：

艾条温和灸每日灸 1 ～ 2 次大横穴，每次灸 15 ～ 20 分钟左右，灸至皮肤产生红晕为止。可以有效治疗脾运化失调导致的腹部脂肪堆积。

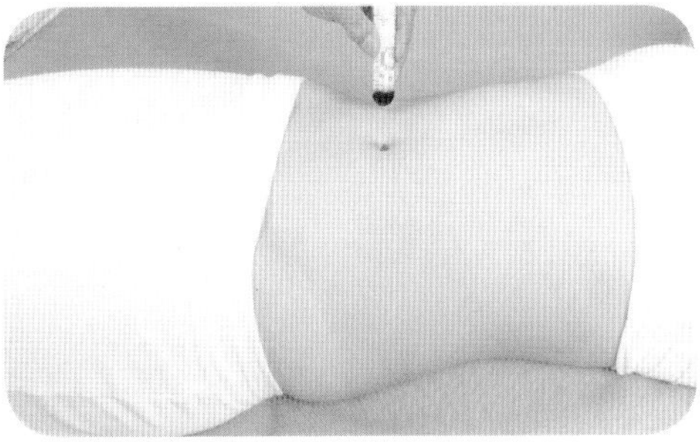

**【配伍】**

» 大横+小肠俞+下巨虚

小肠俞利尿通淋；下巨虚调肠胃、通经络。三穴配伍，有清热、健脾祛湿的作用，主治肠炎、泄泻、痢疾。

# 商丘穴

## 健脾消食肠通畅

商，古指漏刻，计时之气；丘，废墟。商丘名意指脾经的热散之气由此快速通过。商丘穴属太阴脾经，为脾经之经穴。脾主运化水谷精微以及运化水湿，刺激商丘穴则可以健脾化湿，让肠胃更通畅，促进体内毒素更快排出。

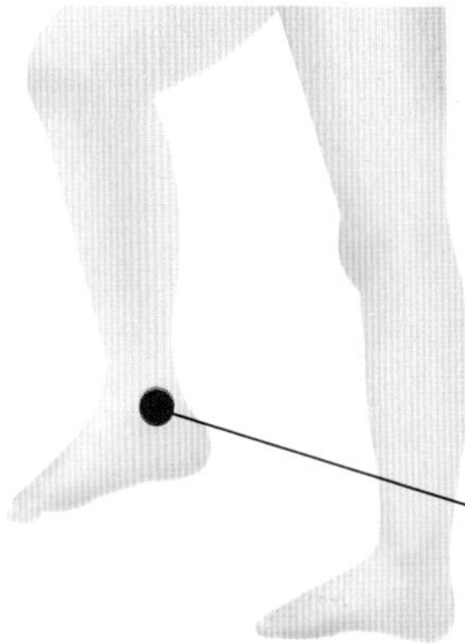


### 【定位】

在足内踝前下方凹陷中，当舟骨结节与内踝尖连线的中点处。

### 【主治】

腹胀、泄泻、便秘、黄疸、足踝痛。

### 【功效】

健脾化湿、通调肠胃。

### 【日常保健】

» 按摩：

用拇指指尖掐揉商丘穴 100 ～ 200 次，力度适中，手法连贯。操作时应避免过度用力，以免掐破皮肤。长期坚持，可改善胃痉挛、踝部疼痛等。

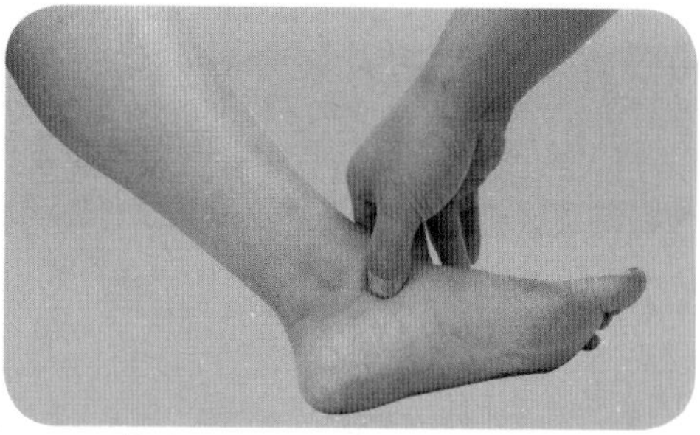

» 艾灸：

施灸时，将点燃的艾条对准儿童的施灸部位，距离皮肤 1.5 ～ 3 厘米处施灸，以使患儿感到施灸处温热、舒适为度。具有散发脾热的功效。

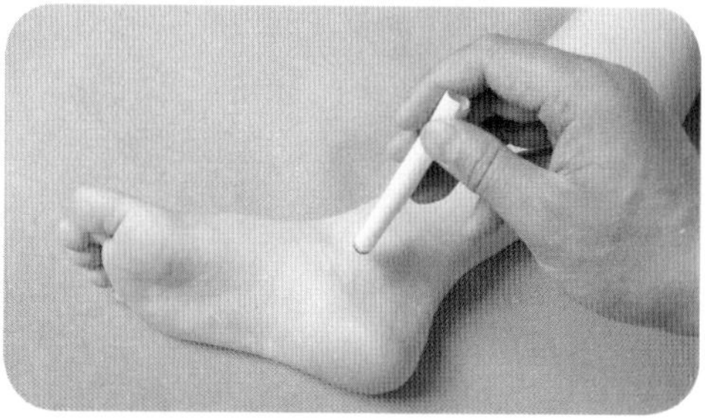

### 【配伍】

» 商丘+阴陵泉+曲泉+阴谷

阴陵泉健脾理气；曲泉清利湿热；阴谷补肾培元。四穴配伍，有和胃、疏肝、理气的作用，主治胃脘痛，腹胀。

# 公孙穴

## 解除肠胃病烦恼

公孙，公之辈与孙之辈，言穴内气血物质与脾土之间的关系。名意指本穴物质为脾经与冲脉的气血相会后化成了天部的水湿风气。公孙穴属足太阴脾经，为足太阴之络穴，肝木为公，脾土为孙。肝脾不调，则易出现胸胁胀满窜痛、情志抑郁或急躁易怒、腹痛欲泻等症状。刺激该穴可以治疗脾胃和胸腹部等疾病。

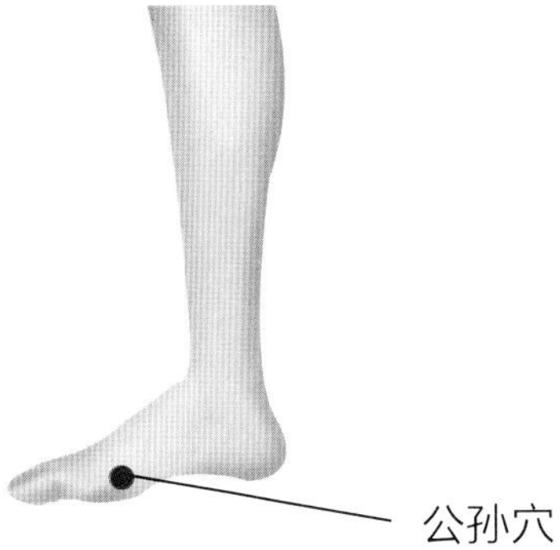


### 【定位】

足内侧缘，第1跖骨基底部的前下方凹陷处，当太白后1寸。

### 【主治】

现代常用于治疗急慢性胃炎、消化道溃疡、急慢性肠炎、神经性呕吐、消化不良、精神分裂症等。

### 【功效】

扶脾胃、理气机、调血海、和冲脉。

### 【日常保健】

» 按摩：

用拇指掐按公孙穴100～200次，以局部出现酸、麻、胀感觉为佳。每天坚持，能够治疗腹痛、腹胀、便秘、水肿、胃胀、胃痛等病症。

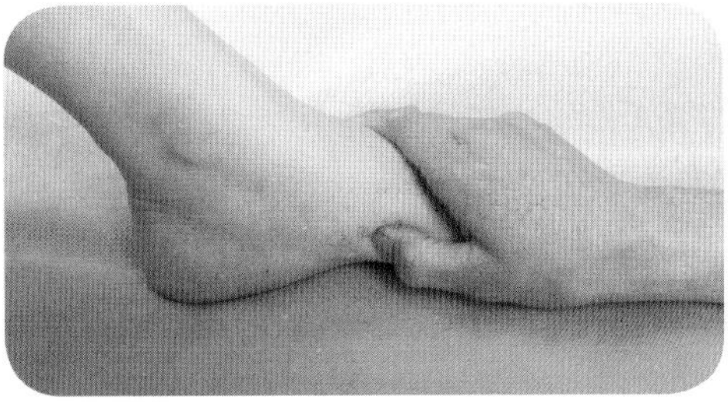

» 艾灸：

手执艾条以点燃的一端对准施灸部位，距离皮肤1.5～3厘米施灸，以感到施灸处温热、舒适为度。每日灸1次，每次灸10分钟左右，灸至皮肤产生红晕为止。可治疗呕吐、水肿、胃痛等病症。

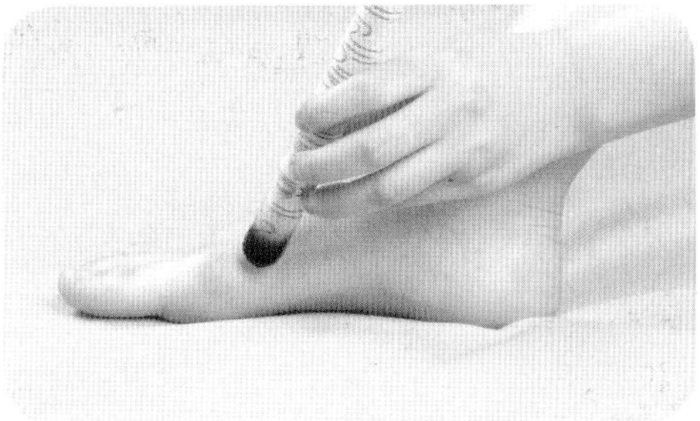

### 【配伍】

» 公孙+丰隆+中魁+膻中

丰隆健脾祛湿；中魁疏通经络；膻中活血通络。四穴配伍，主治过度肥胖引起的呕吐痰涎、眩晕不已。

# 梁丘穴

## 理气和胃通经络

梁，屋之横梁；丘，土堆。梁丘名意指本穴的功用为约束胃经经水向下排泄。梁丘穴为胃经之郄穴，刺激该穴可调理胃腑气血，使传输运化正常，可谓是治疗胃病的要穴。又因郄穴有救急作用，故能快速有效地缓解因暴饮暴食引起的胃腑急性病症。

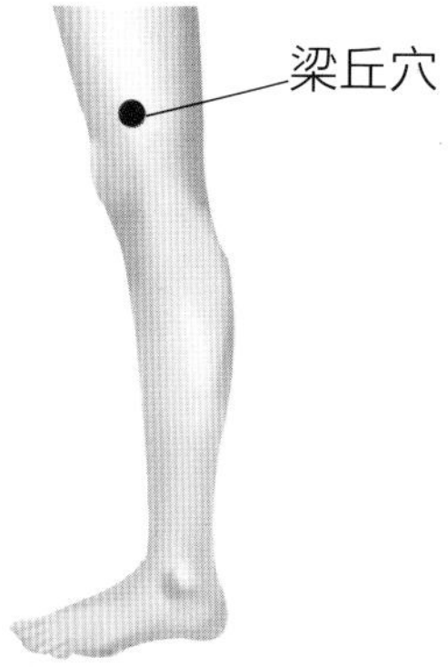


### 【定位】

大腿前面，当髂前上棘与髌底外侧端的连线上，髌底上 2 寸。

### 【主治】

现代常用于治疗胃痉挛、乳腺炎、膝关节病变等。

### 【功效】

通经利节、和胃止痛。

### 【日常保健】

» 按摩：

用拇指指腹按揉梁丘穴约 2 分钟，以局部出现酸、麻、胀感觉为佳。每天坚持，能够治疗胃痉挛、膝关节痛等病症。

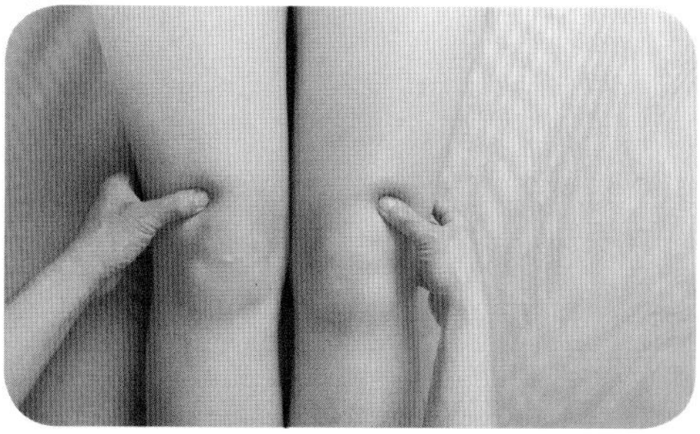

» 艾灸：

艾条温和灸每日灸 1 次梁丘穴，每次灸 10 分钟左右，灸至皮肤产生红晕为止。可治疗腹胀、腹痛、腹泻等病症。

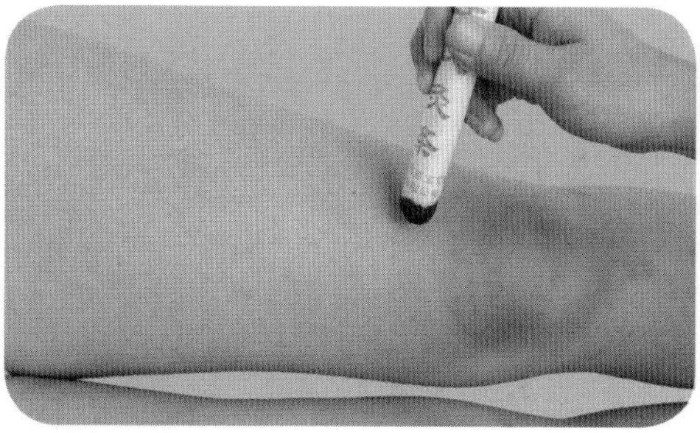

### 【配伍】

» 梁丘+中脘+内关+足三里

中脘和胃健脾、降逆利水；内关宁心安神、理气止痛；足三里生发胃气、燥化脾湿。四穴配伍，有调理脾胃、理气止痛的作用，主治急性胃痛。

# 第五章

# 辨证理疗——让肠胃病远离你

# 呕吐

呕吐是指胃失和降，气逆于上，迫使胃中之物从口中吐出的一种病症。临床以有物有声谓之呕，有物无声谓之吐，无物有声谓之干呕，临床呕与吐常同时发生，故合称为呕吐。

## 病因

1. 外邪犯胃

感受风寒暑湿燥火六淫之邪，或秽浊之气，侵犯胃腑，胃失和降之常，水谷随逆气上出，发生呕吐。由于季节不同，感受的病邪亦会不同，但一般以寒邪居多。

2. 饮食不节

饮食过量，暴饮暴食，多食生冷、醇酒辛辣、甘肥及不洁食物，皆可伤胃滞脾，易引起食滞不化，胃气不降，上逆而为呕吐。

3. 情志失调

恼怒伤肝，肝失条达，横逆犯胃，胃气上逆；忧思伤脾，脾失健运，食难运化，胃失和降，均可发生呕吐。

4. 病后体虚

脾胃素虚，或病后体弱，劳倦过度，耗伤中气，胃虚不能盛受水谷，脾虚不能化生精微，食滞胃中，上逆成呕。

## 病机

呕吐的病位主要在胃，但与肝脾有密切的关系。基本病机为胃失和降，胃气上逆。病理性质不外虚实两类：虚证为脾胃气阴亏虚，运化失常，不能和降；实证因外邪、食滞、痰饮、肝气等邪气犯胃，以致胃气痞塞，升降失调，气逆作呕。病理演变：初病多实，呕吐日久，损伤脾胃，脾胃虚弱，可由实转虚。亦有脾胃虚弱，复因饮食所伤，而出现虚实夹杂之证。

## 辨证要点

本病应首辨虚实。实证多由感受外邪、饮食停滞所致，发病较急，病程较短，呕吐量多，呕吐物多有酸臭味。虚证多属内伤，有气虚、阴虚之别。呕吐物不多，常伴有精神萎靡，倦怠乏力，脉弱无力等症。

## 治疗原则

呕吐以和胃降逆为治疗原则。偏于邪实者，治宜祛邪为主，分别采用解表、消食、化痰、解郁等法。偏于正虚者，治宜扶正为主，分别采用健运脾胃、益气养阴等法。虚实兼夹者，当审其标本缓急之主次而治之。

## 病证鉴别——呕吐与反胃

反胃系脾胃虚寒，胃中无火，难以腐熟食入之谷物，以朝食暮吐，暮食朝吐，终至完谷尽吐出而始感舒畅。呕吐是以有声有物为特征，多因胃气上逆所致，有感受外邪、饮食不节、情志失调和胃虚失和的不同，临证时不难鉴别。

## 艾灸疗法

### 灸中脘穴

【定位】该穴位于上腹部，前正中线上，当脐中上4寸。

【艾灸】艾条温和灸，每日灸1次，每次灸10～20分钟，一般5天为1个疗程。

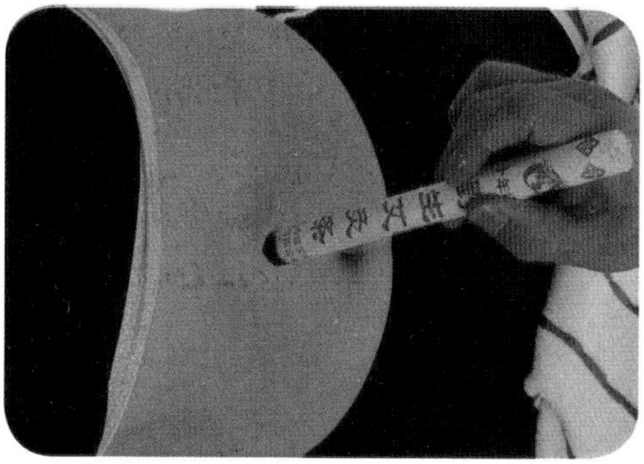

### 灸神阙穴

【定位】该穴位于腹中部，脐中央。

【艾灸】艾条温和灸，每日灸1次，每次灸10～20分钟，一般5天为1个疗程。

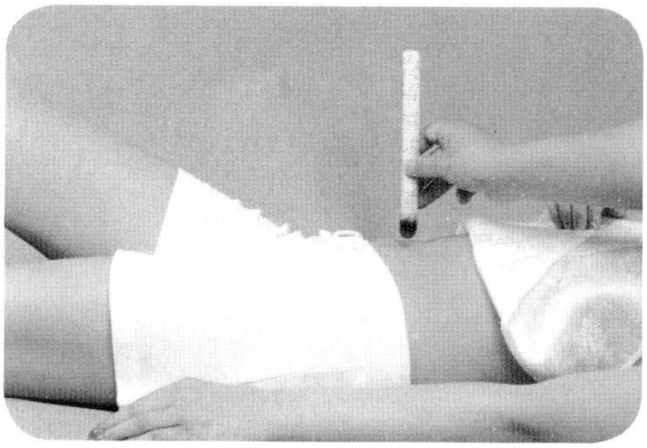

### 灸内关穴

【定位】该穴位于前臂掌侧，当曲泽与大陵的连线上，腕横纹上2寸，掌长肌肌腱与桡侧腕屈肌肌腱之间。

【艾灸】艾条温和灸，每日灸1次，每次灸10～20分钟，一般5天为1个疗程。

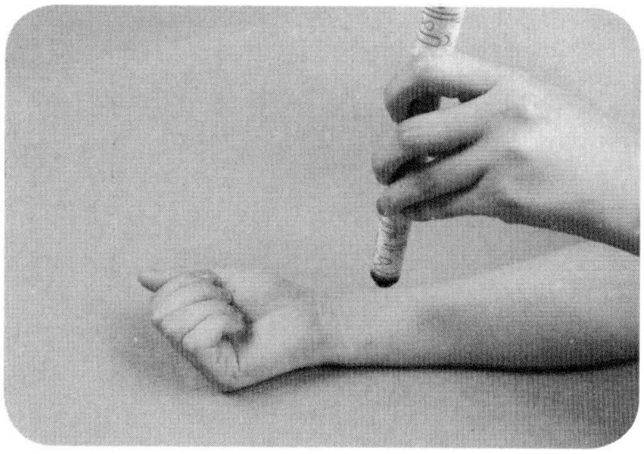

### 灸足三里穴

【定位】该穴位于外膝眼下3寸，距胫骨前嵴1横指，当胫骨前肌上。

【艾灸】艾条温和灸，每日灸1次，每次灸10～20分钟，一般5天为1个疗程。

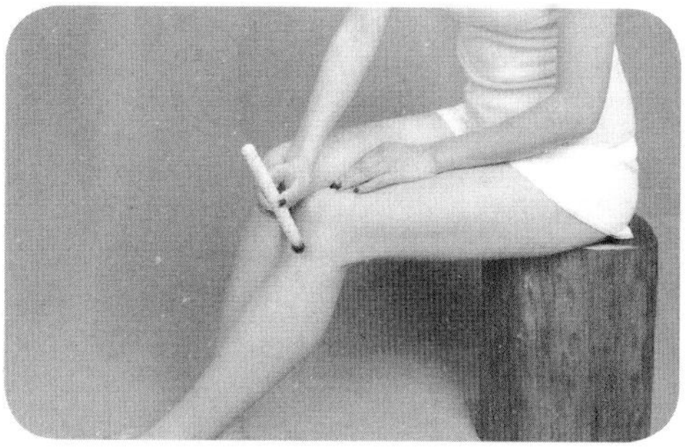

专家解析

中脘穴是胃经募穴，和胃健脾；神阙为任脉俞穴，与督脉、冲脉、胃经等也有密切联系；内关理气止痛；足三里可调理肠胃。四穴配伍，对呕吐具有较好的疗效。

## 按摩疗法

### 点按内关穴

【定位】该穴位于前臂掌侧，当曲泽与大陵的连线上，腕横纹上2寸，掌长肌肌腱与桡侧腕屈肌肌腱之间。

【按摩】按摩者左手托着被按摩者的前臂，右手拇指或食指点按内关穴约1分钟，以局部感到酸胀并向腕部和手放射为佳。

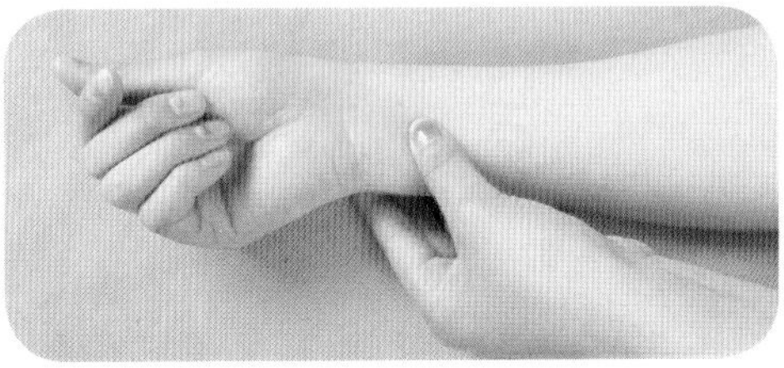

### 按揉中脘穴

【定位】该穴位于上腹部，前正中线上，当脐中上4寸。

【按摩】用中指指腹按压中脘穴约30秒，然后按顺时针方向按揉约2分钟，以局部出现酸、麻、胀感觉为佳。

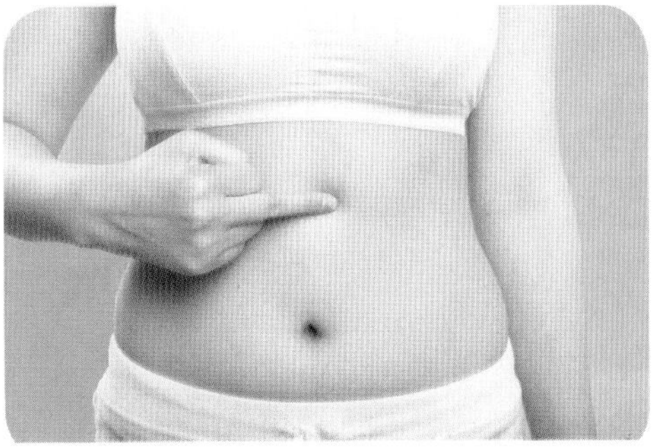

### 按揉足三里穴

【定位】该穴位于外膝眼下3寸，距胫骨前嵴1横指，当胫骨前肌上。

【按摩】用拇指按顺时针方向按揉足三里穴约2分钟，然后按逆时针方向按揉约2分钟，以局部出现酸、麻、胀感觉为佳。

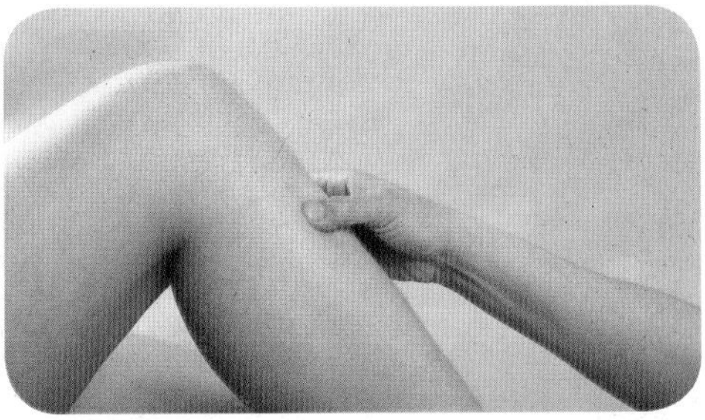

### 按揉天枢穴

【定位】该穴位于腹中部，平脐中，距脐中2寸。

【按摩】被按摩者仰卧，按摩者用拇指指腹按压天枢穴约30秒，然后按顺时针方向按揉约2分钟，以局部出现酸、麻、胀感觉为佳。

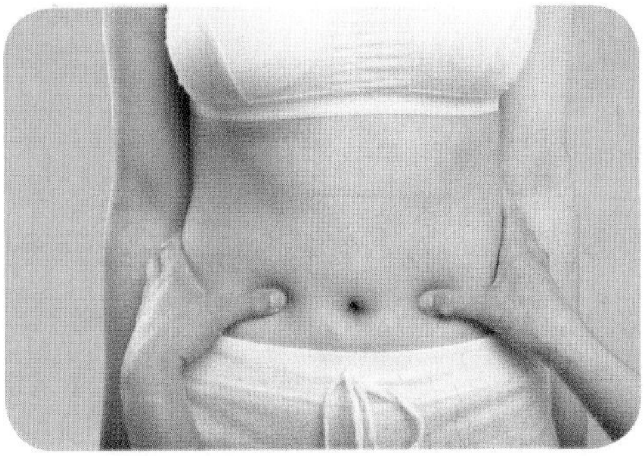

**专家解析**

内关理气止痛；中脘和胃健脾；足三里健脾化湿；天枢穴理气行滞。四者配伍，长期坚持按摩，可有效防治呕吐。

## 刮痧疗法

### 刮拭中脘穴

【定位】该穴位于上腹部，前正中线上，当脐中上 4 寸位。

【刮拭】用面刮法刮拭腹部中脘穴，可以用补法轻刮的方式来刮痧，直到出现痧痕为止。

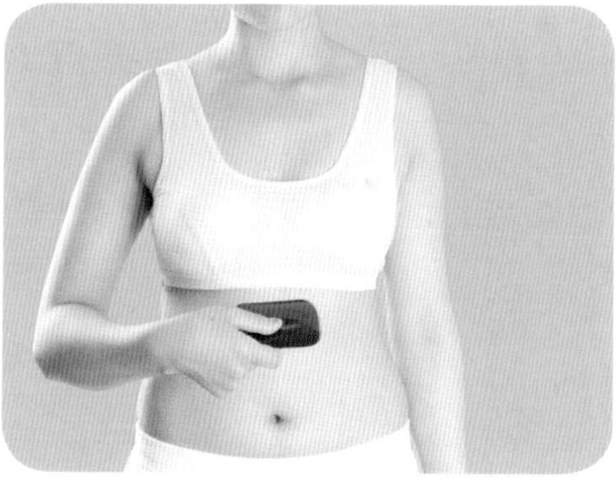

### 刮拭气海穴

【定位】该穴位于下腹部，前正中线上，当脐中下 1.5 寸。

【刮拭】用面刮法刮拭腹部气海穴，力度由轻至重，以皮肤潮红发热为度。

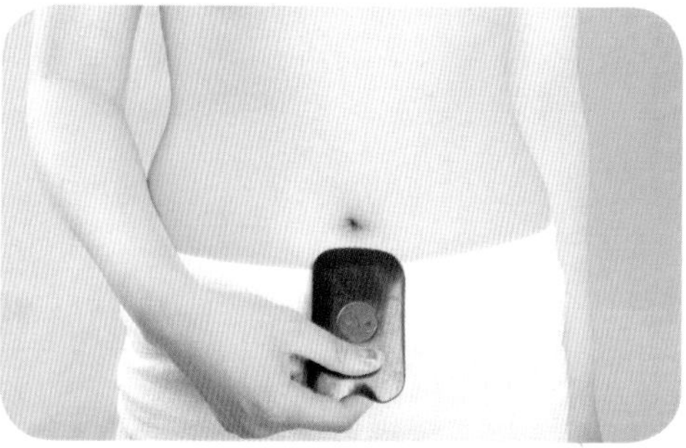

### 刮拭内关穴

【定位】该穴位于前臂掌侧，当曲泽与大陵的连线上，腕横纹上 2 寸，掌长肌肌腱与桡侧腕屈肌肌腱之间。

【刮拭】以面刮法刮拭上肢腕部内关穴，以出痧为度。

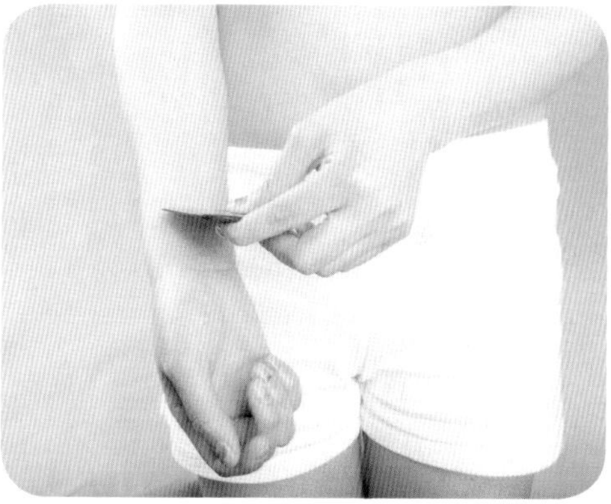

### 刮拭足三里穴

【定位】该穴位于外膝眼下 3 寸，距胫骨前嵴 1 横指，当胫骨前肌上。

【刮拭】用面板法从上向下刮拭足三里穴，力度适中，以局部皮肤潮红出痧为度。

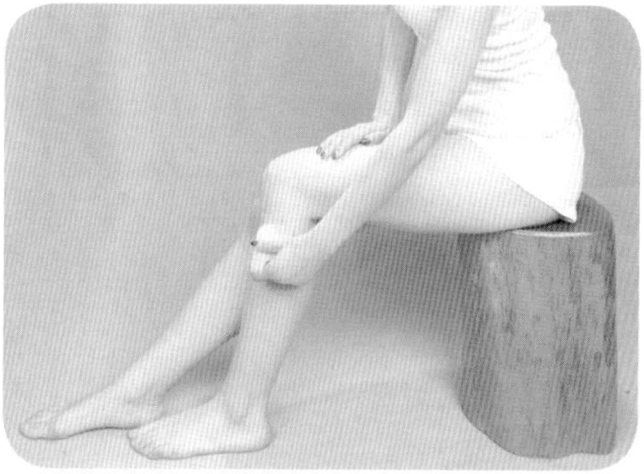

**专家解析**

中脘和胃健脾；气海益气助阳；内关理气止痛；足三里健脾化湿。四者配伍使用刮痧疗法，可有效预防呕吐。

# 胃痛

胃痛，又称胃脘痛，是指以上腹胃脘部近心窝处疼痛为症状的病症。

## 病因

1. 外邪犯胃

外感寒湿热诸邪，内客于胃，皆可致胃脘气机阻滞，不通则痛。其中尤以寒邪为多。

2. 饮食伤胃

饮食不节，过饥过饱，损伤脾胃，胃气壅滞，不通则痛。

3. 情志不畅

忧思恼怒，伤肝损脾，肝失疏泄，横逆犯胃，脾失健运，胃气阻滞，均致胃失和降，而发胃痛。

4. 素体脾虚

脾胃为仓廪之官，主受纳运化水谷，若素体脾胃虚弱，运化失职，气机不畅或中阳不足，中焦虚寒，失其温阳而发胃痛。

## 病机

胃痛的病位在胃，与肝脾关系密切。基本病机为胃气阻滞，胃失和降，不通则痛。病理因素主要有气滞、寒凝、热郁、湿阻、血瘀。病理性质：早期多为实证；后期常为脾胃虚弱，但往往虚实夹杂。

## 辨证要点

应辨虚实寒热、在气在血。虚者多痛势徐缓，痛处不定，喜按，脉虚。遇寒则痛甚，得温则痛减，为寒证；实者多痛剧，固定不移，拒按，脉盛；胃脘灼痛，痛势急迫，遇热则痛甚，得寒则痛减，为热证。一般初病在气，久病在血。

## 治疗原则

治疗以理气和胃止痛为主，再分虚实施治。属于胃寒者，散寒即所谓通；属于食停者，消食即所谓通；属于气滞者，理气即所谓通;属于热郁者，泄热即所谓通；属于血瘀者，化瘀即所谓通；属于阴虚者，益胃养阴即所谓通;属于阳虚者，温运脾阳即所谓通。根据不同病机而采取相应治法，才能善用“通”法。

## 病证鉴别——胃痛与腹痛

腹痛是指胃脘部以下，耻骨毛际以上整个位置疼痛为症状。胃痛是以上腹胃脘部近心窝处疼痛为症状。两者仅就疼痛部位来说，是有区别的。但胃处腹中，与肠相连，因而在个别特殊病证中，胃痛可以影响及腹，而腹痛亦可牵连于胃，这就要从其疼痛的主要部位和如何起病来加以辨别。

## 艾灸疗法

### 灸中脘穴

【定位】该穴位于上腹部，前正中线上，当脐中上 4 寸。

【艾灸】艾条温和灸，每日灸 1 次，每次灸 10 ～ 20 分钟，一般 5 天为 1 个疗程。

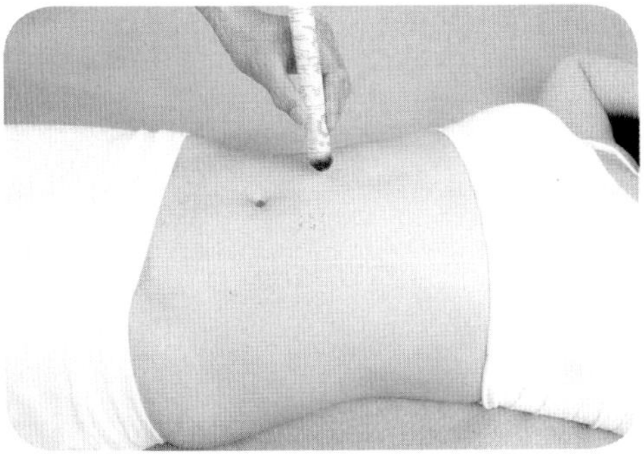

### 灸足三里穴

【定位】该穴位于外膝眼下 3 寸，距胫骨前嵴 1 横指，当胫骨前肌上。

【艾灸】艾条温和灸，每日灸 1 次，每次灸 10 ～ 20 分钟，一般 5 天为 1 个疗程。

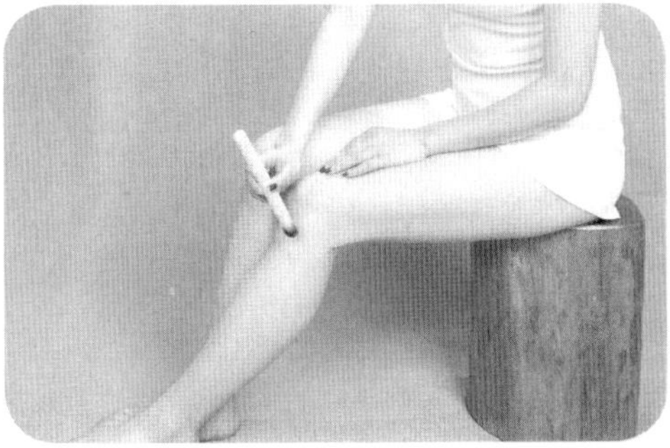

### 灸脾俞穴

【定位】该穴位于背部，当第 11 胸椎棘突下，旁开 1.5 寸。

【艾灸】艾条温和灸，每日灸 1 次，每次灸 10 ～ 20 分钟，一般 5 天为 1 个疗程。

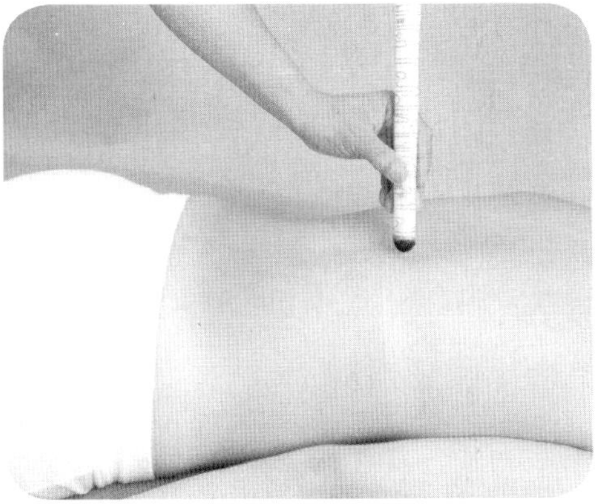

### 灸神阙穴

【定位】该穴位于腹中部，脐中央。

【艾灸】艾条温和灸，每日灸 1 次，每次灸 10 ～ 20 分钟，一般 5 天为 1 个疗程。

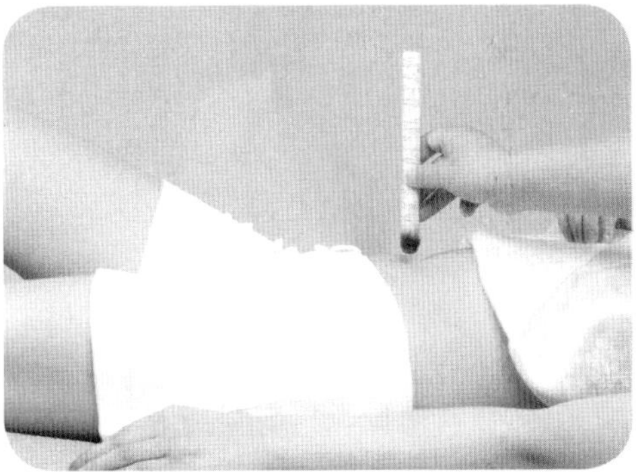

**专家解析**

中脘穴是胃经募穴，和胃健脾；足三里可调理肠胃；脾俞是脾之背俞穴，有温经祛寒、调理肝脾之效；神阙为任脉俞穴，与督脉、冲脉、胃经等也有密切联系。四穴配伍，对呕吐具有较好的疗效。

## 按摩疗法

### 按揉中脘穴

【定位】该穴位于上腹部，前正中线上，当脐中上 4 寸。

【按摩】用中指指腹按压中脘穴约 30 秒，然后按顺时针方向按揉约 2 分钟，以局部出现酸、麻、胀感觉为佳。

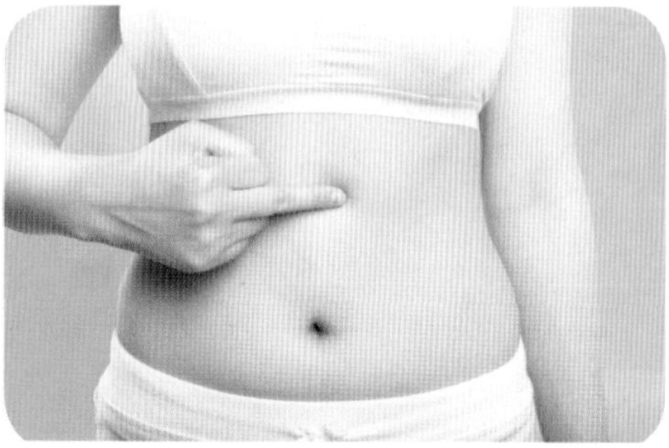

### 掐按外关穴

【定位】该穴位于前臂背侧，当阳池与肘尖的连线上，腕背横纹上 2 寸，尺骨与桡骨之间。

【按摩】用拇指指尖掐按外关穴 100 ～ 200 次，力度由轻至重再至轻，按摩至局部有酸胀感为宜。

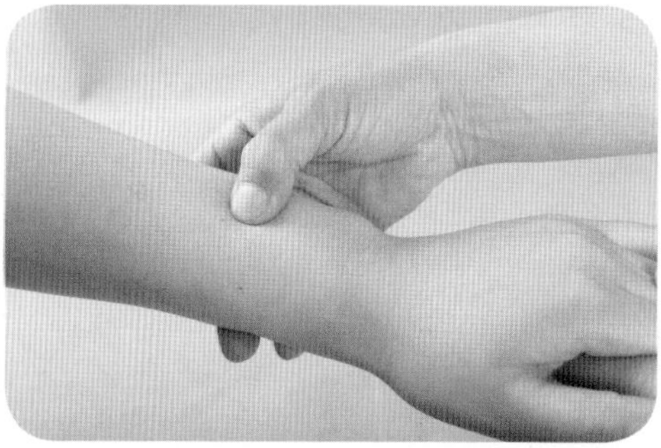

### 点按内关穴

【定位】该穴位于前臂掌侧，当曲泽与大陵的连线上，腕横纹上 2 寸，掌长肌肌腱与桡侧腕屈肌肌腱之间。

【按摩】按摩者左手托着被按摩者的前臂，右手拇指或食指点按内关穴约 1 分钟，以局部感到酸胀并向腕部和手放射为佳。

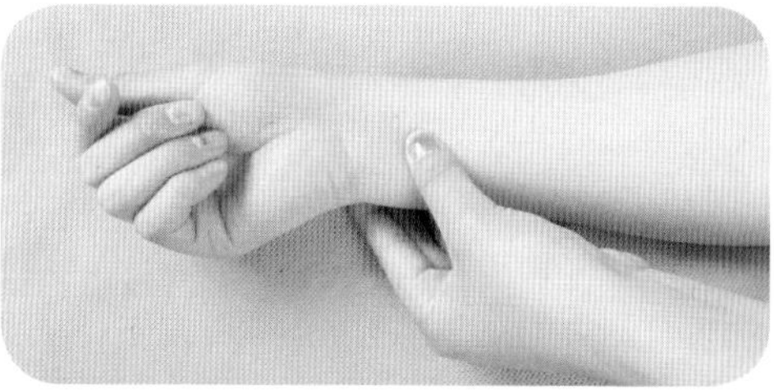

### 按揉足三里穴

【定位】该穴位于外膝眼下 3 寸，距胫骨前嵴 1 横指，当胫骨前肌上。

【按摩】用拇指按顺时针方向按揉足三里穴约 2 分钟，然后按逆时针方向按揉约 2 分钟，以局部出现酸、麻、胀感觉为佳。

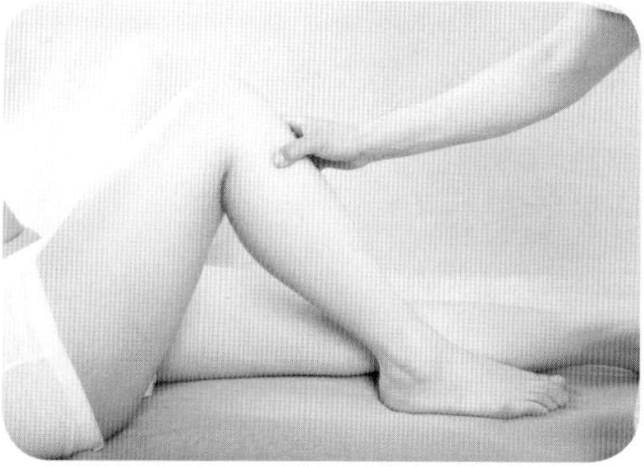

**专家解析**

中脘可和胃健脾；外关可清热解表；内关可理气止痛；足三里健脾化湿。四穴配伍使用，长期坚持按摩，可以有效缓解胃痛。

## 刮痧疗法

### 刮拭胃俞穴

【定位】该穴位于背部，当第 12 胸椎棘突下，旁开 1.5 寸。

【刮拭】以面刮法刮拭胃俞穴，力度适中以潮红出痧为度。

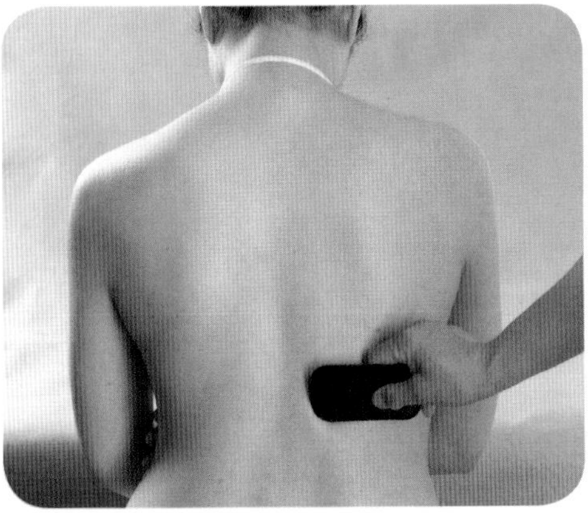

### 刮拭中脘穴

【定位】该穴位于上腹部，前正中线上，当脐中上 4 寸位。

【刮拭】用面刮法刮拭腹部中脘穴，可以用补法轻刮的方式来刮痧，直到出现痧痕为止。

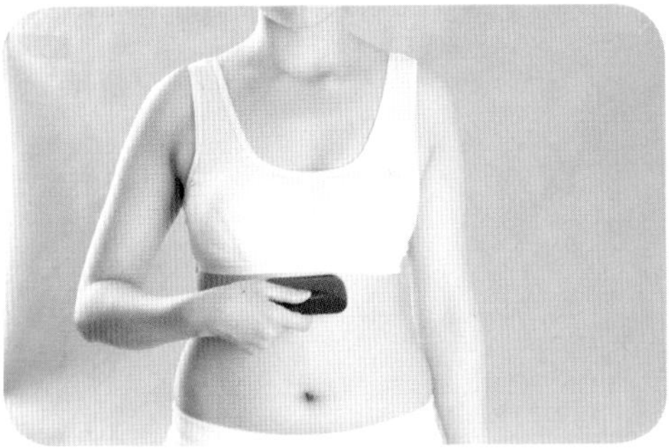

### 刮拭手三里穴

【定位】该穴位于前臂，当阳溪与曲池连线上，肘横纹下 2 寸处。

【刮拭】以角刮法刮拭手三里穴 30 次，以微微出痧为度。

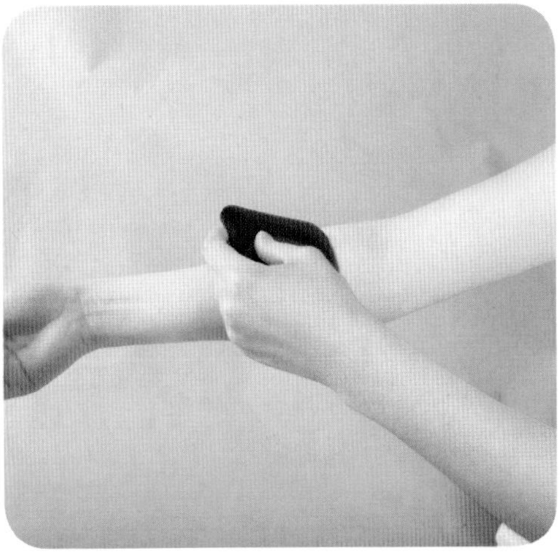

### 刮拭天枢穴

【定位】该穴位于腹中部，平脐中，距脐中 2 寸。

【刮拭】以面刮法从上向下刮拭腹部天枢穴，可不出痧。

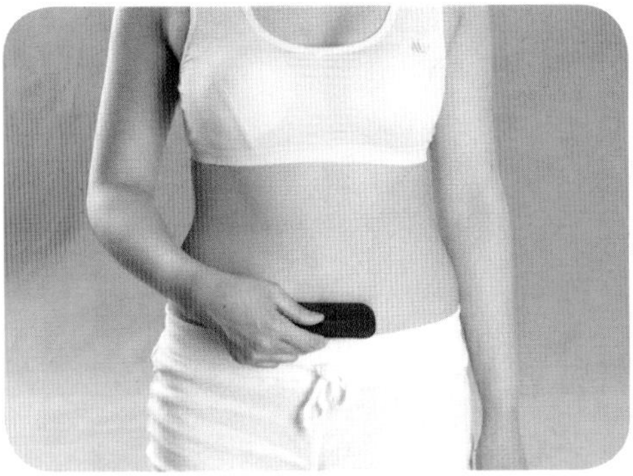

专家解析

胃俞和中脘可和胃；手三里可调理肠胃，配合可理气行滞的天枢刮痧治疗，可缓解各种原因所致的胃痛。

# 消化不良

消化性不良属中医的“脘痞”“胃痛”“嘈杂”等范畴。

## 病因

1. 肝气犯胃型

由于当今社会竞争激烈，生活节奏加快，工作学习压力加大，精神紧张，情志抑郁，易致肝气郁结，横逆犯胃，脾胃受伤，受纳和运化水谷功能障碍，导致胃肠功能紊乱。症见：胃脘胀痛，脘痛连胁，胸脘痞满，纳呆嗳气，喜叹息，烦躁易怒，或焦虑不寐，随情志因素而变化，舌苔薄白，脉弦。治宜疏肝理气、化滞消痞。

2. 饮食停滞型

由于生活水平的提高，人们往往易暴饮暴食，嗜食肥甘厚腻，损伤脾胃，中焦气机阻塞，健运失司，腐熟无权。症见：脘腹胀满，嗳腐吞酸、纳呆恶心或呕吐不消化食物，舌苔厚腻、脉滑。治以消食导滞、和胃降逆。

3. 脾胃虚弱痰湿停止型

素体脾胃虚弱，或由于各种原因日久损伤脾胃致脾胃虚弱，纳运无力，痰湿滞留中焦，脾气不升，胃气不降，气机逆乱。症见：胃脘痞满，餐后早饱，嗳气，不思饮食，口淡无味，四肢乏力沉重，常多自利，舌苔白腻，脉沉濡缓。治宜健脾益气、和胃化湿。

4. 寒热互结、气不升降型

由于误用下剂，损伤中阳，外邪乘虚而入，或湿滞日久化热，寒热互结，气不升降。症见：胃脘痞满不痛，灼热嘈杂吞酸，口苦，肠鸣泄泻，舌苔薄黄而腻，脉弦数。治宜辛开苦降、和胃消痞。

## 病机

其病在胃，涉及肝脾，病机主要为脾胃虚弱、气机不利、胃失和降。正常生理情况下脾主运化，胃主受纳，脾主升而胃主降，脾喜燥而恶湿，胃喜湿而恶燥，在五行属土。肝主疏泄、性喜条达，在五行属木，长期情志失调，抑郁不舒，使肝气郁结，疏泄失司，肝木克土，脾胃失和；暴饮暴食，过食生冷，食谷不化，痰湿困阻，脾气不升，胃气不降；脾胃素虚或劳倦伤脾，脾胃气虚，中焦不运，水谷不化，聚成痰湿，进而使中焦气机升降失常；脾胃虚弱，健运失司，水反为湿，谷反为滞，湿滞久郁化热，寒热互结胃脘。以上终致胃肠运动功能紊乱，上则胸闷哽咽，中则胃脘胀痛，下则大便秘结；胃气不降反升，则嗳气反酸，呕吐胃灼热等；脾气不升反降，则中气下陷，出现胃脘坠胀，纳呆早饱，大便自利不禁。

## 治疗原则

在治疗功能性消化不良时，注意健脾和胃，疏肝理气，使脾气得升，胃气得降，肝气得舒，病则得治。

## 艾灸疗法

### 灸中脘穴

【定位】该穴位于上腹部，前正中线上，当脐中上 4 寸。

【艾灸】艾条温和灸，每日灸 1 次，每次灸 10 ～ 20 分钟，一般 10 天为 1 个疗程。

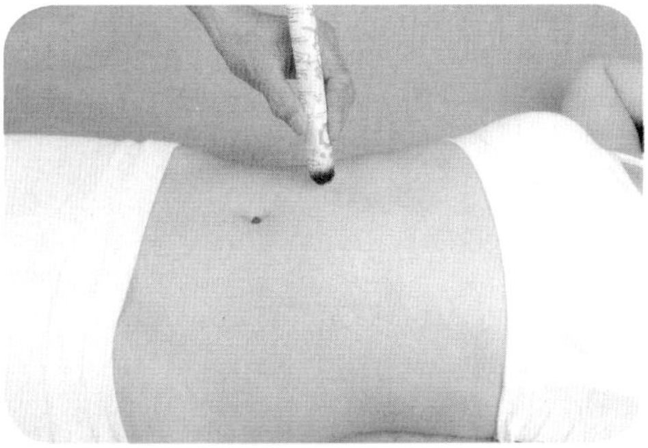

### 灸神阙穴

【定位】该穴位于腹中部，脐中央。

【艾灸】艾条温和灸，每日灸 1 次，每次灸 10 ～ 20 分钟，一般 10 天为 1 个疗程。

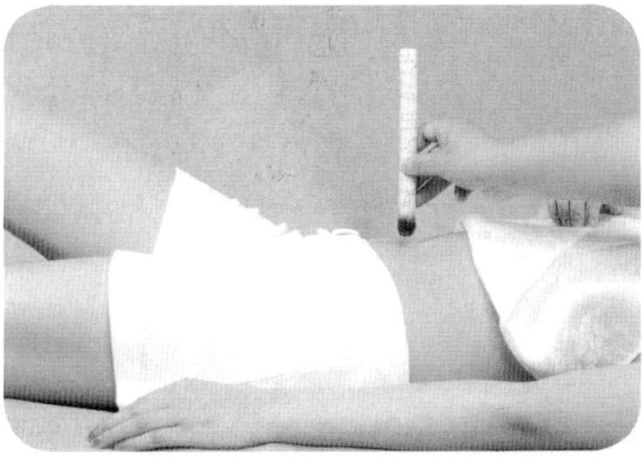

### 灸商丘穴

【定位】该穴位于足内踝前下方凹陷中，当舟骨结节与内踝尖连线的中点处。

【艾灸】艾条温和灸，每日灸 1 次，每次灸 10 ～ 20 分钟，一般 10 天为 1 个疗程。

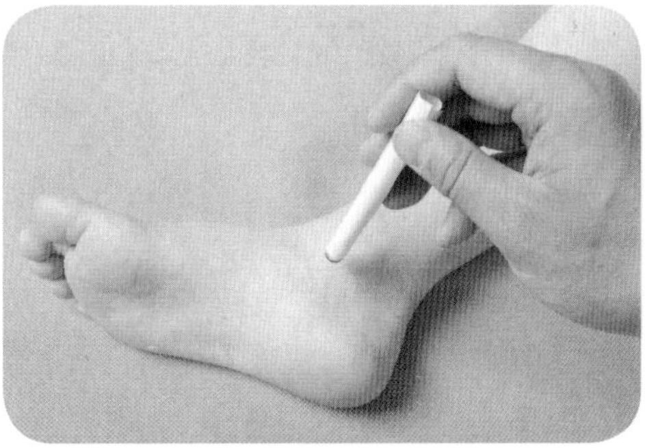

### 灸太白穴

【定位】该穴位于足内侧缘，当足大趾本节（第 1 跖骨关节）后下方赤白肉际凹陷处。

【艾灸】艾条温和灸，每日灸 1 次，每次灸 10 ～ 20 分钟，一般 10 天为 1 个疗程。

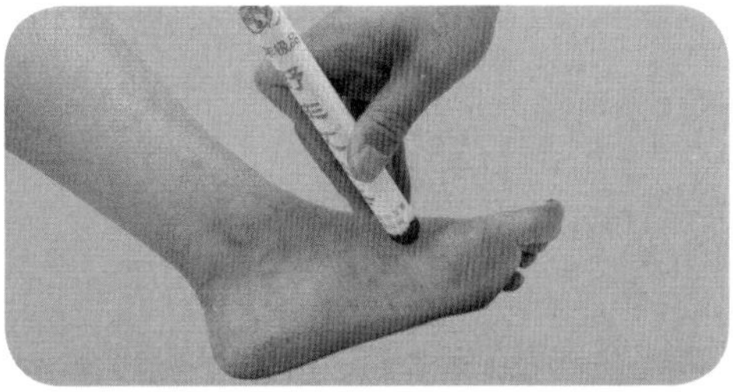

专家解析

中脘穴是胃经募穴，和胃健脾；神阙为任脉俞穴，与督脉、冲脉、胃经等也有密切联系；商丘穴具有健脾化湿、通调肠胃之功；艾灸脾经原穴太白，可以调理疏通经气。四穴配伍，对消化不良具有较好的疗效。

## 按摩疗法

### 按揉中脘穴

【定位】该穴位于上腹部，前正中线上，当脐中上4寸。

【按摩】用拇指或中指指腹按压中脘穴约30秒，然后按顺时针方向按揉约2分钟，以局部出现酸、麻、胀感觉为佳。

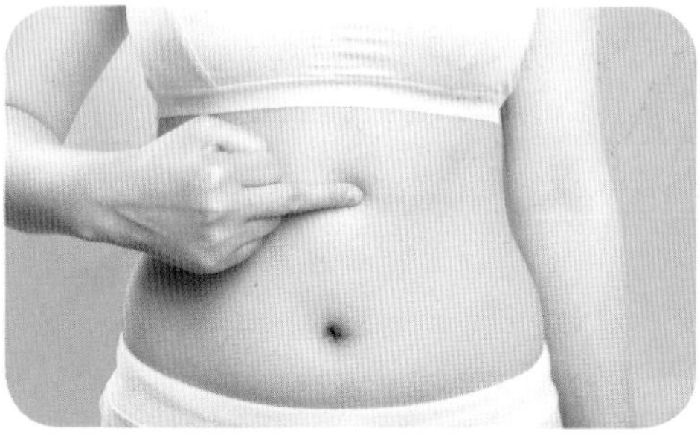

### 按揉气海穴

【定位】该穴位于下腹部，前正中线上，当脐中下1.5寸。

【按摩】用拇指指腹按压气海穴约30秒，然后按顺时针方向按揉约2分钟，以局部出现酸、麻、胀感觉为佳。

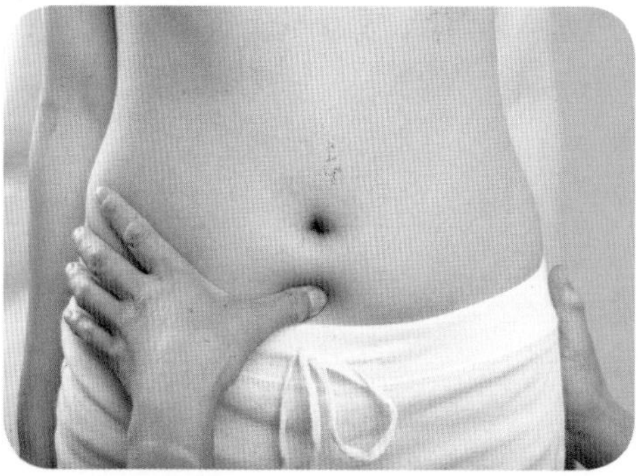

### 点按内关穴

【定位】该穴位于前臂掌侧，当曲泽与大陵的连线上，腕横纹上2寸，掌长肌肌腱与桡侧腕屈肌肌腱之间。

【按摩】用拇指指腹点按内关穴100～200次，以局部出现酸、麻、胀感觉为佳。

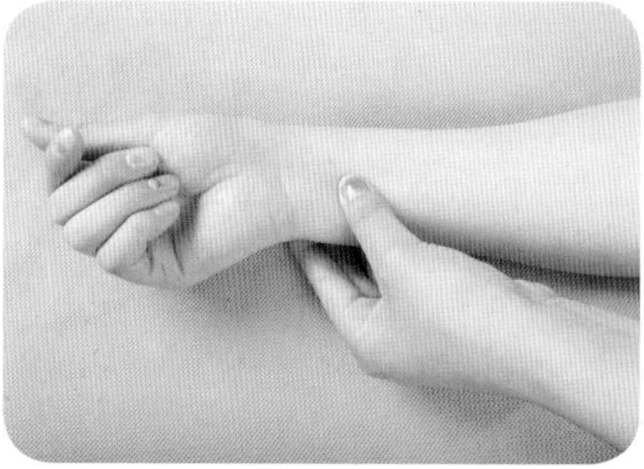

### 按揉足三里穴

【定位】该穴位于外膝眼下3寸，距胫骨前嵴1横指，当胫骨前肌上。

【按摩】用拇指按顺时针方向按揉足三里穴约2分钟，然后按逆时针方向按揉约2分钟，以局部出现酸、麻、胀感觉为佳。

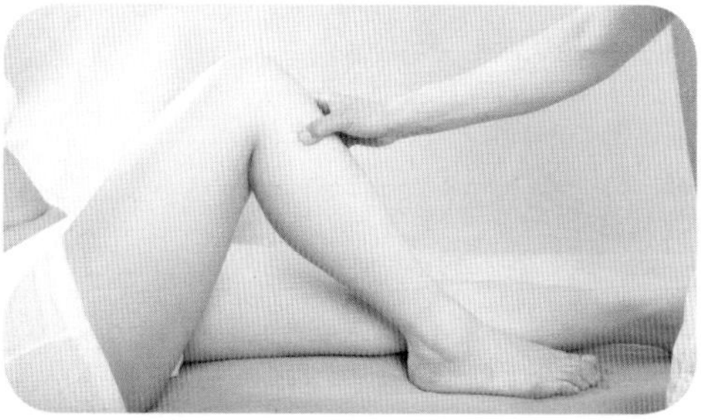

**专家解析**

中脘可和胃健脾；气海可益气助阳；内关可理气止痛；足三里健脾化湿。四穴配伍使用，长期坚持按摩，可有效改善消化不良。

## 拔罐疗法

### 拔罐丰隆穴

【定位】该穴位于小腿前外侧，外踝尖上 8 寸，条口穴外，距胫骨前缘二横指（中指）。

【拔罐】让患者取坐位，将罐吸拔在丰隆上，留罐 10 ～ 15 分钟。

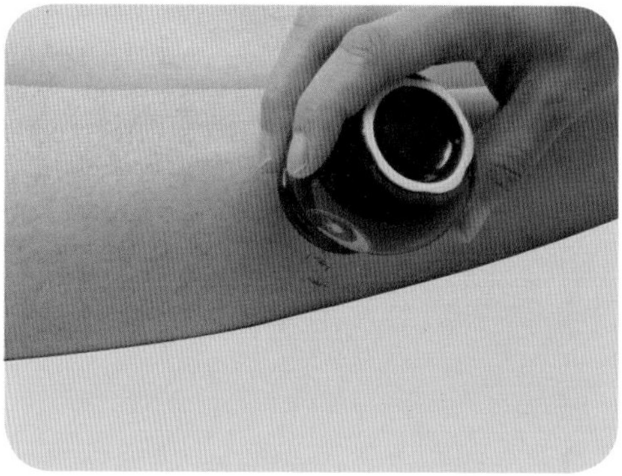

### 拔罐天枢穴

【定位】该穴位于腹中部，平脐中距脐中 2 寸。

【拔罐】让患者取仰卧位，将罐吸拔在天枢穴上，留罐 10 分钟，至罐内皮肤充血为度。

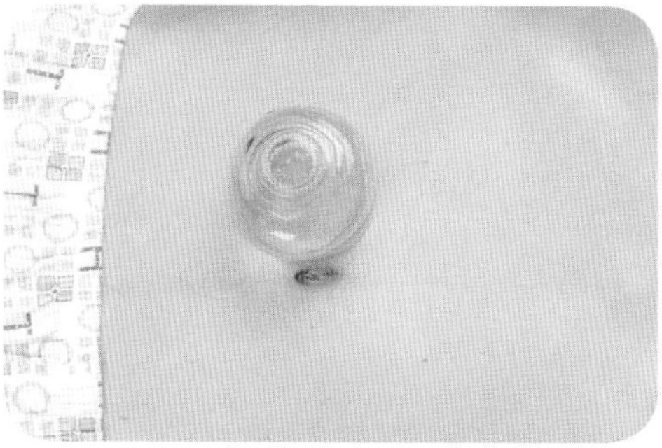

### 拔罐足三里穴

【定位】该穴位于外膝眼下 3 寸，距胫骨前嵴 1 横指，当胫骨前肌上。

【拔罐】把罐吸拔在穴位上，留罐 10 ～ 20 分钟，至皮肤出现潮红或瘀血再起罐。起罐后，要用消毒棉球擦去瘀血，再用酒精进行消毒，以免感染。

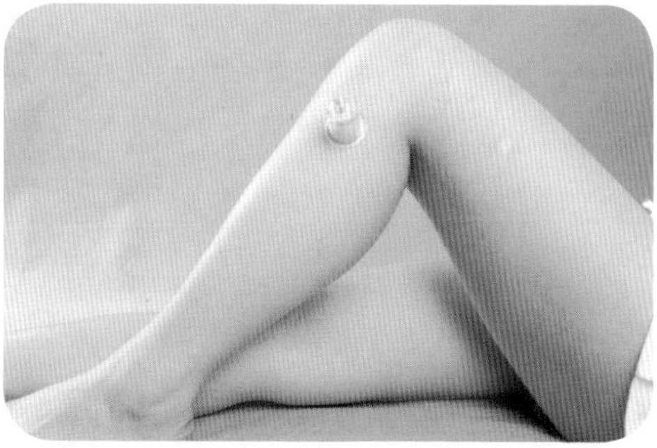

### 拔罐关元穴

【定位】该穴位于脐下 3 寸处。

【拔罐】将罐吸拔在关元穴上，留罐 10 分钟左右，拔至皮肤潮红为止，每日 1 次，10 次为 1 疗程。

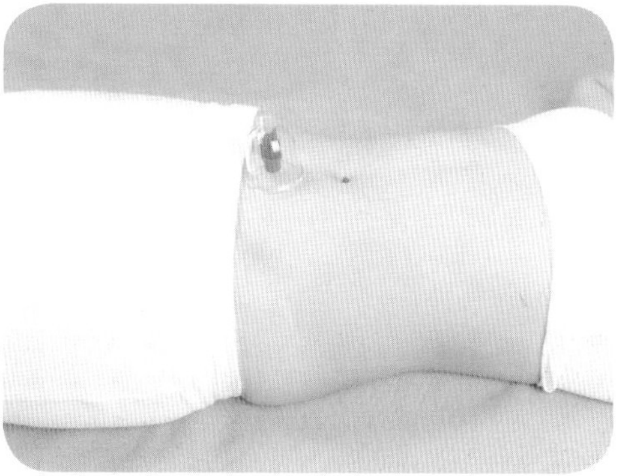

专家解析

丰隆可祛痰化湿；天枢可理气行滞；足三里可健脾和胃；配合可固本培元的关元进行拔罐治疗，可辅助治疗消化不良。

## 刮痧疗法

### 刮拭中脘穴

【定位】该穴位于上腹部，前正中线上，当脐中上4寸位。

【刮拭】用面刮法刮拭腹部中脘穴，可以用补法轻刮的方式来刮痧，直到出现痧痕为止。

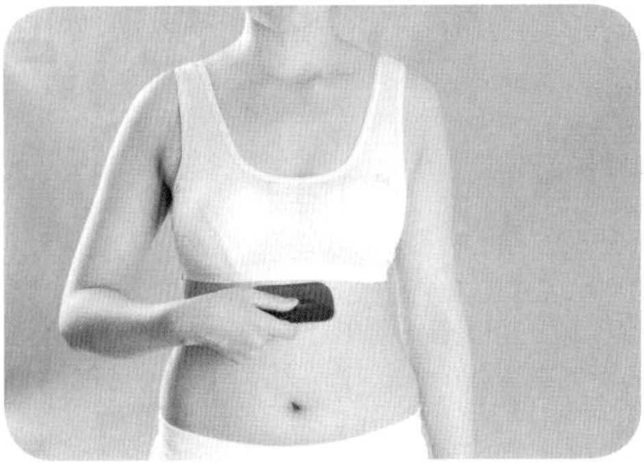

### 刮拭气海穴

【定位】该穴位于下腹部，前正中线上，当脐中下1.5寸。

【刮拭】用面刮法刮拭腹部气海穴，力度由轻至重，以皮肤潮红发热为度。

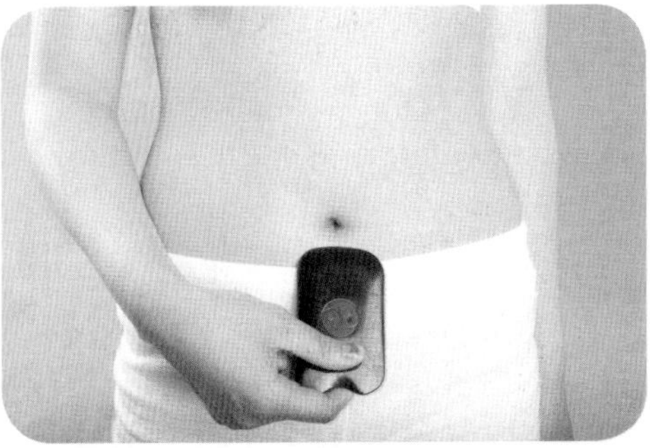

### 刮拭天枢穴

【定位】该穴位于腹中部，平脐中，距脐中2寸。

【刮拭】以面刮法从上向下刮拭腹部天枢穴。

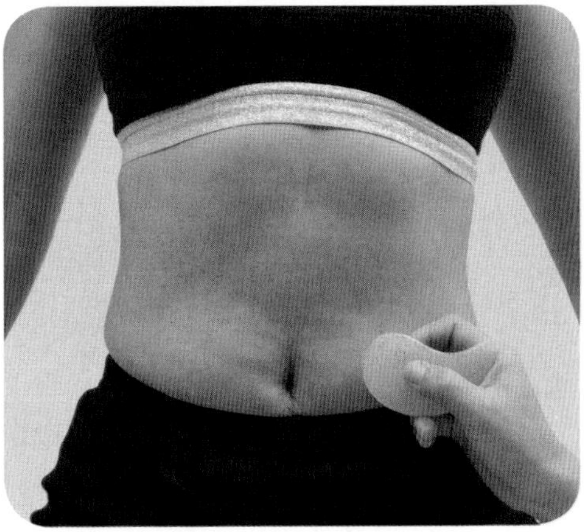

### 刮拭胃俞穴

【定位】该穴位于背部，当第12胸椎棘突下，旁开1.5寸。

【刮拭】以面刮法刮拭胃俞穴，力度适中以潮红出痧为度。

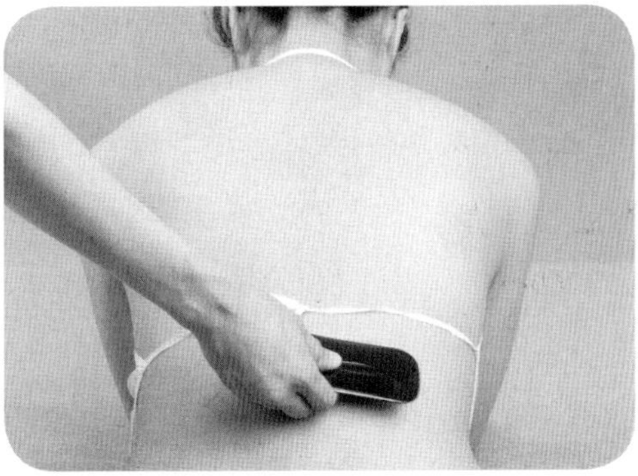

**专家解析**

中脘可和胃健脾；气海可益气助阳；天枢可理气行滞；胃俞和胃健脾、理中降逆。四穴配伍，对消化不良有很好的疗效。

# 结肠炎

结肠炎，又称非特异性溃疡性结肠炎，起病多缓慢，病情轻重不一，结肠炎腹痛一般多为隐痛或绞痛，常位于左下腹或小腹。其他表现有食欲不振、腹胀、恶心、呕吐等；左下腹可有压痛，有时能触及痉挛的结肠。常见的全身症状有消瘦、乏力、发热、贫血等。有少部分病人在慢性的病程中，病情突然恶化或初次发病就呈暴发性，表现严重腹泻，每日 10 ～ 30 次，排出含血、脓、黏液的粪便，并有高热、呕吐、心动过速、衰竭、失水、电解质紊乱、神志昏迷甚至结肠穿孔，不及时治疗可能造成死亡。

## 病因分型

1. 腹泻型

泄泻、大便不成形、腹痛、便血、黏液便、脓血便、肠鸣及排便不畅、不尽、里急后重，伴有消瘦、全身乏力、恶寒、头昏等症。

2. 便秘型

大便秘结，如羊屎样，排便不畅、不尽，甚则数日内不能通大便，有一部分患者原有长期腹泻史，伴有腹痛、消瘦、口干、腹胀贫血等症，易恶变。

3. 腹泻便秘交替型

大便时干时稀、时有黏液、便血，伴有腹痛、腹胀等症。

## 治疗原则

慢性结肠炎属自身免疫性疾病，可能与某些病原体感染、遗传基因及精神因素有关，大多病程长，病情缠绵难愈，尤其是溃疡性结肠炎，大便带黏液和脓血，患者十分痛苦，这些症状不是通过调理脾胃、健脾益肠就能解决的，而应寒热通补、健脾和中、燮理阴阳。

## 按摩疗法

### 点按心俞穴

【定位】该穴位于背部，当第 5 胸椎棘突下，旁开 1.5 寸。

【按摩】双手中指或拇指点按心俞穴 3 ～ 5 分钟，力度适中，手法连贯，至局部有酸胀感即可。

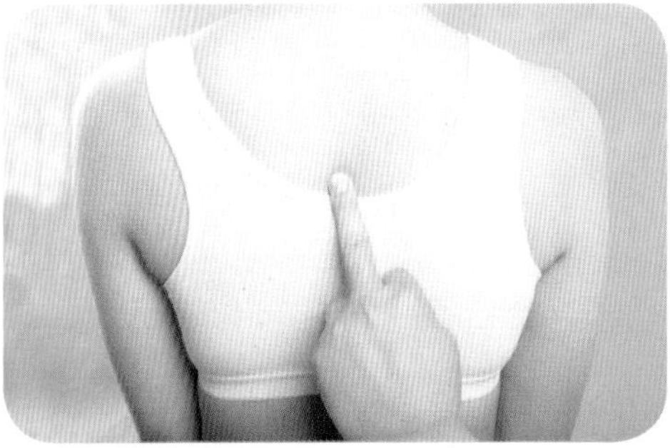

### 按揉膈俞穴

【定位】该穴位于背部，当第 7 胸椎棘突下，旁开 1.5 寸。

【按摩】用两手拇指指腹同时用力，按顺时针方向按揉膈俞穴约 2 分钟，然后按逆时针方向按揉约 2 分钟，以局部出现酸、麻、胀感觉为佳。

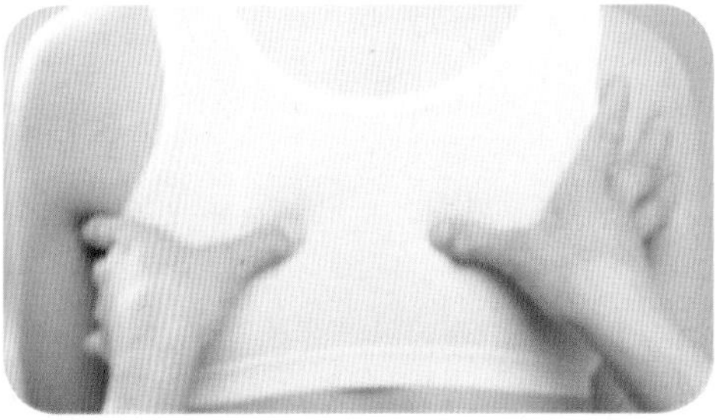

### 点按神门穴

【定位】该穴位于腕部，腕掌侧横纹尺侧端，尺侧腕屈肌腱的桡侧凹陷处。

【按摩】用拇指点按神门穴 3 ～ 5 分钟，力度适中，手法连贯，至局部有酸胀感即可。

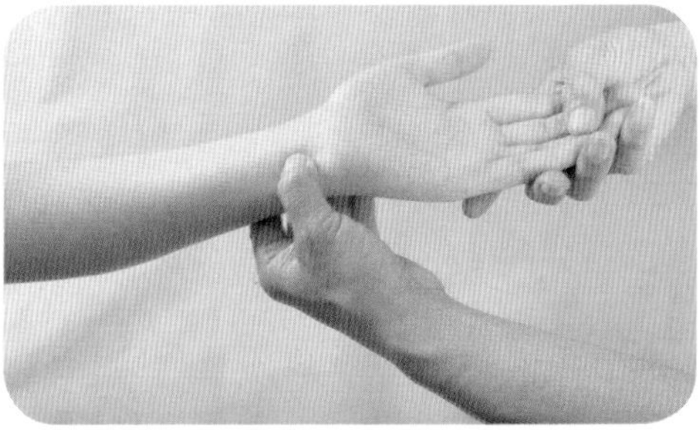

### 点按内关穴

【定位】该穴位于前臂掌侧，当曲泽与大陵的连线上，腕横纹上 2 寸，掌长肌肌腱与桡侧腕屈肌肌腱之间。

【按摩】按摩者左手托着被按摩者的前臂，右手拇指或食指点按内关穴约 1 分钟，以局部感到酸胀并向腕部和手放射为佳。

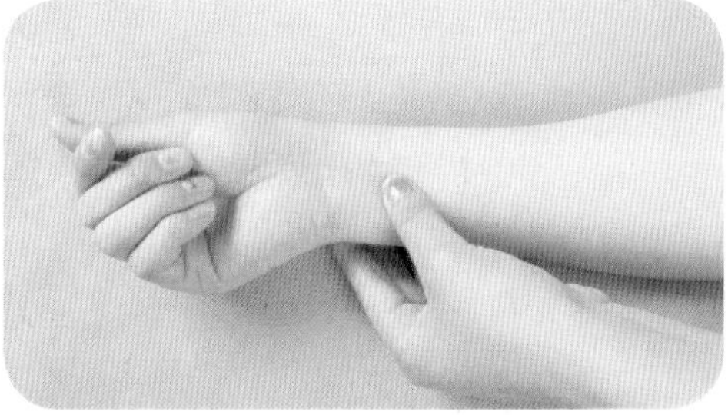

**专家解析**

点按心俞、膈俞，以健脾益气，补益心气，行气活血；施用揉拿手三阴法，点按神门、内关，以补心安神，通络宁心，理气和胃。四穴配伍共达养血、补心、安神之效。

## 按摩疗法

### 按揉足三里穴

【定位】该穴位于外膝眼下 3 寸，距胫骨前嵴 1 横指，当胫骨前肌上。

【按摩】用拇指按顺时针方向按揉足三里穴约 2 分钟，然后按逆时针方向按揉约 2 分钟，以局部出现酸、麻、胀感觉为佳。

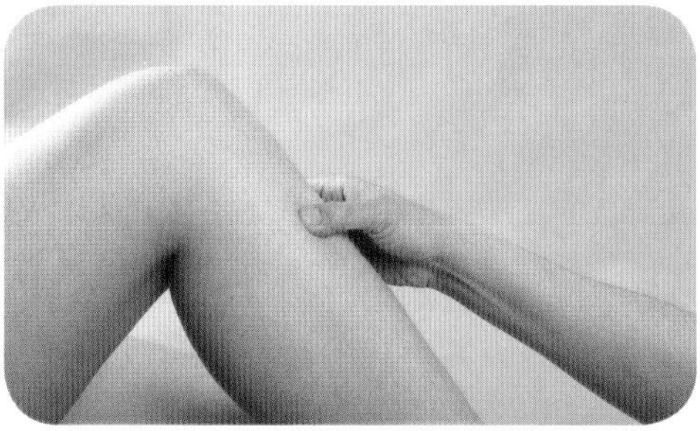

### 点揉太溪穴

【定位】该穴位于足内侧，内踝后方与脚跟骨筋腱之间的凹陷处。

【按摩】用拇指点揉太溪穴约 2 分钟，以局部出现酸、麻、胀感觉为佳。

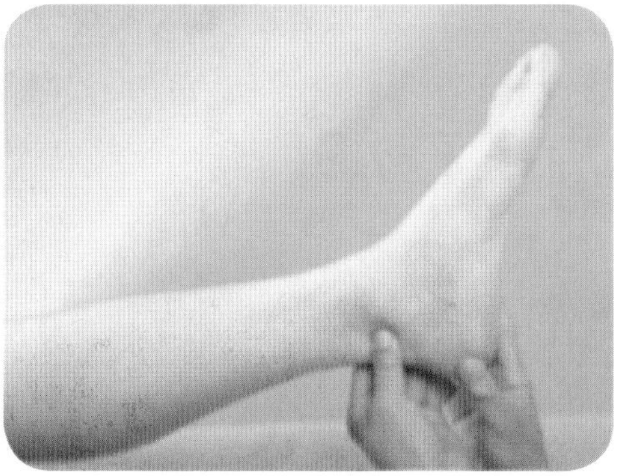

### 搓揉涌泉穴

【定位】该穴位于足前部凹陷处第 2、3 趾趾缝纹头端与足跟连线的前 1/3 处。

【按摩】用拇指从足跟通过涌泉穴搓向足尖约 1 分钟，然后按揉约 1 分钟，左右脚交替进行，以局部出现酸、麻、胀感为佳。

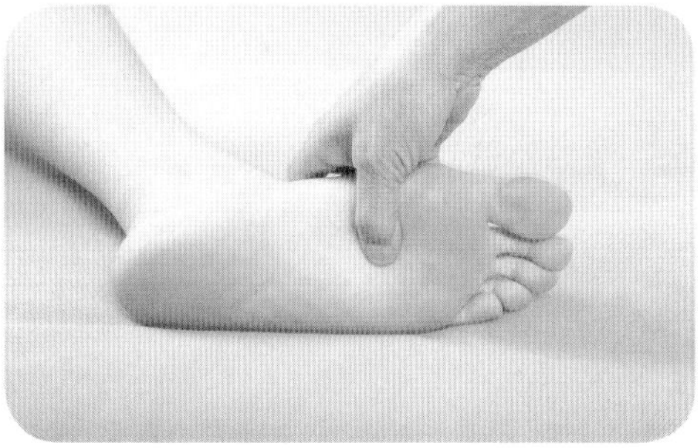

### 按揉大肠俞穴

【定位】该穴位于腰部，当第 4 腰椎棘突下，旁开 1.5 寸。

【按摩】被按摩者俯卧，按摩者用拇指指腹按揉大肠俞穴约 1 分钟，以局部出现酸、麻、胀感觉为佳。

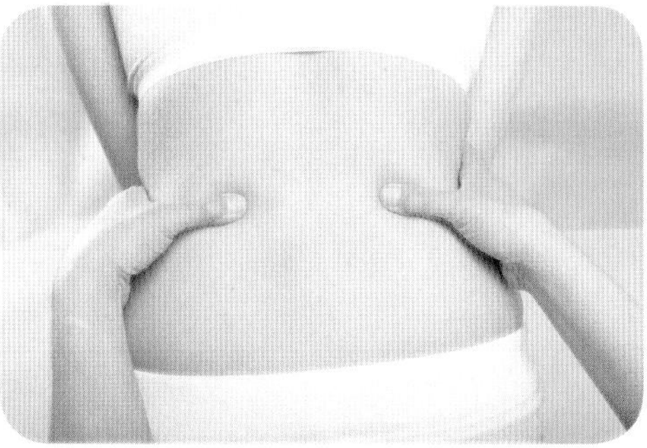

专家解析

足三里调理脾胃、补中益气；太溪消食化滞、和胃降逆；涌泉疏通经络；大肠俞理气降逆、调和肠胃。四穴配伍使用，对结肠炎有很好的疗效。

# 消化性溃疡

主要指发生于胃及十二指肠的慢性溃疡，是一多发病、常见病。其临床特点为慢性过程，周期发作，中上腹节律性疼痛。消化性溃疡多发生于胃和十二指肠，亦可发生于与胃酸、胃蛋白酶接触的其他部位，如食管下段、胃肠吻合术的吻合口、空肠憩室等。

## 病因病机

1. 情志所伤

忧思恼怒，情怀不畅，肝郁气滞，疏泄失职，横逆犯胃侮脾，可使脾胃升降失常，气血瘀滞不畅，而致胃脘痛。

2. 饮食所伤

饥饱无常或暴饮暴食，损伤脾胃之气，脾失运化，胃气不降，中土壅滞则胃脘胀痛。或过食生冷，寒积胃脘，气血凝滞不通，致胃寒作痛，或恣食肥甘辛辣，过饮烈酒，损伤脾胃，以致湿热内生，阻滞中焦，气血不和，而致胃痛。

3. 脾胃虚弱

素体脾胃虚弱，先天禀赋不足；或胃病经久不愈，反复发作，耗伤脾胃之气；或劳倦内伤，耗伤脾气；或用药不当，损伤脾胃，均可导致脾胃虚弱、偏于阳虚者，常因饮食不节，或过食生冷，或触冒风寒而诱发。偏于阴虚者，常因进食燥热辛辣之品，或情志郁结而诱发，若脾虚不能统血，血渗脉外，可致呕血、便血。

## 治疗原则

中医治则归纳起来有如下方法：

健脾法；疏肝和胃法；清肝泄热法；活血化瘀法；滋养胃阴法；收敛制酸法。

1. 中西医结合组成复方治疗溃疡病具有综合协同的作用，经多种途径达到制酸、解痉、消炎，促进溃疡愈合的效果。

2. 不论中药或西药，溃疡的近期疗效还不满意，主要是经常反复发作，疗效不易巩固，西药缺乏有效的防止复发的办法，中药对巩固疗效便显示出独到的优越性。在溃疡病急性发作治愈后，仍需给予一段时间以健脾益气为主的巩固治疗，从调理脾胃、提高机体抵抗力入手，以期达到“脾旺四季不受邪”的状态，而提到机体抗溃疡病复发的能力。

## 艾灸疗法

### 灸中脘穴

【定位】该穴位于上腹部，前正中线上，当脐中上4寸。

【艾灸】艾条温和灸，每日灸1次，每次灸10～20分钟，一般10天为1个疗程。

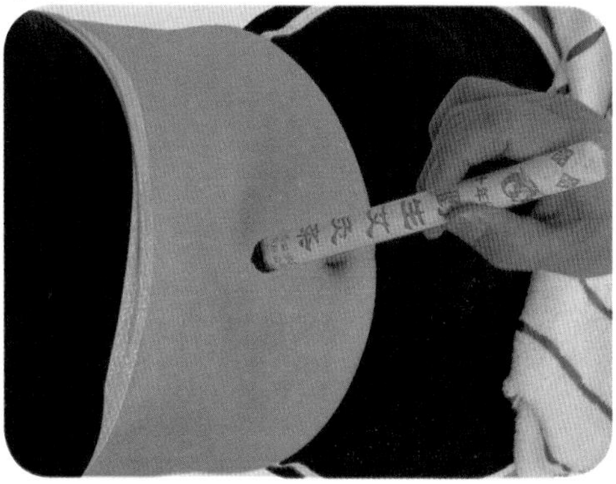

### 灸神阙穴

【定位】该穴位于腹中部，脐中央。

【艾灸】艾条温和灸，每日灸1次，每次灸10～20分钟，一般10天为1个疗程。

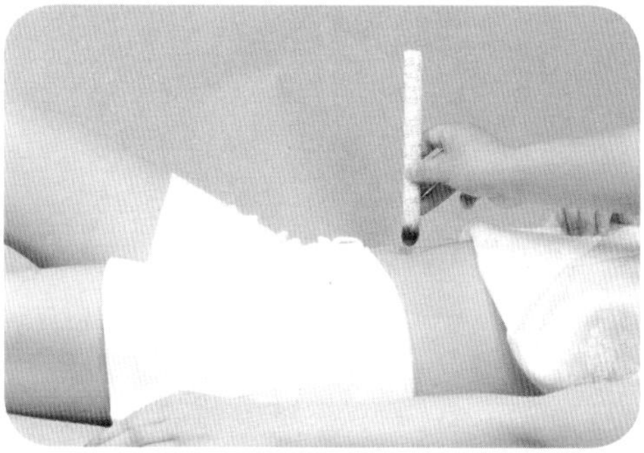

### 灸太冲穴

【定位】该穴位于足背侧，第1、2趾跖骨连接部位中。

【艾灸】艾条温和灸，每日灸1次，每次灸10～20分钟，一般10天为1个疗程。

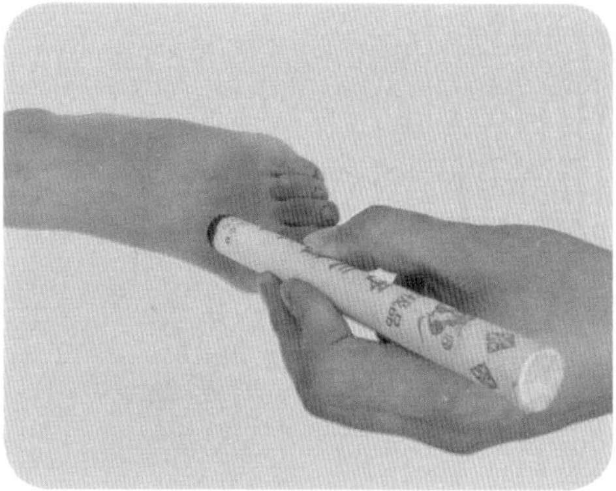

### 灸公孙穴

【定位】该穴位于足内侧缘，第1跖骨基底部的前下方凹陷处，当太白后1寸。

【艾灸】艾条温和灸，每日灸1次，每次灸10～20分钟，一般10天为1个疗程。

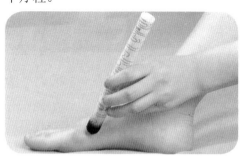

专家解析

中脘穴是胃经募穴，和胃健脾；神阙为任脉俞穴，与督脉、冲脉，胃经等也有密切联系；太冲可对于养血；配合可健脾胃的公孙进行艾灸治疗，可改善肠胃溃疡症状。

## 按摩疗法

### 按揉中脘穴

【定位】该穴位于上腹部，前正中线上，当脐中上 4 寸。

【按摩】用拇指或中指指腹按压中脘穴约 30 秒，然后按顺时针方向按揉约 2 分钟，以局部出现酸、麻、胀感觉为佳。

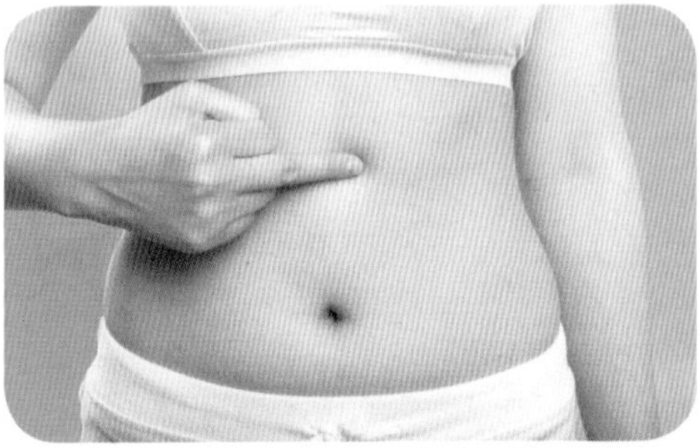

### 点按内关穴

【定位】该穴位于前臂掌侧，当曲泽与大陵的连线上，腕横纹上 2 寸，掌长肌肌腱与桡侧腕屈肌肌腱之间。

【按摩】按摩者左手托着被按摩者的前臂，右手拇指或食指点按内关穴约 1 分钟，以局部感到酸胀并向腕部和手放射为佳。

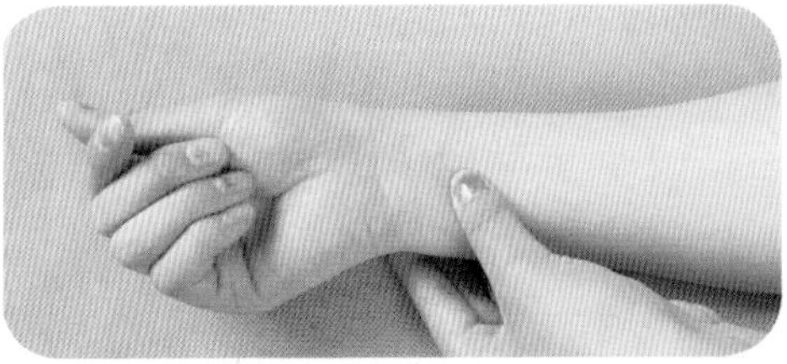

### 按揉足三里穴

【定位】该穴位于外膝眼下 3 寸，距胫骨前嵴 1 横指，当胫骨前肌上。

【按摩】用拇指按顺时针方向按揉足三里穴约 2 分钟，然后按逆时针方向按揉约 2 分钟，以局部出现酸、麻、胀感觉为佳。

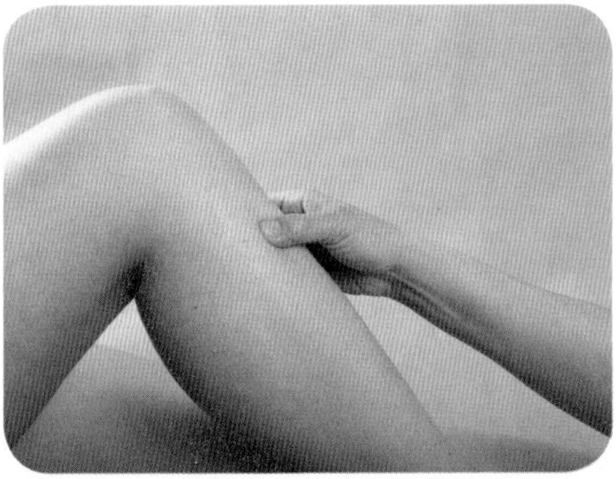

### 按揉脾俞穴

【定位】该穴位于背部，当第 11 胸椎棘突下，旁开 1.5 寸。

【按摩】用两手拇指按在脾俞穴上，其余四指附着在肋骨上，按揉约 2 分钟；或捏空拳揉擦脾俞穴 30 ～ 50 次，擦至局部有热感为佳。

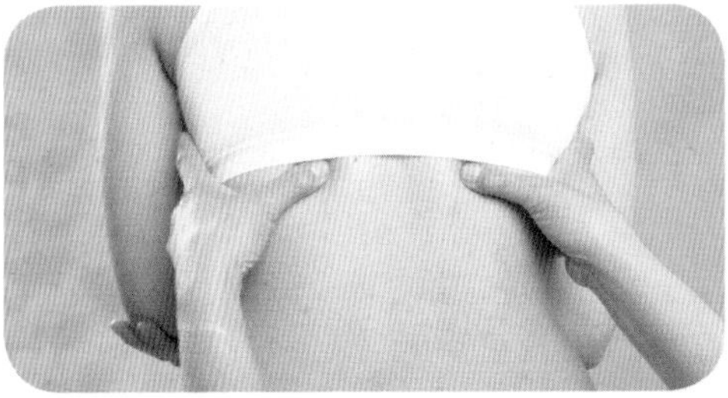

专家解析

中脘可和胃健脾；内关可理气止痛；足三里健脾化湿；脾俞益气养阴、缓急止疼。四穴配伍使用，长期坚持按摩，可有效改善消化性溃疡。

## 拔罐疗法

### 拔罐肝俞穴

【定位】该穴位于背部，当第 9 胸椎棘突下，旁开 1.5 寸。

【拔罐】先把罐吸拔在肝俞穴上，以皮肤潮红发紫出现痧点为止。

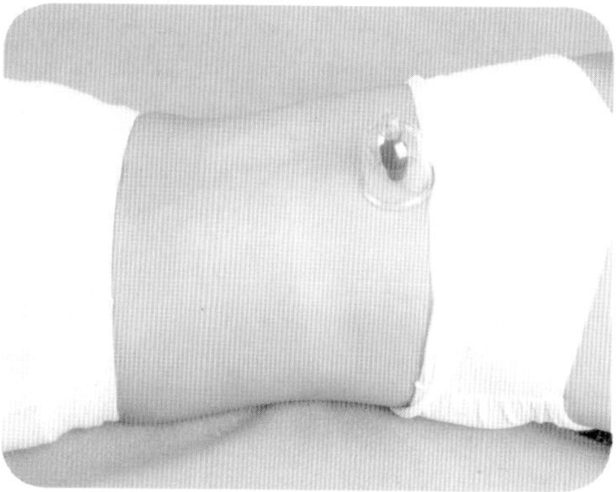

### 拔罐脾俞穴

【定位】该穴位于背部，当第 11 胸椎棘突下，旁开 1.5 寸。

【拔罐】让患者取俯卧位，把罐吸拔在脾俞穴上，留罐 10 ～ 15 分钟。

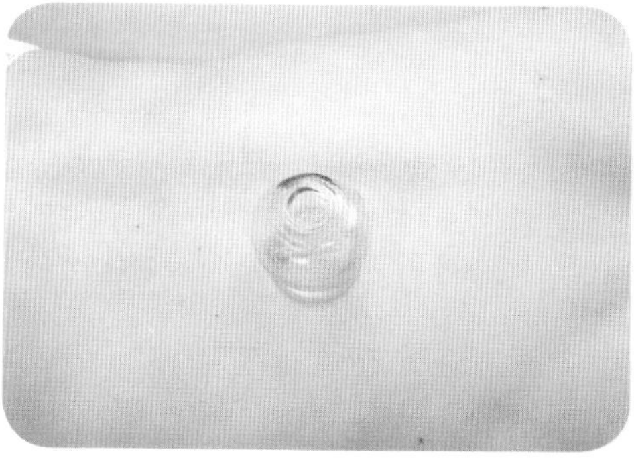

### 拔罐血海穴

【定位】该穴位于大腿内侧，髌底内侧端上 2 寸，当股四头肌内侧头的隆起处。

【拔罐】先把罐吸拔在血海穴上，以皮肤潮红发紫出现痧点为止。

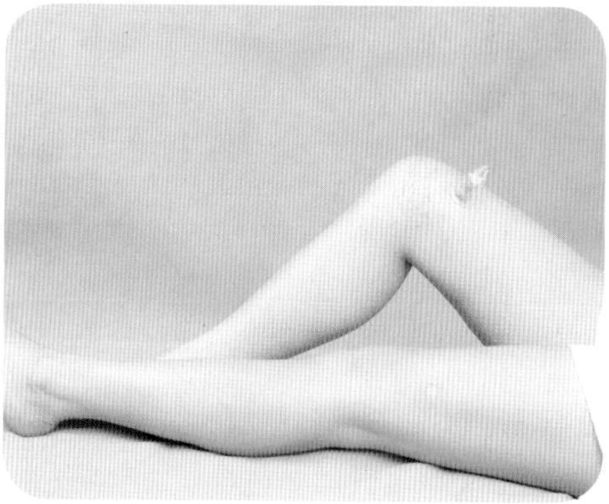

### 拔罐足三里穴

【定位】该穴位于外膝眼下 3 寸，距胫骨前嵴 1 横指，当胫骨前肌上。

【拔罐】把罐吸拔在穴位上，留罐 10 ～ 20 分钟，至皮肤出现潮红或瘀血再起罐。起罐后，要用消毒棉球擦去瘀血，再用酒精进行消毒，以免感染。

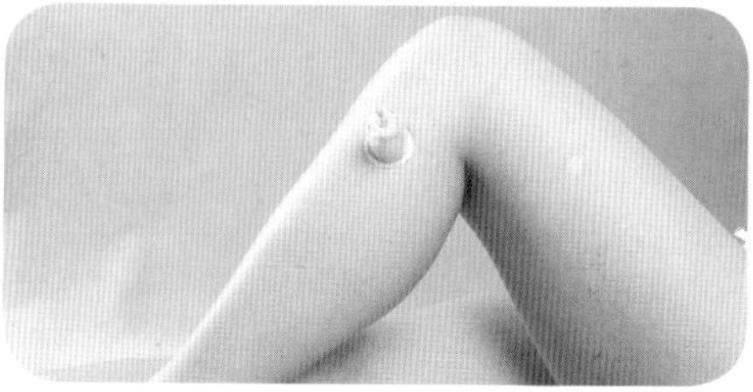

专家解析

肝俞可疏肝利胆；脾俞和足三里可健脾和胃，配合可健脾化湿的血海进行拔罐治疗，可辅助治疗肠胃溃疡。

# 胃下垂

胃下垂是由于膈肌悬力不足，支撑内脏器官韧带松弛，或腹内压降低，腹肌松弛，导致站立时胃大弯抵达盆腔，胃小弯弧线最低点降到髂嵴联线以下。常伴有十二指肠球部位置的改变。正常人的胃在腹腔的左上方，直立时的最低点不应超过脐下 2 横指，其位置相对固定。

## 病因

本病的发生多是由于膈肌悬吊力不足，肝胃、膈胃韧带功能减退而松弛，腹内压下降及腹肌松弛等因素，加上体形或体质等因素，使胃呈极底低张的鱼勾状，即为胃下垂所见的无张力型胃。

1. 身体瘦弱

多见于无力型体形者，身体瘦弱、胸廓狭小、皮肤苍白、皮下脂肪菲薄或肌肉营养不良，第十肋游离等。先天性胃下垂患者，常可并发其他内脏。如：肾、肝、脾、横结肠、子宫等内脏下梗又叫全内脏下垂。

2. 综合因素

凡能影响造成膈肌位置下降的因素，如膈肌活动力降低，腹腔压力降低，腹肌收缩力减弱，胃膈韧带、胃肝韧带、胃脾韧带、胃结肠韧带过于松弛等，都是导致胃下垂的原因。

3. 胃肠疾病

多与慢性消耗病合并存在或在大病初愈之后；为其他消化系统疾病的并发症，如慢性胃炎、猩性溃疡等；腹肌松弛或腹内压降低，如妇女多次生育、腹部肿瘤切除术、体重突然减轻、或胸腔内压增加，如长期咳嗽、闷气、心界下移等，均是引起胃下垂的原因。

## 症状

轻度下垂者一般无症状，下垂明显者有上腹不适，饱胀，饭后明显，伴恶心、嗳气、厌食、便秘等，有时腹部有深部隐痛感，常于餐后，站立及劳累后加重。长期胃下垂者常有消瘦、乏力、站立性昏厥、低血压、心悸、失眠、头痛等症状。

## 治疗原则

胃下垂在中医属于虚证，脾气虚衰是根本的原因。治疗以扶脾健胃为主，辅以体育锻炼和饮食调养。

## 艾灸疗法

### 灸气海穴

【定位】该穴位于下腹部，前正中线上，当脐中下 1.5 寸。

【艾灸】用艾条或配合灸盒做温和灸灸 10 ～ 15 分钟，10 日一个疗程。中间间隔 2 ～ 3 天。

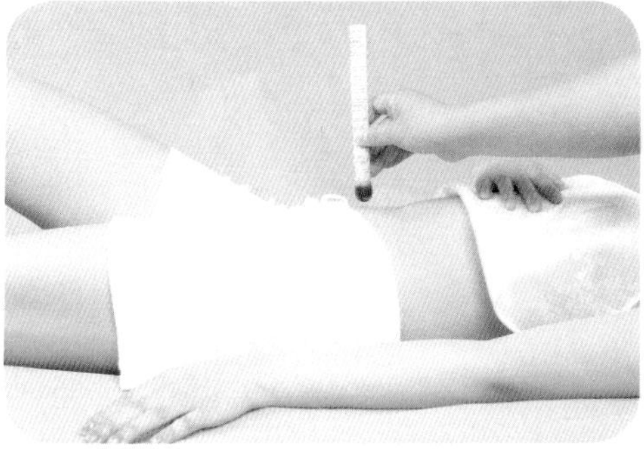

### 灸关元穴

【定位】该穴位于脐中下 3 寸，腹中线上。

【艾灸】用艾条或配合灸盒做温和灸灸 10 ～ 15 分钟，10 日一个疗程。中间间隔 2 ～ 3 天。

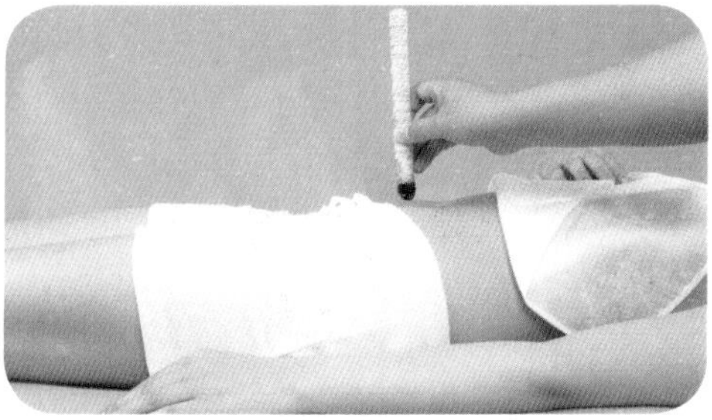

### 灸足三里穴

【定位】该穴位于外膝眼下 3 寸，距胫骨前嵴 1 横指，当胫骨前肌上。

【艾灸】用艾条或配合灸盒做温和灸灸 10 ～ 15 分钟，10 日一个疗程。中间间隔 2 ～ 3 天。

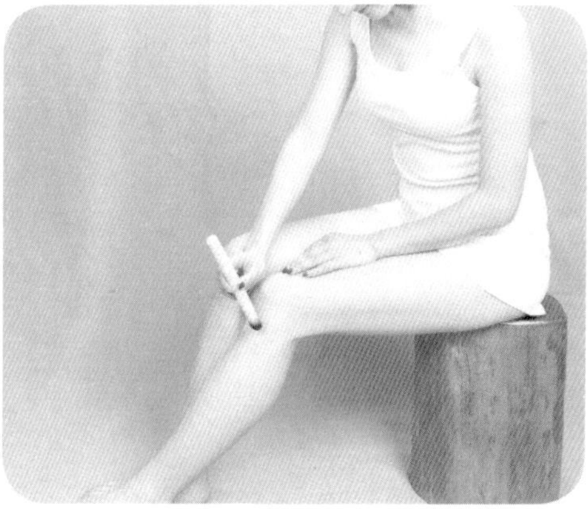

### 灸胃俞穴

【定位】该穴位于背部，当第 12 胸椎棘突下，旁开 1.5 寸。

【艾灸】用艾条或配合灸盒做温和灸灸 10 ～ 15 分钟，10 日一个疗程。中间间隔 2 ～ 3 天。

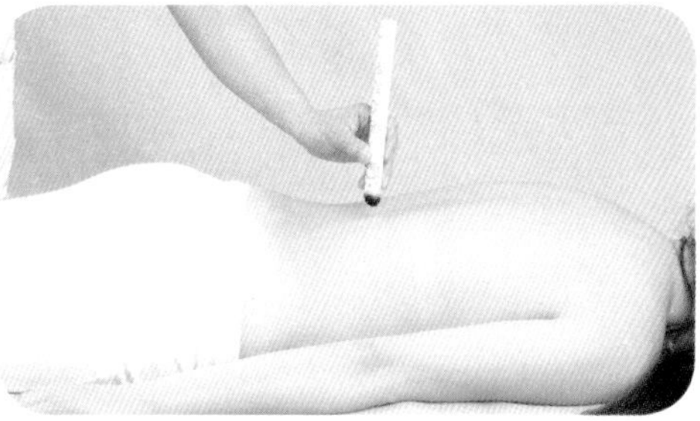

专家解析

气海穴有培补元气、补益回阳的功用；关元可固本培元；足三里燥化脾湿、生发胃气；胃俞穴是胃的背俞穴，具有和胃健脾、理中降逆的功用。四穴配伍对胃下垂有很好的疗效。

## 拔罐疗法

### 拔罐大椎穴

【定位】该穴位于颈部下端，背部正中线上，第7颈椎棘突下凹陷中。

【拔罐】将罐吸拔在大椎穴上，留罐10分钟左右，拔至皮肤潮红为止，每日1次，10次为1疗程。

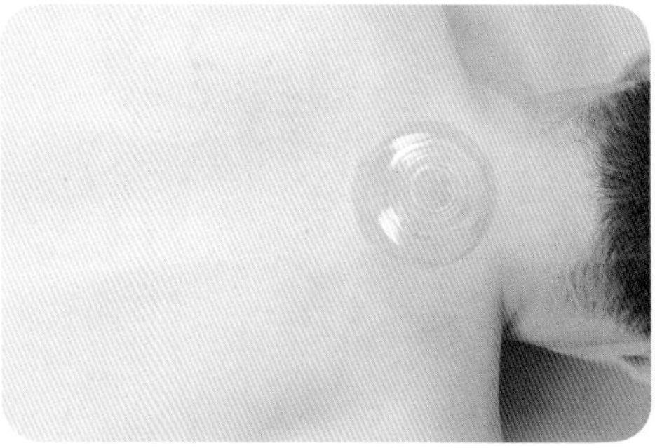

### 拔罐肝俞穴

【定位】该穴位于背部，当第9胸椎棘突下，旁开1.5寸。

【拔罐】先把罐吸拔在肝俞穴上，留罐10分钟左右，拔至皮肤潮红为止，每日1次，10次为1疗程。

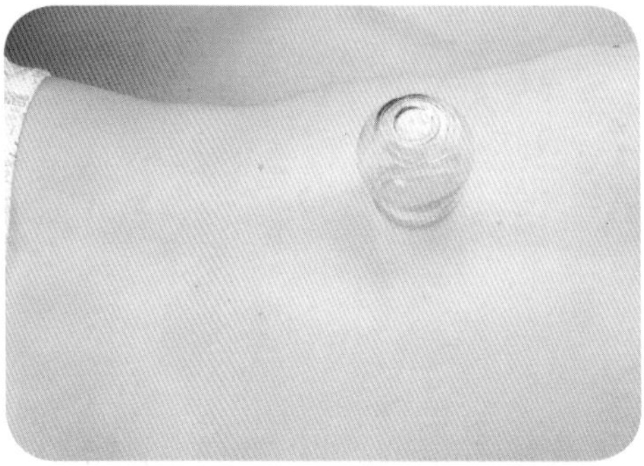

### 拔罐脾俞穴

【定位】该穴位于背部，当第11胸椎棘突下，旁开1.5寸。

【拔罐】把罐吸拔在脾俞穴上，留罐10分钟左右，拔至皮肤潮红为止，每日1次，10次为1疗程。

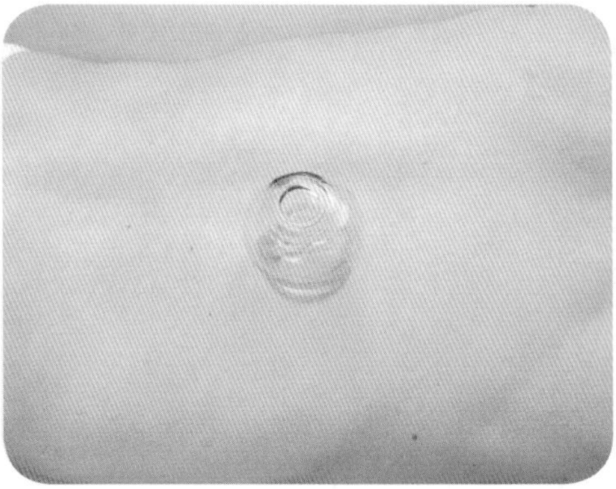

### 拔罐胃俞穴

【定位】该穴位于背部，当第12胸椎棘突下，旁开1.5寸。

【拔罐】把罐吸拔在胃俞穴上，留罐10分钟左右，拔至皮肤潮红为止，每日1次，10次为1疗程。

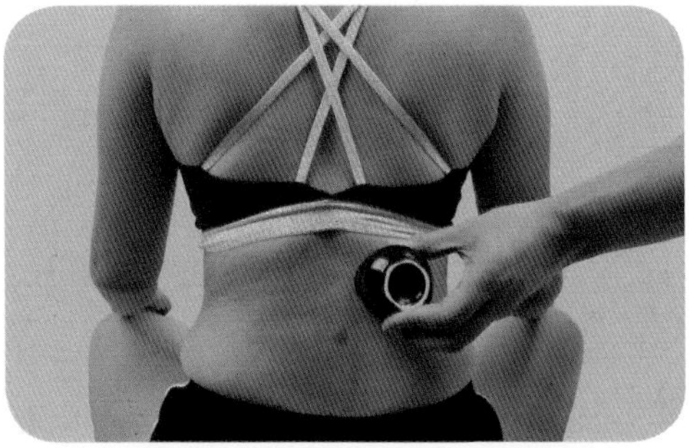

**专家解析**

大椎可清热解表，肝俞可疏肝利胆，脾俞可健脾和胃，配合可和胃降逆的胃俞进行长期拔罐治疗，可有效辅助治疗胃下垂。

# 慢性胃炎

慢性胃炎系指不同病因引起的各种慢性胃黏膜炎性病变，是种常见病，其发病率在各种胃病中居首位。慢性胃炎属中医胃脘痛、痞满等症范畴。中医以为由气滞、脾虚、血瘀等诸邪阻滞于胃或胃络失养所致。

## 病因

慢性胃炎是胃黏膜上皮遭到各种致病因子的反复侵袭，发生持续性慢性炎症性病变。其发病与情绪不佳、饮食不节（如嗜酒、饮食无规律、过食生冷辛辣等）及胃炎幽门螺旋杆菌感染等因素有关。

## 症状

临床症状有中上腹部疼痛或饱闷感、疼痛或牵及胸胁后背、食欲减退、吐酸水、恶心呕吐、嗳气等。反复发作，日久则出现胃部灼热、隐痛、有饥饿感而不能食、食后饱胀、面色发白、消瘦、贫血等症状。

## 中医分型

1. 肝胃气滞型：中脘疼痛，时作时止，食后脘腹胀满或疼痛加剧或随情志变化增剧，得嗳气则减，有时伴见吞酸嘈杂，舌质正常或略红，苔薄脉弦。治则疏肝理气和胃。

2. 脾胃虚寒型：脘腹隐痛，绵绵不愈，喜暖喜按，得食痛减，遇冷加剧，面色苍白，手足欠温，吐清水或大便溏软，舌质淡苔白腻，脉沉细或弱。治拟益气健脾，温中和胃。

3. 胃热阴虚型：胃脘胀闷隐痛，纳呆消瘦，倦怠乏力，心烦易怒，口干口苦，口舌糜烂，大便干秘量少，舌质红苔光剥或无苔津少，脉细弱或带数。治则：清养胃阴，益气运脾。

4. 瘀阻胃络型：胃脘胀痛或刺痛，胶着不移，涉及胸胁，形体消瘦，倦怠乏力，或见黑便，舌质淡，舌质暗紫或见瘀斑，苔白腻，脉沉细或涩。治则：理气活血，祛瘀止痛。

## 治疗原则

慢性胃炎属脾胃病范畴，脾为脏属阴土，运化不健，责之于脾，治疗务在益气健脾运脾，常宜升清；胃为腑属阳土，主受纳水谷，以通为用，以降为和，一旦有病，即出现胀闷，噫嗳泛恶等浊阴不降诸证，治当降气开郁通腑，所以调理升降是治疗脾胃疾病的关键之一。

## 艾灸疗法

### 灸中脘穴

【定位】该穴位于上腹部，前正中线上，当脐中上 4 寸。

【艾灸】艾条温和灸，施灸 10～20 分钟，每日灸治 1～2 次，5～10 次为 1 疗程。

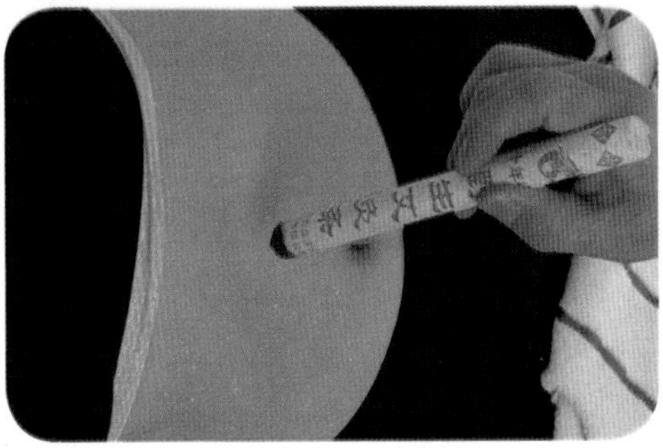

### 灸气海穴

【定位】该穴位于下腹部，前正中线上，当脐中下 1.5 寸。

【艾灸】艾条温和灸，施灸 10～20 分钟，每日灸治 1～2 次，5～10 次为 1 疗程。

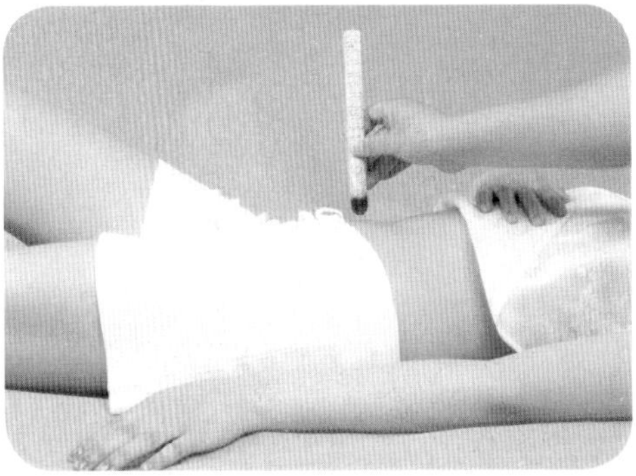

### 灸关元穴

【定位】该穴位于脐中下 3 寸，腹中线上。

【艾灸】艾条温和灸，施灸 10～20 分钟，每日灸治 1～2 次，5～10 次为 1 疗程。

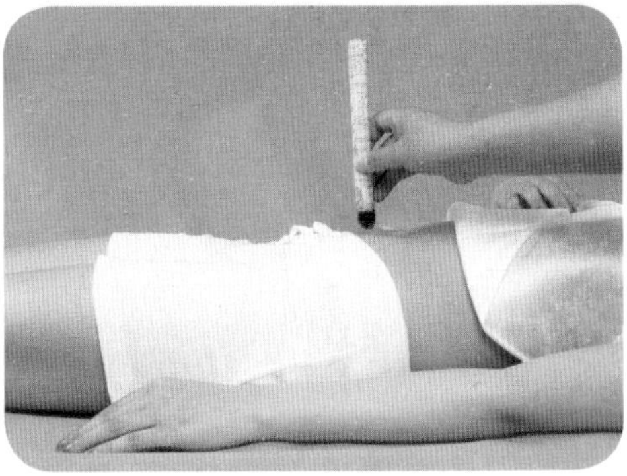

### 灸天枢穴

【定位】该穴位于腹中部，平脐中，距脐中 2 寸。

【艾灸】艾条温和灸，施灸 10～20 分钟，每日灸治 1～2 次，5～10 次为 1 疗程。

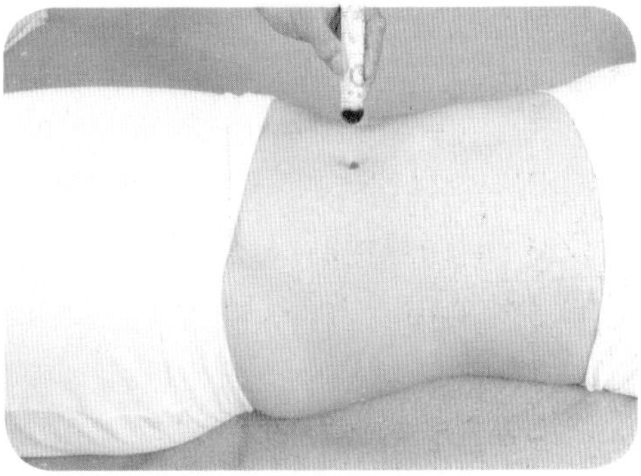

专家解析

中脘穴是胃经募穴，和胃健脾；气海益气助阳、调经固经；关元培元固本；天枢疏调肠腑、理气行滞。四穴配伍，对慢性胃炎具有较好的疗效。

## 按摩疗法

### 按揉中脘穴

【定位】该穴位于上腹部，前正中线上，当脐中上 4 寸。

【按摩】用拇指指腹按压中脘穴约 30 秒，然后按顺时针方向按揉约 2 分钟，以局部出现酸、麻、胀感觉为佳。每天 1 次，10 次为 1 个疗程。

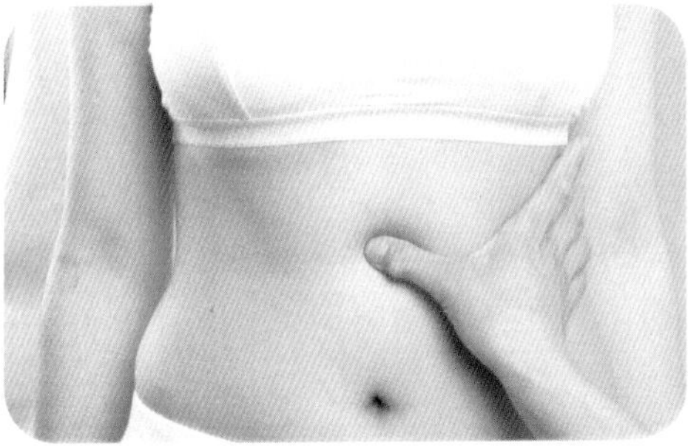

### 按揉神阙穴

【定位】该穴位于腹中部，脐中央。

【按摩】用双手叠加或拇指指腹按揉神阙穴 2 ～ 3 分钟，力度适中，每天 1 次，10 次为 1 个疗程。

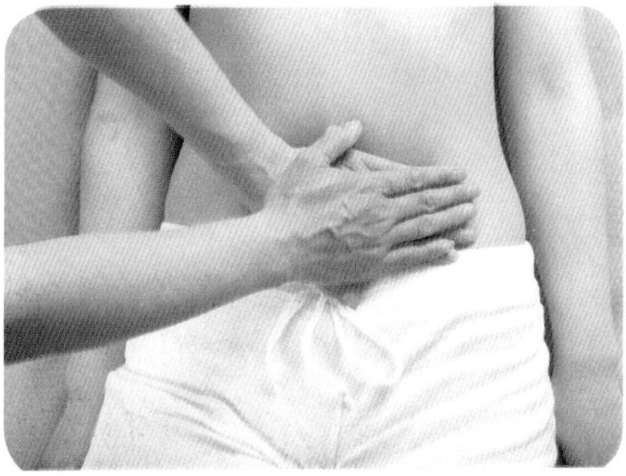

### 按揉关元穴

【定位】该穴位于脐中下 3 寸，腹中线上，仰卧取穴。

【按摩】用拇指指腹轻轻点按关元穴约 2 分钟，以局部有温热的感觉并持续向腹部渗透为有效。每天 1 次，10 次为 1 个疗程。

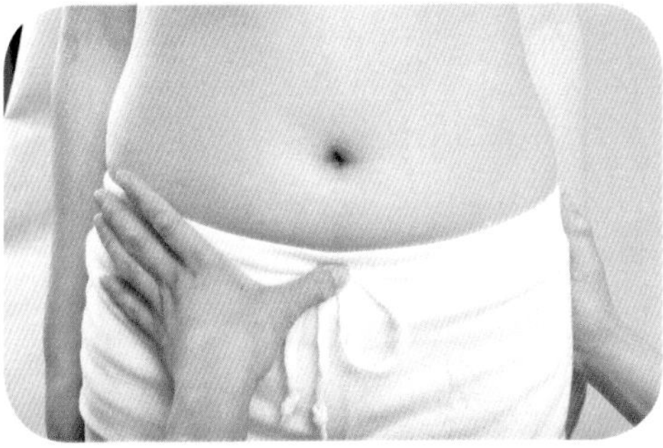

### 按揉足三里穴

【定位】该穴位于外膝眼下 3 寸，距胫骨前嵴 1 横指，当胫骨前肌上。

【按摩】用拇指按顺时针方向按揉足三里穴约 2 分钟，然后按逆时针方向按揉约 2 分钟，以局部出现酸、麻、胀感觉为佳。每天 1 次，10 次为 1 个疗程。

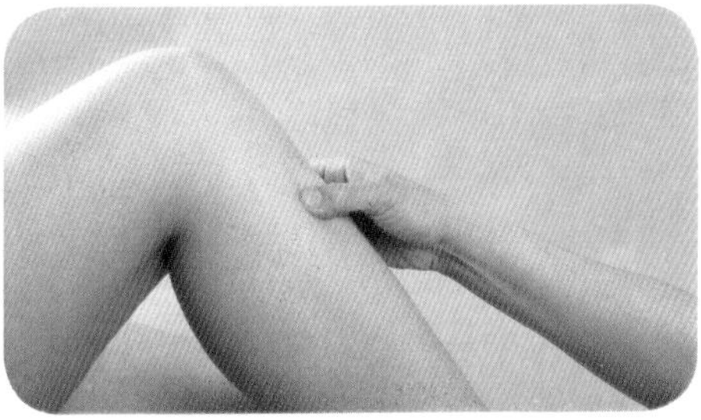

专家解析

中脘可和胃健脾；神阙穴和胃理肠；关元培元固本、补益下焦；足三里健脾化湿。四穴配伍按摩，对慢性胃炎有较好的疗效。

## 拔罐疗法

### 拔罐脾俞穴

【定位】该穴位于背部，当第11胸椎棘突下，旁开1.5寸。

【拔罐】让患者取俯卧位，把罐吸拔在脾俞穴上，留罐10～15分钟，每日1次，10次为1疗程。

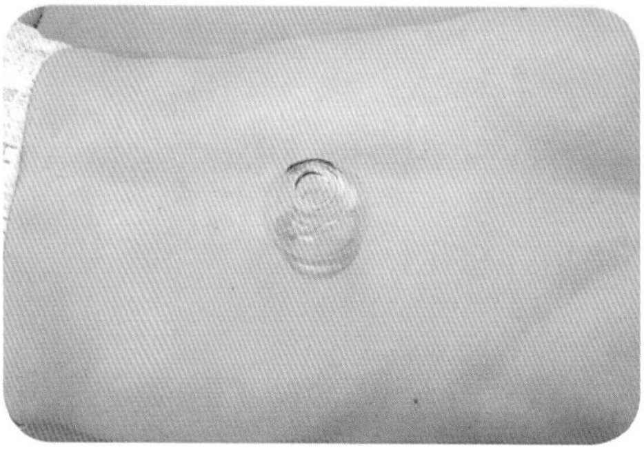

### 拔罐胃俞穴

【定位】该穴位于背部，当第12胸椎棘突下，旁开1.5寸。

【拔罐】把罐吸拔在胃俞穴上，留罐10分钟左右，拔至皮肤潮红为止，每日1次，10次为1疗程。

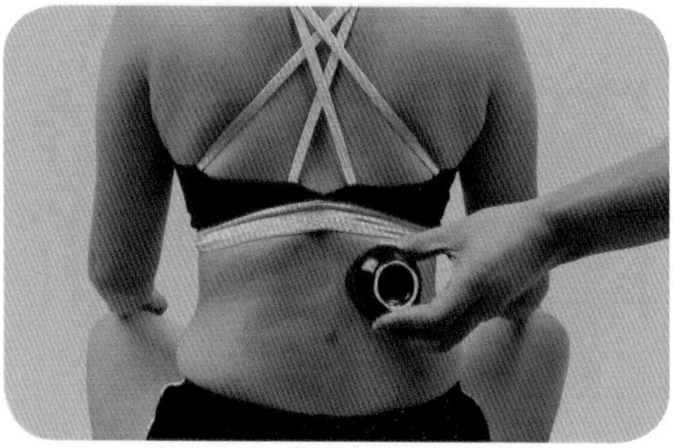

### 拔罐中脘穴

【定位】该穴位于上腹部，前正中线上，当脐中上4寸位。

【拔罐】先把罐吸拔在中脘穴上，然后反复闪罐20次左右，以皮肤潮红发紫出现痧点为止，每日1次，10次为1疗程。

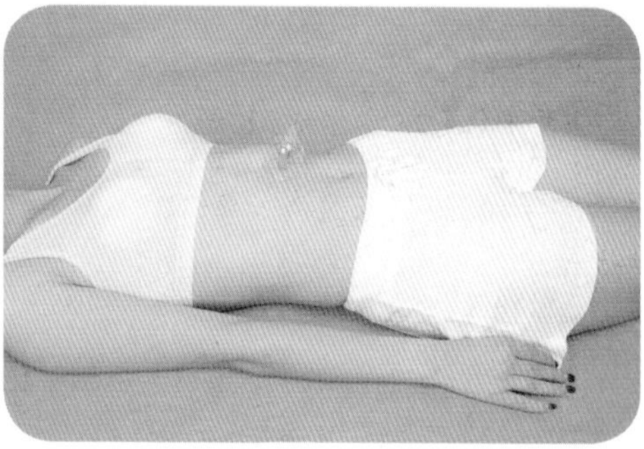

### 拔罐足三里穴

【定位】该穴位于外膝眼下3寸，距胫骨前嵴1横指，当胫骨前肌上。

【拔罐】把罐吸拔在穴位上，留罐10～20分钟，至皮肤出现潮红或瘀血再起罐，每日1次，10次为1疗程。

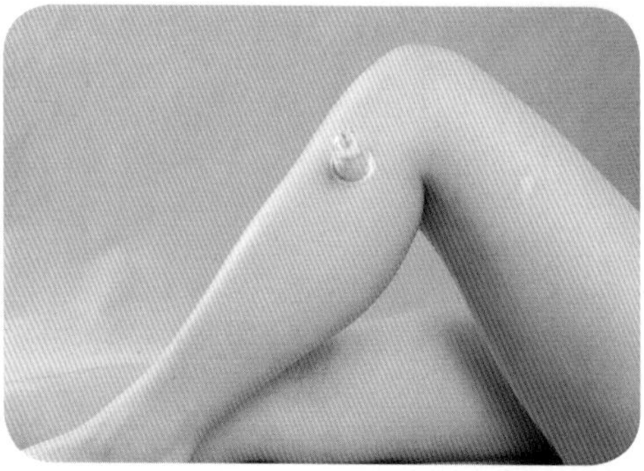

**专家解析**

脾俞和足三里可健脾和胃，胃俞可和胃降逆，配合可健脾化湿的中脘，可辅助治疗慢性胃炎。

# 慢性腹泻

慢性腹泻属于功能性腹泻，指的是肠功能紊乱引起的腹泻，包括结肠过敏、情绪性、消化不良引起的腹泻。

## 发病原因

引起腹泻的原因较多，发病机理相当复杂，其发病基础是胃肠道的分泌、消化、吸收和运动等功能障碍，且互为影响。发生腹泻的原因主要有：

1. 胃病所致。常见的有胃酸过少或缺乏，如慢性萎缩性胃炎、胃黏膜萎缩、晚期胃癌等均可发生腹泻；胃大部切除术、胃空肠吻合术后，胃内容物进入肠腔过快亦可发生腹泻。这类腹泻称胃原性腹泻。

2. 肠道感染。常见的有肠道病毒感染、细菌感染，如沙门菌感染、细菌性痢疾等，以及真菌感染、肠道寄生虫感染等。

3. 肠道非感染性炎症。常见的有炎症性肠病，如慢性非特异性溃疡性结肠炎、克罗恩病，急性出血性坏死性肠炎和结肠息肉并发结肠炎等。

4. 肿瘤。肠道肿瘤，如结肠癌、直肠癌、小肠恶性淋巴瘤等最为常见。

5. 食物中毒。葡萄球菌肠毒素引起的食物中毒、河豚中毒、毒蕈中毒等可致急性腹泻。

6. 肠道功能紊乱。常见的有肠道激惹综合征、情绪性腹泻等。

7. 其他因素。如化学品中毒(酒精、汞、砷、磷等中毒)、肠道变态反应（食物过敏，如食乳品、鱼、虾、蟹后引起的腹泻)、消化不良、营养不良等。

腹泻属于中医的“泄泻”“下利”等病范畴。外感风、寒、暑、湿等六淫之邪，内伤水谷、七情不遂等因素影响脾胃的运化、吸收、升降等功能，清气不升反下陷可致泄泻；脾肾亏虚，不能运化、腐熟水谷可致下利。引起腹泻的最基本因素是脾胃的功能失常，正所谓：“泄泻之本，无不由于脾胃。”

## 临床表现

腹泻的临床表现除大便次数增多，解水样便或脓血便外，随着致病原因、病变部位的不同而有相应的伴随症状。

急性腹泻常由肠道感染、食物中毒、食物过敏等引起，表现为起病急、病程短、腹泻次数频繁、一昼夜排便次数可在10次以上，排水样便；细菌性痢疾可排脓血样便，且便意频繁，有里急后重感，脐周或右下腹疼痛，肠鸣音亢进，常伴有不同程度的发热。

慢性腹泻可由多种疾病所致，有的可长达数年或数十年之久，常呈间歇性反复发作，有的有明显诱因，如饮食不当、情志不遂时可诱发。每天排便几次的慢性腹泻可见于慢性细菌性痢疾、肠道寄生虫感染、血吸虫病、溃疡性结肠炎、肠道肿瘤、肠道激惹综合征等。腹泻与便秘交替出现见于溃疡性肠结核、结肠癌、不完全性肠梗阻、结肠憩室炎等。肠道激惹综合征表现为清晨或餐后发生腹泻，大便有时干结如“羊屎”，带黏液而无脓血，随后又可发生腹泻，常伴有失眠、健忘、注意力不集中等，情绪转移时症状可消除。肠道肿瘤，如结肠癌、直肠癌引起的腹泻病程一般不超过二年，形体日渐消瘦，后期出现恶病质，直肠癌于肛肠指诊时常可触及坚硬不移的结节状肿块，指套可染有血迹，老年慢性腹泻尤需注意此类疾病。

## 中医分型

慢性腹泻以脾虚、肾虚、肝脾不调为多。

1. 外感寒湿：表现为腹泻清稀如水、肠鸣腹痛、甚或恶寒发热者，治则芳香化湿，解表散寒。

2. 湿热内蕴：表现为腹痛腹泻、泻下急迫、色黄热臭，甚或下痢赤白脓血、里急后重、肛门灼热者，治则清热利湿，凉血止痢。

3. 内伤饮食：表现为肠鸣腹痛、便臭如败卵、嗳腐酸臭、脘腹胀满者，治则消食导滞。

4. 脾胃虚弱：表现为腹泻反复发作、神疲乏力、纳呆者，治则健脾益气。

5. 肾阳虚弱：表现为黎明前脐腹疼痛腹泻、泻后则安、形寒肢冷者，治则温肾健脾，固涩止泻。

6. 肝脾不调：表现为腹痛则泻、泻后痛减、反复发作、情志不遂时加重、胁肋胀痛者，治则疏肝调脾。

04 胃肠道肿瘤、炎症性肠病

03 功能性肠易激综合征、功能性腹泻

02 感染性肠结核、阿米巴肠病、慢性菌痢、真菌感染

01 药源性多种药物或药物间相互作用可以引发慢性腹泻

## 艾灸疗法

### 灸中脘穴

【定位】该穴位于上腹部，前正中线上，当脐中上 4 寸。

【艾灸】艾条温和灸，每日灸 1 次，每次灸 10 ～ 20 分钟，一般 10 天为 1 个疗程。

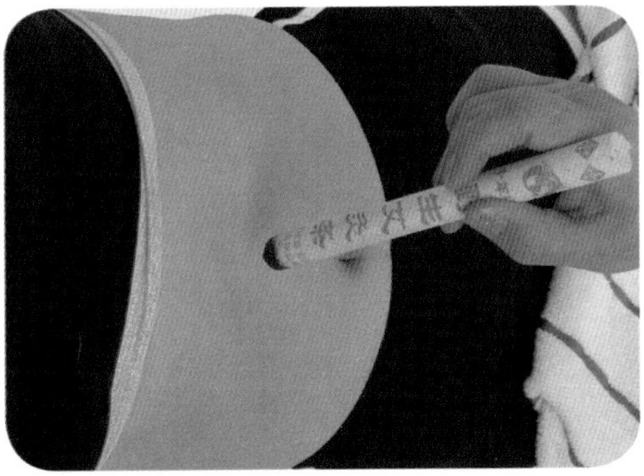

### 灸天枢穴

【定位】该穴位于腹中部，平脐中，距脐中 2 寸。

【艾灸】艾条温和灸，每日灸 1 次，每次灸 10 ～ 20 分钟，灸至皮肤产生红晕为止，一般 10 天为 1 个疗程。

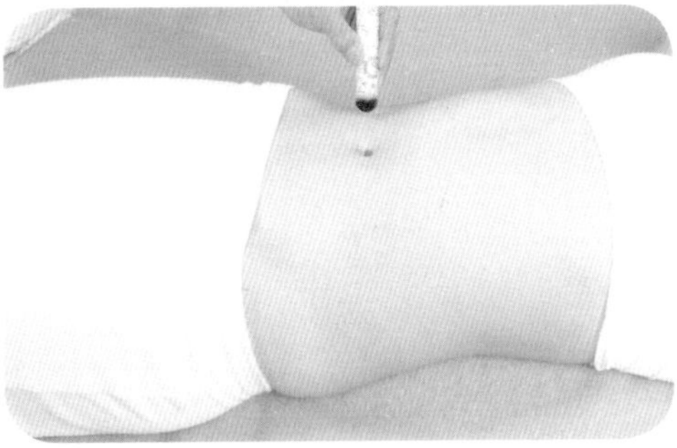

### 灸关元穴

【定位】该穴位于脐中下 3 寸，腹中线上，仰卧取穴。

【艾灸】艾条温和灸，每日灸 1 次，每次灸 10 ～ 20 分钟，一般 10 天为 1 个疗程。

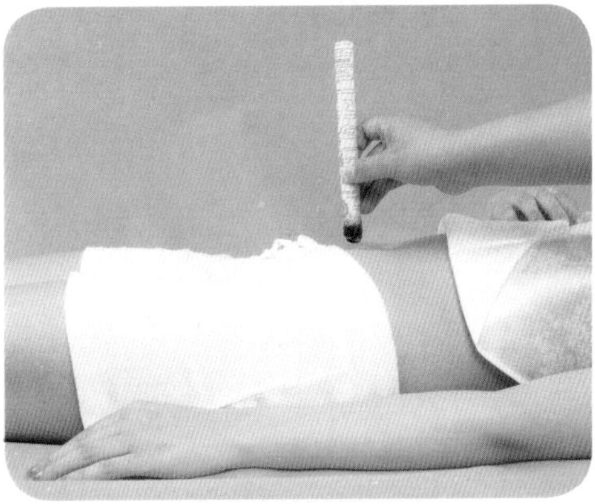

### 灸足三里穴

【定位】该穴位于外膝眼下 3 寸，距胫骨前嵴 1 横指，当胫骨前肌上。

【艾灸】艾条温和灸，每日灸 1 次，每次灸 10 ～ 20 分钟，一般 10 天为 1 个疗程。

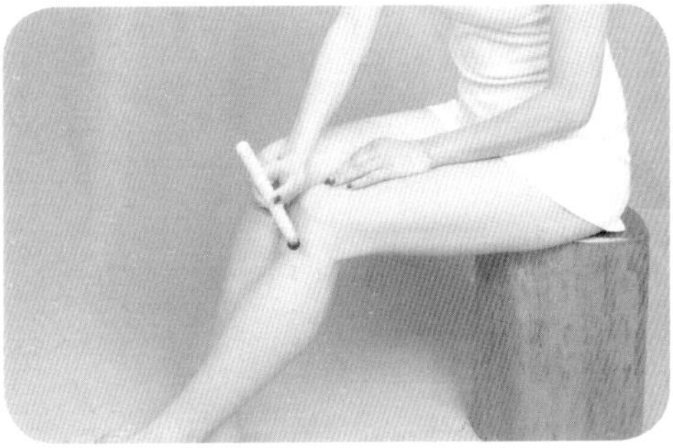

专家解析

中脘穴可健脾化湿；天枢穴专治肠道疾患；关元穴可固本培元，配合可健脾和胃的足三里穴艾灸治疗，可辅助治疗慢性腹泻。

## 按摩疗法

### 按揉脾俞穴

【定位】该穴位于背部，当第 11 胸椎棘突下，旁开 1.5 寸。

【按摩】被按摩者俯卧，按摩者用两手拇指按在脾俞穴上，其余四指附着在肋骨上，按揉约 2 分钟；或捏空拳揉擦脾俞穴 30 ～ 50 次，擦至局部有热感为佳。

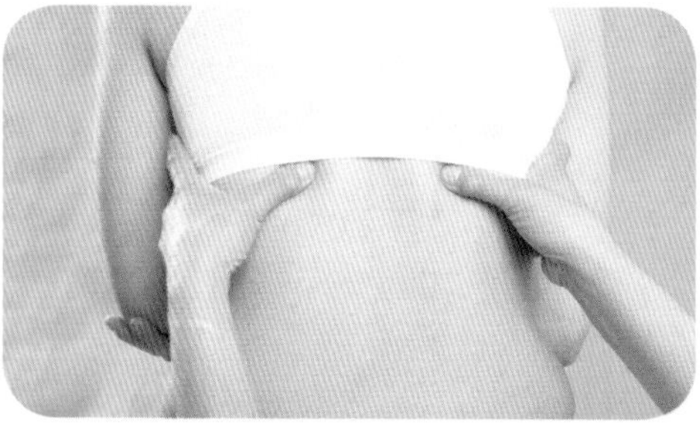

### 按揉中脘穴

【定位】该穴位于上腹部，前正中线上，当脐中上 4 寸。

【按摩】用拇指指腹按压中脘穴约 30秒，然后按顺时针方向按揉约2分钟，以局部出现酸、麻、胀感觉为佳。

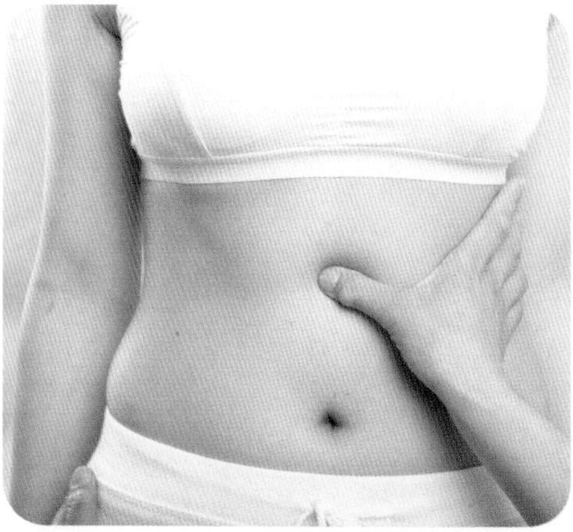

### 按揉天枢穴

【定位】该穴位于腹中部，平脐中，距脐中 2 寸。

【按摩】被按摩者仰卧，按摩者用拇指指腹按压天枢穴约 30 秒，然后按顺时针方向按揉约 2 分钟，以局部出现酸、麻、胀感觉为佳。

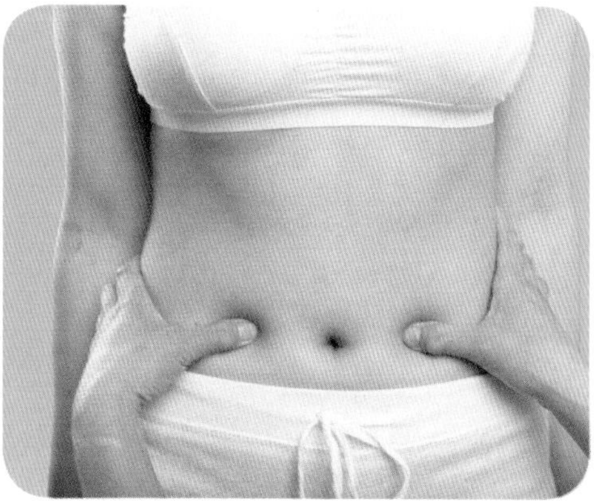

### 按揉气海穴

【定位】该穴位于下腹部，前正中线上，当脐中下 1.5 寸。

【按摩】被按摩者仰卧，按摩者用拇指指腹按压气海穴约 30 秒，然后按顺时针方向按揉约 2 分钟，以局部出现酸、麻、胀感觉为佳。

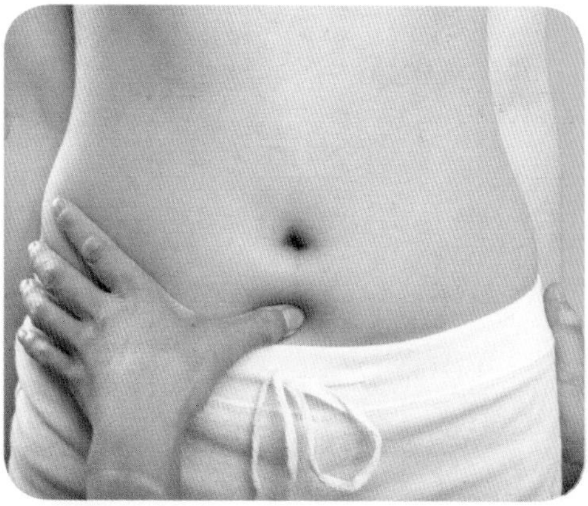

## 点按关元穴

【定位】该穴位于脐中下 3 寸，腹中线上。

【按摩】被按摩者仰卧，按摩者用拇指指腹轻轻点按关元穴约 2 分钟，以局部出现酸、麻、胀感觉为佳。

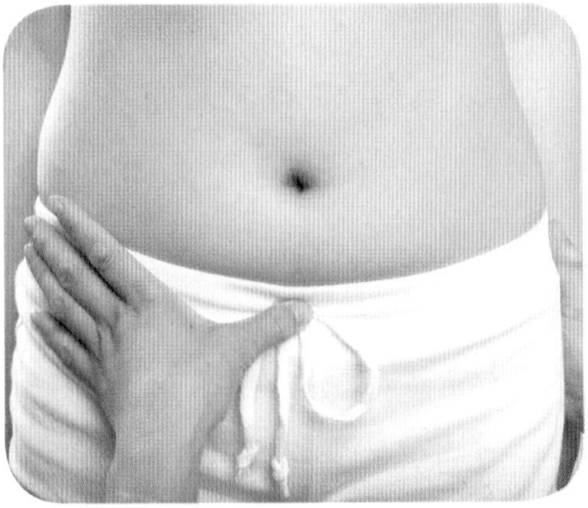

## 按揉足三里穴

【定位】该穴位于外膝眼下 3 寸，距胫骨前嵴 1 横指，当胫骨前肌上。

【按摩】用拇指按顺时针方向按揉足三里穴约 2 分钟，然后按逆时针方向按揉约 2 分钟，以局部出现酸、麻、胀感觉为佳。

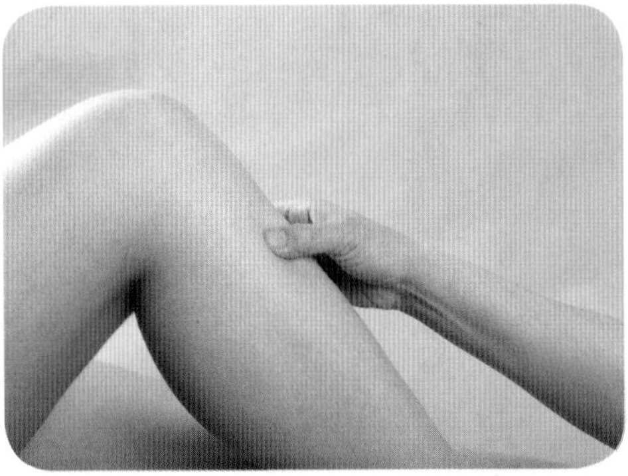

## 点按阳陵泉穴

【定位】该穴位于小腿外侧，当腓骨头前下方凹陷处。

【按摩】用拇指指腹按顺时针方向按揉阳陵泉穴约 2 分钟，然后按逆时针方向按揉约 2 分钟，以局部出现酸、麻、胀感觉为佳。

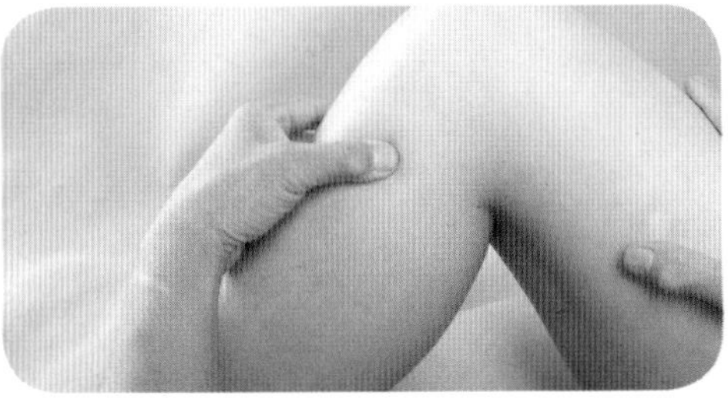

## 按揉三阴交穴

【定位】该穴位于小腿内侧，当足内踝尖上 3 寸，胫骨内侧缘后方。

【按摩】用拇指按顺时针方向按揉三阴交穴约 2 分钟，然后按逆时针方向按揉约 2 分钟，以局部出现酸、麻、胀感觉为佳。

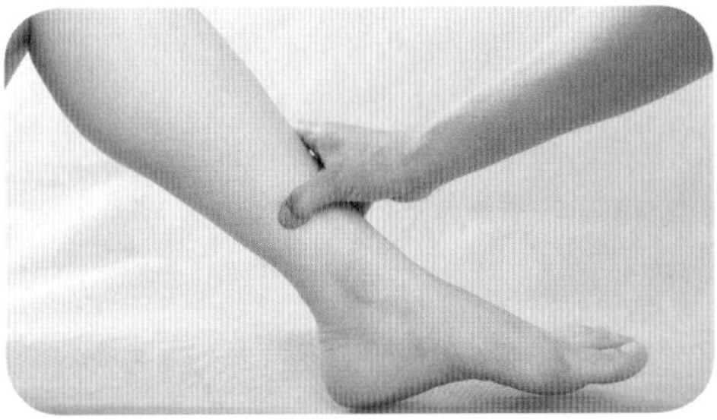

专家解析

脾俞、中脘和足三里可健脾和胃，和胃健脾；天枢穴理气行滞；气海可益气助阳；关元培元固本、补益下焦；阳陵泉疏肝理气；三阴交健脾益血，调肝补肾。八穴配伍，对慢性腹泻有较好的疗效。

## 拔罐疗法

### 拔罐中脘穴

【定位】该穴位于上腹部，前正中线上，当脐中上 4 寸位。

【拔罐】先把罐吸拔在中脘穴上，然后反复闪罐 20 次左右，以皮肤潮红发紫出现痧点为止，每日 1 次，10 次为 1 疗程。

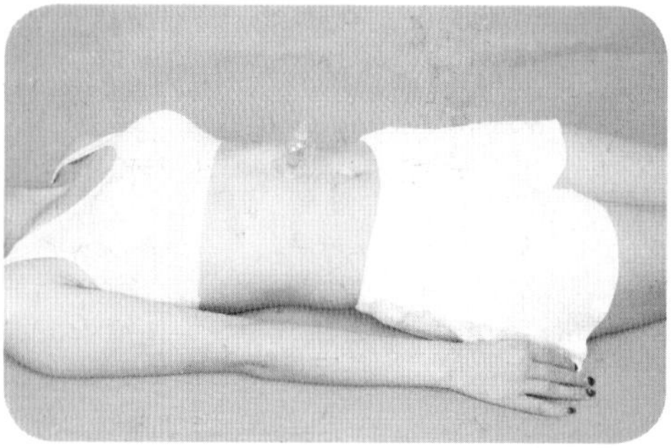

### 拔罐天枢穴

【定位】该穴位于腹中部，平脐中距脐中 2 寸。

【拔罐】让患者取仰卧位，将罐吸拔在天枢穴上，留罐 10 分钟，至罐内皮肤充血为度。

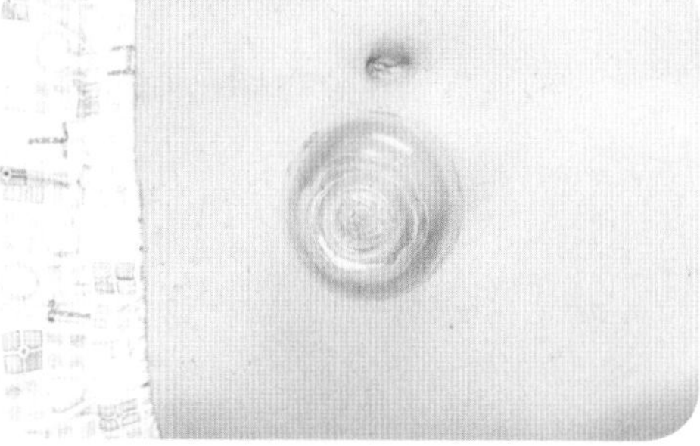

### 拔罐关元穴

【定位】该穴位于脐中下 3 寸，腹中线上。

【拔罐方法】将罐吸拔在关元穴上，留罐 10 分钟左右，拔至皮肤潮红为止，每日 1 次，10 次为 1 疗程。

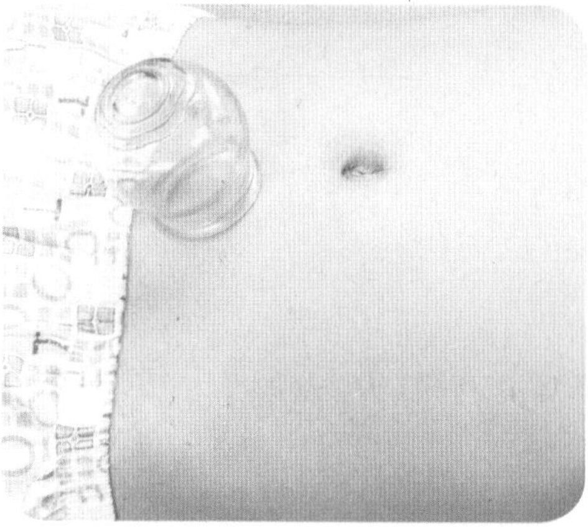

### 拔罐足三里穴

【定位】该穴位于外膝眼下 3 寸，距胫骨前嵴 1 横指，当胫骨前肌上。

【拔罐】把罐吸拔在穴位上，留罐 10 ～ 20 分钟，至皮肤出现潮红或瘀血再起罐，每日 1 次，10 次为 1 疗程。

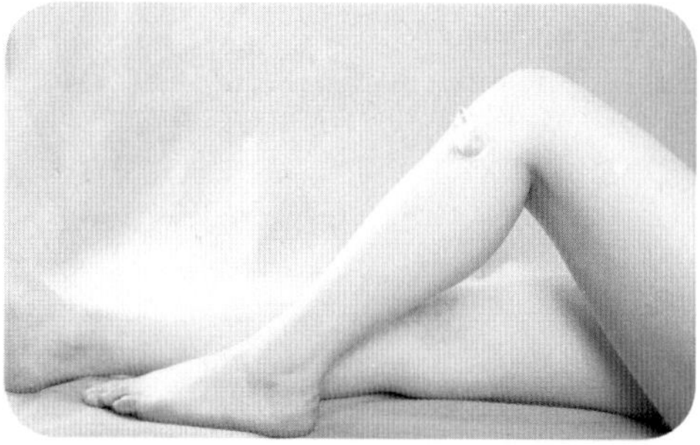

专家解析

中脘可健脾化湿；天枢专治肠道疾病；关元固本培元，配合可健脾和胃的足三里进行拔罐，可辅助治疗慢性腹泻。

# 便秘

便秘是指由于大肠传导功能失常导致的以大便排出困难，排便时间或排便间隔时间延长为临床特征的一种大肠病症。

## 病因病机

便秘的病因是多方面的，其中主要的有外感寒热之邪，内伤饮食情志，病后体虚，阴阳气血不足等。本病病位在大肠，并与脾胃肺肝肾密切相关。脾虚传送无力，糟粕内停，致大肠传导功能失常，而成便秘；胃与肠相连，胃热炽盛，下传大肠，燔灼津液，大肠热盛，燥屎内结，可成便秘；肺与大肠相表里，肺之燥热下移大肠，则大肠传导功能失常，而成便秘；肝主疏泄气机，若肝气郁滞，则气滞不行，腑气不能畅通；肾主五液而司二便，若肾阴不足，则肠道失润，若肾阳不足则大肠失于温煦而传送无力，大便不通，均可导致便秘。

## 临床表现

本病主要临床特征为大便排出困难，排便时间或排便间隔时间延长，粪质多干硬。其表现或粪质干硬，排出困难，排便时间、排便间隔时间延长，大便次数减少，常三五日、七八日，甚至更长时间解一次大便，每次解大便常需半小时或更长时间，常伴腹胀腹痛，头晕头胀，嗳气食少，心烦失眠等症；或粪质干燥坚硬，排出困难，排便时间延长，常由于排便努挣导致肛裂、出血，日久还可引起痔疮，而排便间隔时间可能正常；或粪质并不干硬，也有便意，但排便无力，排出不畅，常需努挣，排便时间延长，多伴有汗出、气短乏力、心悸头晕等症状。由于燥屎内结，可在左下腹扪及质地较硬的条索状包块，排便后消失。本病起病缓慢，多属慢性病变过程，多发于中老年和女性。

## 辨证要点

辨寒热虚实粪质干结，排出艰难，舌淡苔白滑，多属寒；粪质干燥坚硬，便下困难，肛门灼热，舌苔黄燥或垢腻，则属热；年高体弱，久病新产，粪质不干，欲便不出，便下无力，心悸气短，腰膝酸软，四肢不温，舌淡苔白，或大便干结，潮热盗汗，舌红无苔，脉细数，多属虚；年轻气盛，腹胀腹痛，嗳气频作，面赤口臭，舌苔厚，多属实。

## 治疗原则

根据便秘实证邪滞大肠，腑气闭塞不通；虚证肠失温润，推动无力，导致大肠传导功能失常的基本病机，其治疗当分虚实而治，原则是实证以祛邪为主，据热、冷、气秘之不同，分别施以泻热、温散、理气之法，辅以导滞之品，标本兼治，邪去便通；虚证以养正为先，依阴阳气血亏虚的不同，主用滋阴养血、益气温阳之法，酌用甘温润肠之药，标本兼治，正盛便通。

## 中医分型

1. 肠胃积热：大便干结，腹胀腹痛，面红身热，口干口臭，心烦不安，小便短赤，舌红苔黄燥，脉滑数。治法泻热导滞，润肠通便。

2. 气机郁滞：大便干结，或不甚干结，欲便不得出，或便而不畅，肠鸣矢气，腹中胀痛，胸胁满闷，嗳气频作，饮食减少，舌苔薄腻，脉弦。治法顺气导滞。

3. 阴寒积滞：大便艰涩，腹痛拘急，胀满拒按，胁下偏痛，手足不温，呃逆呕吐，舌苔白腻，脉弦紧。治法温里散寒，通便导滞。

4. 气虚型：粪质并不干硬，也有便意，但临厕排便困难，需努挣方出，挣得汗出短气，便后乏力，体质虚弱，面白神疲，肢倦懒言，舌淡苔白，脉弱。治法补气润肠，健脾升阳。

5. 血虚型：大便干结，排出困难，面色无华，心悸气短，健忘，口唇色淡，脉细。治法养血润肠。

6. 阴虚型：大便干结，如羊屎状，形体消瘦，头晕耳鸣，心烦失眠，潮热盗汗，腰酸膝软，舌红少苔，脉细数。治法滋阴润肠通便。

7. 阳虚型：大便或干或不干，皆排出困难，小便清长，面色㿠白，四肢不温，腹中冷痛，得热痛减，腰膝冷痛，舌淡苔白，脉沉迟。治法温阳润肠。

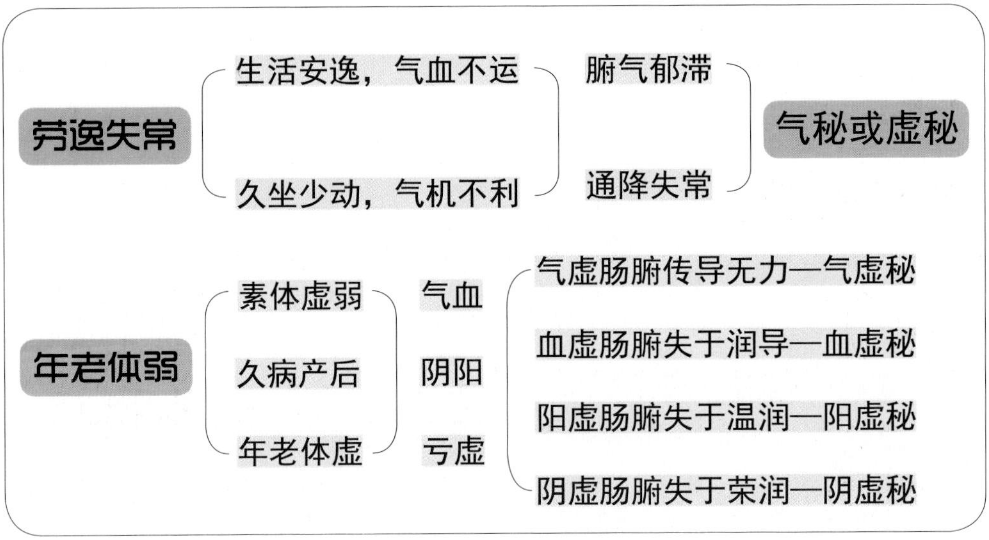

## 艾灸疗法

### 灸天枢穴

【定位】该穴位于腹中部，平脐中，距脐中 2 寸。

【艾灸】艾条温和灸，每日灸 1 次，每次灸 10 ～ 20 分钟，灸至皮肤产生红晕为止，一般 10 天为 1 个疗程。

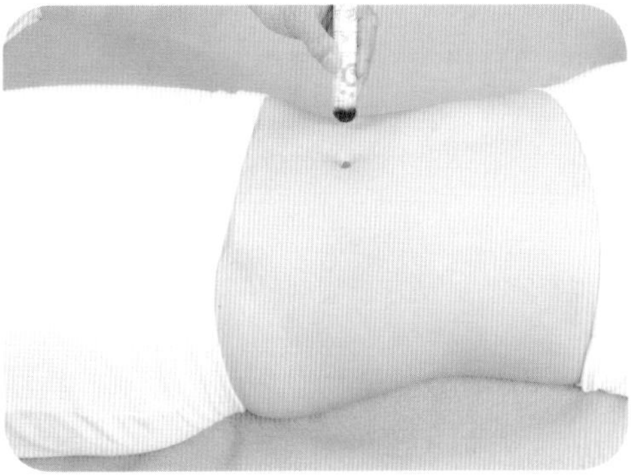

### 灸大肠俞穴

【定位】该穴位于腰部，当第 4 腰椎棘突下，旁开 1.5 寸。

【艾灸】艾条温和灸，每日灸 1 次，每次灸 10 ～ 20 分钟，一般 10 天为 1 个疗程。

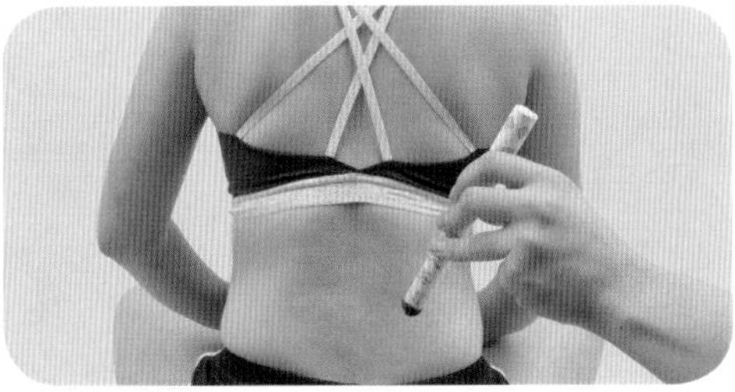

### 灸支沟穴

【定位】该穴位于前臂背侧，当阳池与肘尖的连线上，腕背横纹上 3 寸，尺骨与桡骨之间。

【艾灸】艾条温和灸，每日灸 1 次，每次灸 10 ～ 20 分钟，一般 10 天为 1 个疗程。

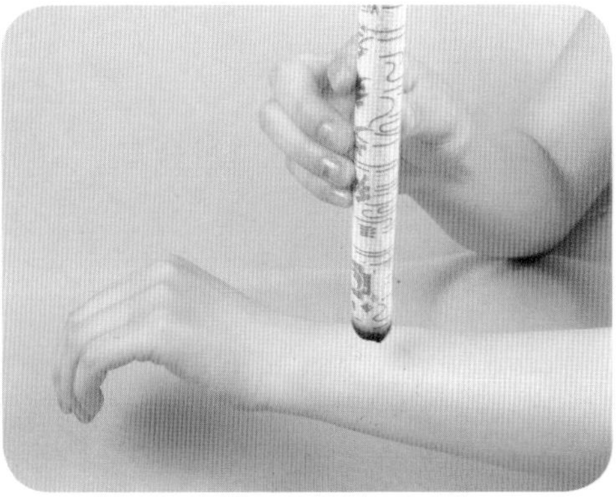

### 灸气海穴

【定位】该穴位于下腹部，前正中线上，当脐中下 1.5 寸。

【艾灸】艾条温和灸，每日灸 1 次，每次灸 10 ～ 20 分钟，一般 10 天为 1 个疗程。

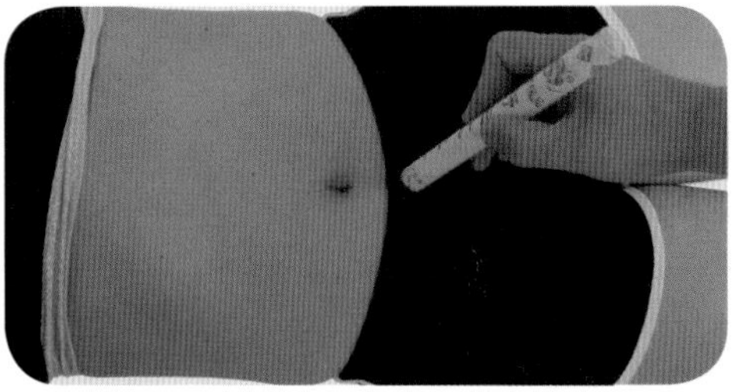

专家解析

天枢穴大肠之募穴，能疏通大肠腑气，使津生而便通；大肠俞内应大肠，为大肠之背俞穴，主津司传导；气海培元固本、补气疏理腹中气机；支沟可清大肠实热而通便。天枢、大肠俞为俞募配合，疗效增强，不论虚实皆可使用。

## 按摩疗法

### 按揉支沟穴

【定位】该穴位于前臂背侧，当阳池与肘尖的连线上，腕背横纹上3寸，尺骨与桡骨之间。

【按摩】用拇指指腹按压支沟穴约30秒，然后按顺时针方向按揉约2分钟，以局部出现酸、麻、胀感觉为佳。

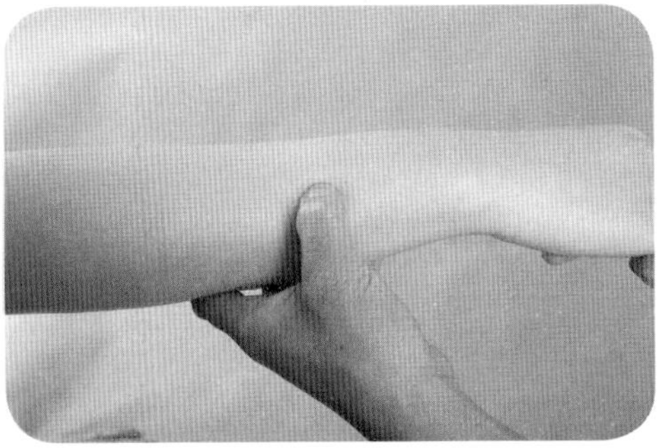

### 按揉足三里穴

【定位】该穴位于外膝眼下3寸，距胫骨前嵴1横指，当胫骨前肌上。

【按摩】用拇指按顺时针方向按揉足三里穴约2分钟，然后按逆时针方向按揉约2分钟，以局部出现酸、麻、胀感觉为佳。

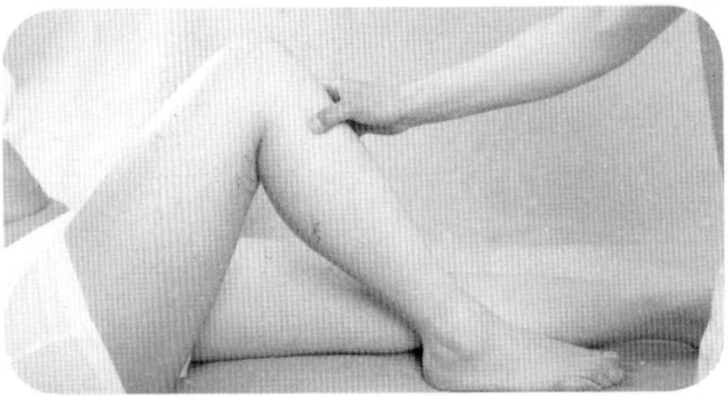

### 揉按上巨虚穴

【定位】该穴位于小腿前外侧，当犊鼻下6寸，距胫骨前缘一横指（中指）。

【按摩】用拇指指腹按压上巨虚穴约30秒，然后按顺时针方向按揉约2分钟，以局部出现酸、麻、胀感觉为佳。

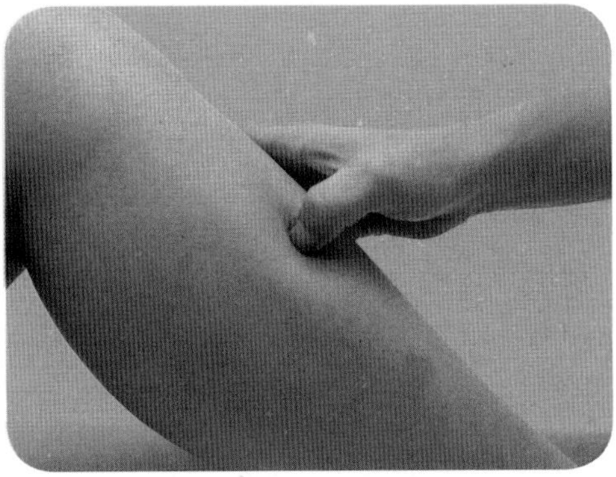

### 按揉三阴交穴

【定位】该穴位于小腿内侧，当足内踝尖上3寸，胫骨内侧缘后方。

【按摩】用拇指按顺时针方向按揉三阴交穴约2分钟，然后按逆时针方向按揉约2分钟，以局部出现酸、麻、胀感觉为佳。

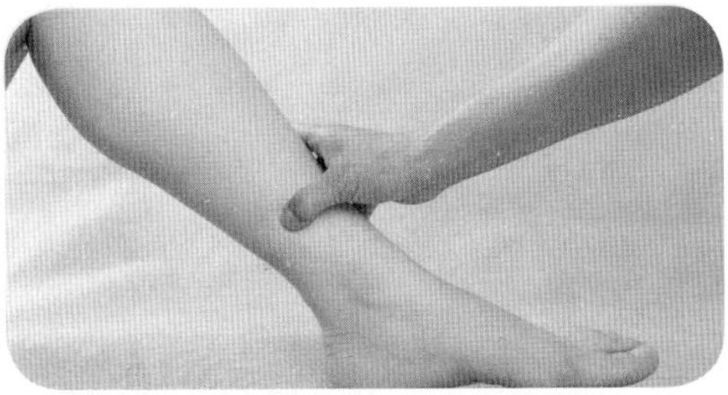

**专家解析**

支沟可清热解毒；足三里可健脾和胃；上巨虚专治小肠疾病，配合可健脾胃的三阴交按摩，缓解便秘症状。

## 拔罐疗法

### 拔罐脾俞穴

【定位】该穴位于背部，当第 11 胸椎棘突下，旁开 1.5 寸。

【拔罐】将罐吸拔在脾俞穴上，留罐 10 分钟左右，拔至皮肤潮红为止，每日 1 次，10 次为 1 疗程。

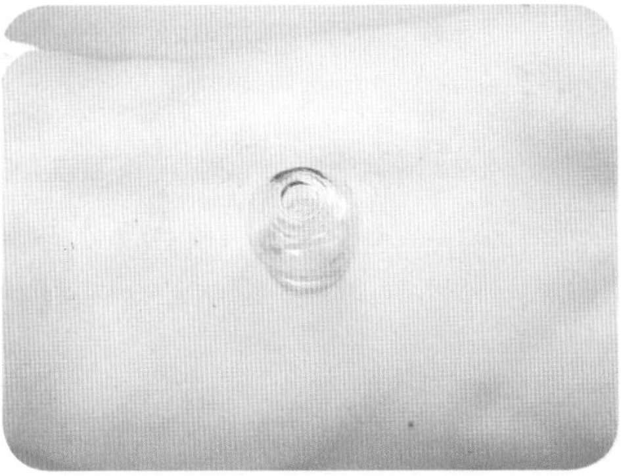

### 大肠俞穴

【定位】该穴位于腰部，当第 4 腰椎棘突下，旁开 1.5 寸。

【拔罐】将罐吸拔在大肠俞穴上，留罐 10 分钟左右，拔至皮肤潮红为止，每日 1 次，10 次为 1 疗程。

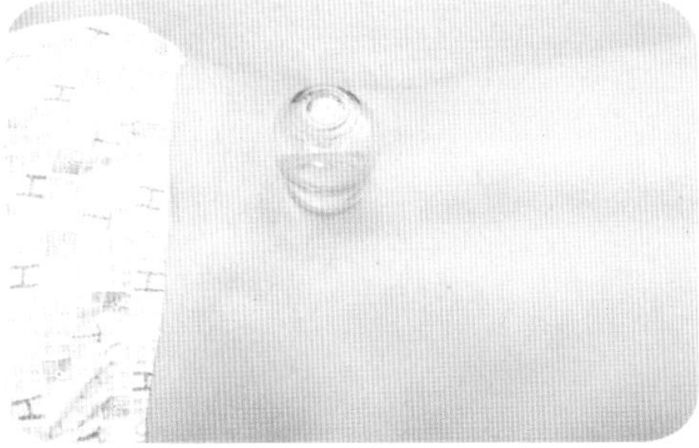

### 拔罐天枢穴

【定位】该穴位于腹中部，距脐中 2 寸。

【拔罐】将罐吸拔在天枢穴上，留罐 10 分钟左右，拔至皮肤潮红为止，每日 1 次，10 次为 1 疗程。

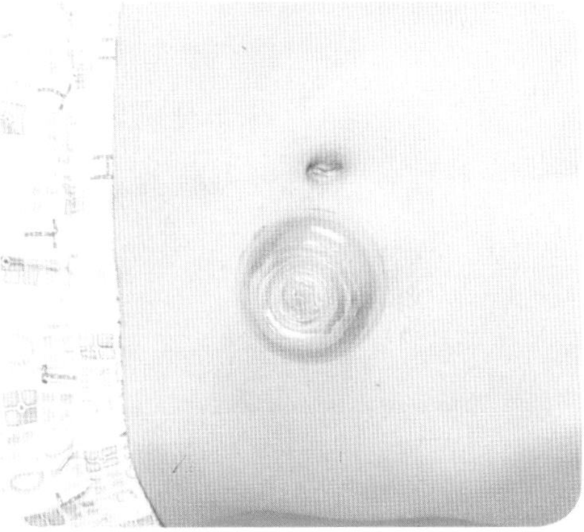

### 拔罐大横穴

【定位】该穴位于人体的腹中部，距脐中 4 寸。

【拔罐】将罐吸拔在大横穴上，留罐 10 分钟左右，拔至皮肤潮红为止，每日 1 次，10 次为 1 疗程。

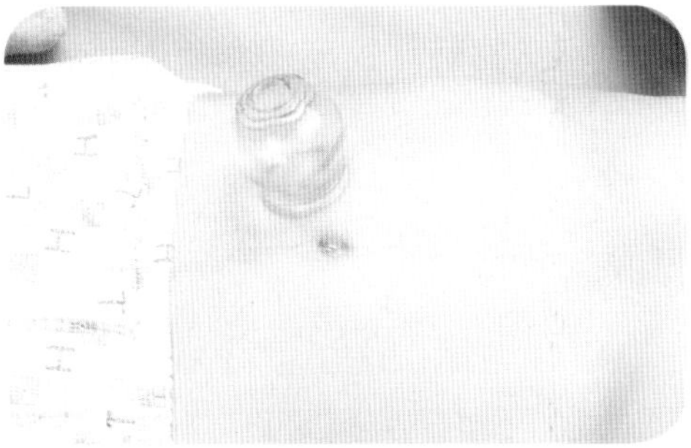

专家解析

脾俞穴可健脾和胃；大肠俞穴可调和肠胃；天枢穴为治肠道疾患的良穴，配合温中散寒的大横穴进行拔罐治疗，可改善便秘。

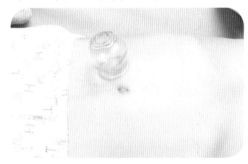

# 痔疮

痔是直肠末端黏膜下和肛管皮下的静脉丛发生扩大、纡曲而形成的柔软静脉团。痔是一种常见病，可发生于任何年龄，但中年以后发病者多，男性多于女性，发病率可达60%～70%以上，必须引起足够的重视。根据痔的发生部位不同，临床上把痔分为内痔、外痔、混合痔三种。

## 发病原因

痔是直肠粘膜和肛管皮下的静脉丛扩张、曲张所至，其形成的原因主要有：

1. 静脉壁薄弱。直肠粘膜和肛管皮下的静脉壁薄弱，失去了原先固有的弹性，静脉回流障碍，以致静脉丛扩张、曲张而形成痔。

2. 起居失度。久坐、负重、远行等均可致直肠末端静脉回流障碍形成痔。

3. 炎症刺激。直肠周围的多种急、慢性炎症反复刺激，可使肛门缘皮肤皱襞的结缔组织增生、肥大，形成结缔组织外痔，其特点是痔内无曲张的静脉丛。

4. 腹压增高。最常见的原因是经产妇妊娠后腹压增高，或长期便秘致直肠浅表静脉及皮下淋巴回流受阻，形成静脉曲张性外痔。

## 临床表现

痔分内痔、外痔、混合痔三种类型，其临床表现基本相同，但各自又有其特征。

内痔发生在肛门齿状线以上，是粘膜下的痔上静脉丛发生扩大和曲张所致。内痔最为常见，好发于截石位的3、7、11点处，此为母痔区，其余部位所发生的痔，均称为子痔。内痔可分为三期：一期痔表现为痔核较小，质柔软，痔面鲜红或青紫，大便时痔核一般不脱出肛外，与大便摩擦时则可出血；二期痔表现为痔核较大，大便时痔核脱出肛外，大便后自行回纳，呈点状或喷射状出血，量较多；三期痔表现为痔核特大，表面略带灰白色，大便时痔核常脱出肛外，严重时行走、咳嗽、喷嚏、站立时也会脱出，且不能自行回纳，必须用手推回或平卧、热敷后才能回纳，不出血或少量便血。二、三期内痔若脱出、嵌顿时则可见肿痛、痔核糜烂、坏死、出血，久之可出现贫血。

外痔发生在肛管齿状线以下，因痔外静脉丛扩张、纡曲或炎症反复发作而成，其形状大小不规则，表面有皮肤覆盖，不易出血，但有时有坠胀、疼痛、异物感。若由急、慢性炎症反复刺激所致，且痔内无曲张的静脉丛者为结缔组织外痔，此种外痔质地柔软，一般不疼痛；若因二、三期内痔反复脱出或腹压增高致痔外静脉丛扩张、纡曲所致者为静脉曲张性外痔，一般均伴有内痔。痔核呈椭圆形或环状不规则，表面青紫而光滑，便后、久蹲时可见曲张的静脉团，肛门坠胀、异物感，短时间内不能消失；因痔静脉破裂，血块凝结可形成血栓性外痔，其多发于肛门外的两侧皮下，呈暗紫色圆形硬结，触之即痛，排便、坐位、行走、咳嗽等均可加重疼痛。

混合痔是内、外痔静脉丛曲张，相互沟通吻合，括约肌间沟消失，内痔与外痔部分形成一整体，具有上述内痔、外痔的双重症状，多发于肛门截石位 3、7、11 点处，尤以 11 点处最多。

## 治疗原则

中医关于痔的形成原因，《内经》中早有论述：“因而饱食，筋脉横解，肠澼为痔”。盖因脏腑本虚，复加湿热燥邪外侵，热血相搏，气血郁滞，瘀阻肛门，结滞不散，痔即成矣。治则以活血化瘀、散热除湿为治疗原则。

**痔疮的分类**

根据形成的位置可分为三类：

**内痔**

发生在齿状线上，表面覆盖粘膜，平常不能看见，大便时可脱出肛门，也可不脱出肛门，脱出时可自行还纳，但常伴有便血。

**外痔**

发生在齿线下，由痔外静脉丛形成，表面覆盖皮肤，可以看见，不能送回肛门，不常出血，外痔病人多伴有内痔。

**混合痔**

兼有内痔和外痔的为混合痔，是内痔通过静脉丛与相应的外痔融台，即上、下静脉丛的吻合，混合痔脱出肛门外，呈梅花状时，称为环形痔，若被括约肌嵌顿，形成嵌顿性痔。

## 艾灸疗法

### 灸长强穴

【定位】该穴位于尾骨尖端下，尾骨尖端与肛门连线的中点处。

【艾灸】艾条温和灸，每日灸 1 ～ 3 次，每次灸 30 分钟左右，灸至皮肤产生红晕为止。

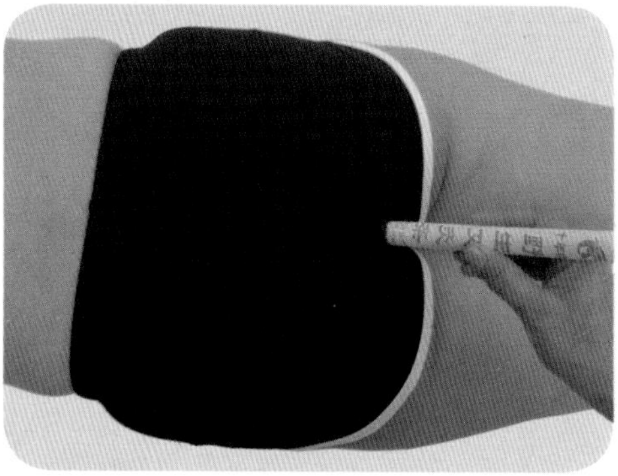

### 灸次髎穴

【定位】该穴位于骶部，当髂后上棘内下方，适对第 2 骶后孔处。

【艾灸】艾条温和灸，每日灸 1 ～ 3 次，每次灸 30 分钟左右，灸至皮肤产生红晕为止。

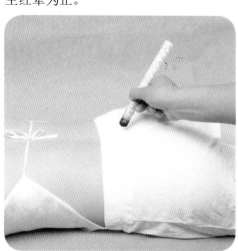

### 灸上巨虚穴

【定位】该穴位于小腿前外侧，当犊鼻下 6 寸，距胫骨前缘一横指（中指）。

【艾灸】艾条温和灸，每日灸 1 次，每次灸 3 ～ 15 分钟，灸至皮肤产生红晕为止。

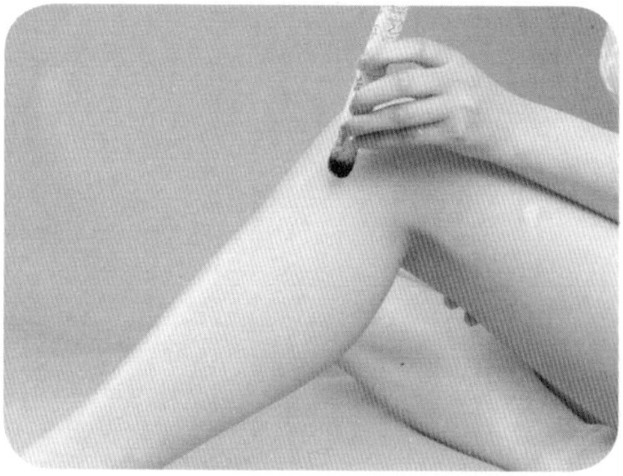

### 灸二白穴

【定位】该穴位于前臂掌侧，腕横纹上 4 寸，桡侧腕屈肌腱的两侧，一侧二穴。

【艾灸】艾条温和灸，每日灸 1 次，每次灸 3 ～ 15 分钟，灸至皮肤产生红晕为止。

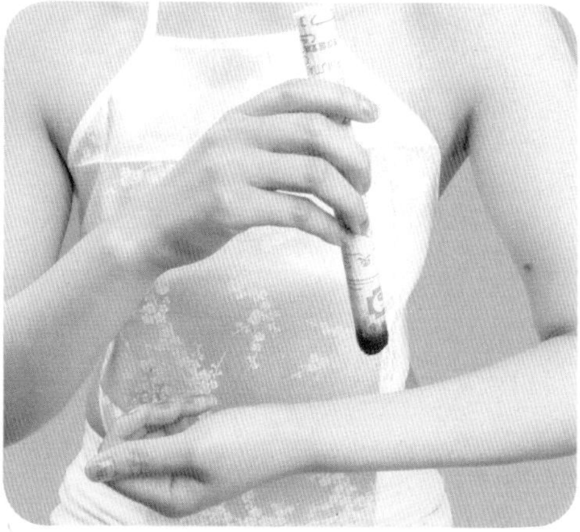

## 灸承山穴

【定位】该穴位于小腿后面正中，委中与昆仑之间，当伸直小腿或足跟上提时腓肠肌肌腹下出现尖角凹陷处。

【艾灸】艾条温和灸，每日灸 1 ～ 2 次，每次灸 30 分钟左右，灸至皮肤产生红晕为止。

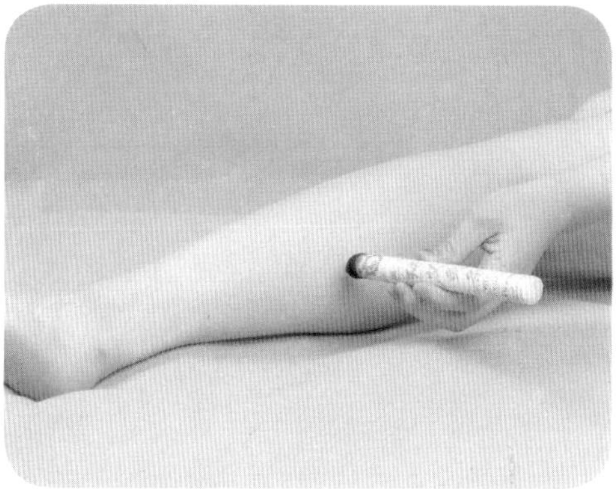

## 灸血海穴

【定位】该穴位于大腿内侧，髌底内侧端上 2 寸，当股四头肌内侧头的隆起处。

【艾灸】温和灸。每日灸 1 ～ 2 次，每次灸 20 分钟左右，灸至皮肤产生红晕为止。

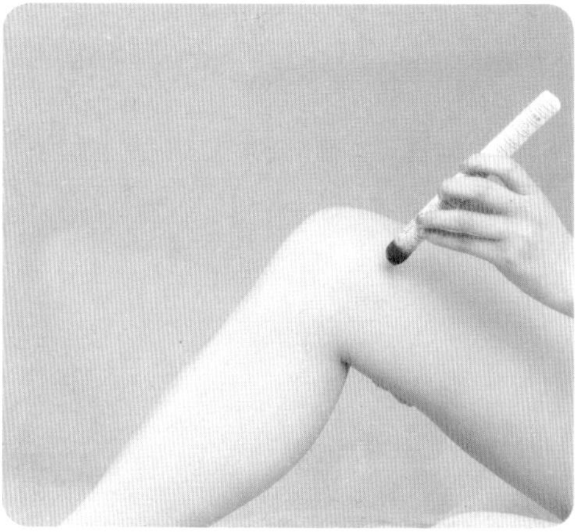

## 症状1：便秘

## 加灸天枢穴

【定位】该穴位于腹中部，平脐中，距脐中 2 寸。

【艾灸】左右方向平行往复或反复旋转施灸，以感到施灸处温热、舒适为度。每日灸 1 次，每次灸 10 ～ 20 分钟，灸至皮肤产生红晕为止。

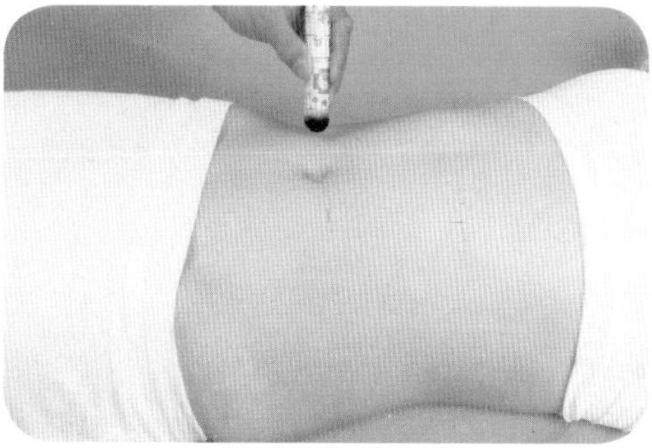

## 加灸大肠俞穴

【定位】该穴位于腰部，当第 4 腰椎棘突下，旁开 1.5 寸。

【艾灸】艾条温和灸，每日灸 1 次，每次灸 10 ～ 20 分钟，灸至皮肤产生红晕为止。

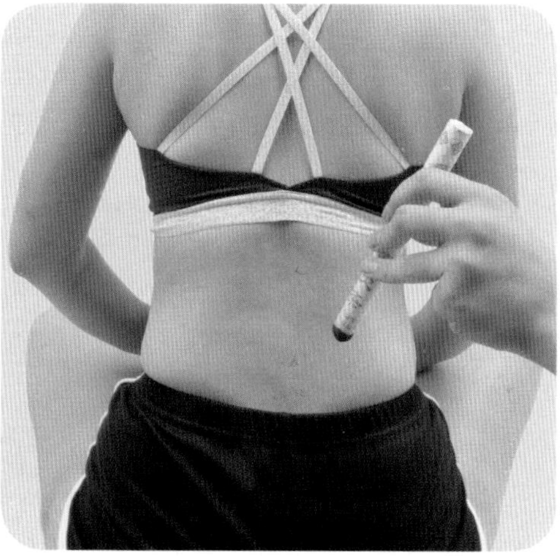

症状2：肿痛

## 加灸飞扬穴

【定位】该穴位于小腿后面，当腓骨后缘，昆仑直上 7 寸，承山穴外下方 1 寸。

【艾灸】艾条温和灸，每日灸 1 次，每次灸 10 ～ 20 分钟，一般 10 天为 1 个疗程。

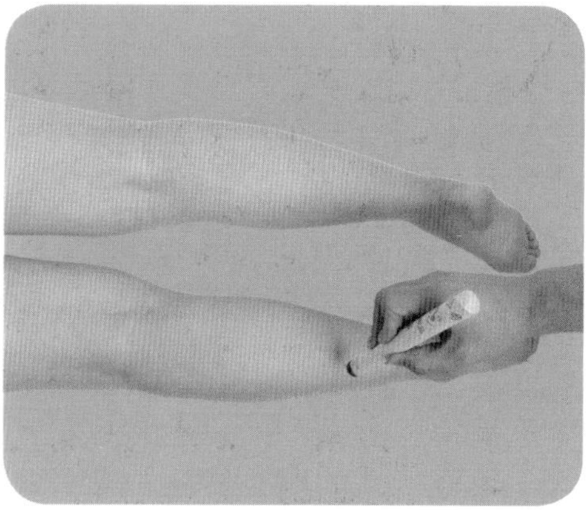

## 加灸秩边穴

【定位】该穴位于臀部，平第 4 骶后孔，骶正中嵴旁开 3 寸。

【艾灸】艾条温和灸，每日灸 1 次，每次灸 10 ～ 20 分钟，一般 10 天为 1 个疗程。

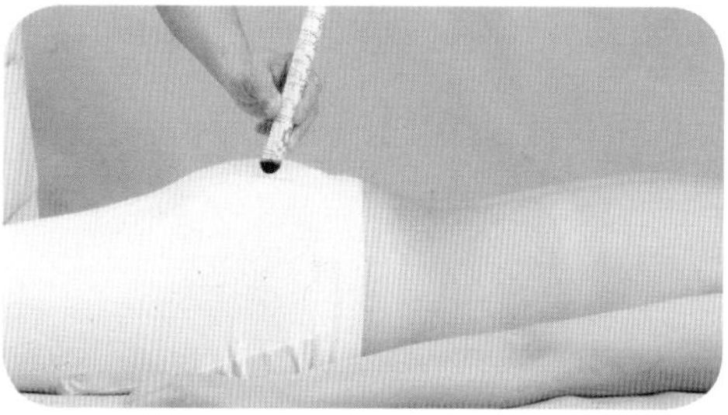

症状3：便血鲜红、量或多或少，肛门骤然剧痛

## 加灸足三里穴

【定位】该穴位于外膝眼下 3 寸，距胫骨前嵴 1 横指，当胫骨前肌上。

【艾灸】艾条温和灸，隔日灸 1 次，每次灸 3 ～ 15 分钟，灸至皮肤产生红晕为止。最好在每晚临睡前灸。

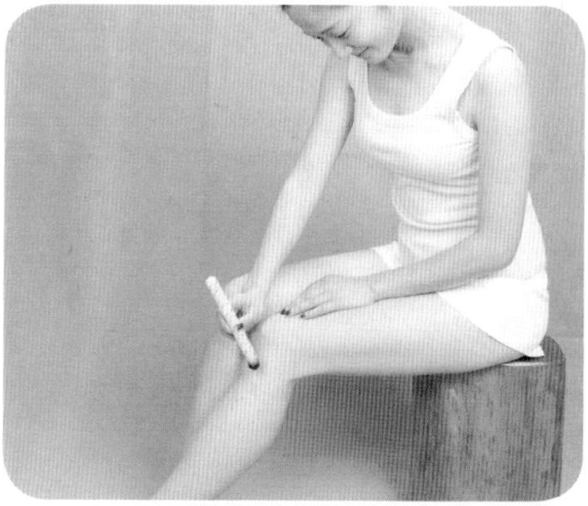

症状4：痔核脱出，肛门有下坠感，气短乏力，头晕目眩

## 加灸百会穴

【定位】该穴位于头部，头顶正中心。

【艾灸】艾条温和灸，每日灸 1 次，每次灸 3 ～ 15 分钟，灸至皮肤产生红晕为止。

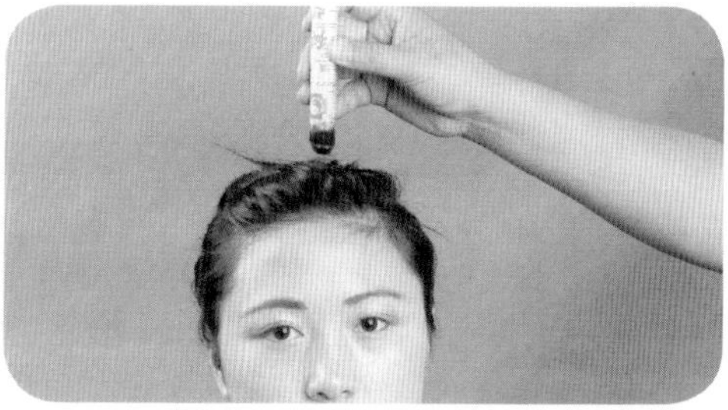

## 加灸神阙穴

【定位】该穴位于腹中部，脐中央。

【艾灸】艾条温和灸，每日灸 1 次，每次灸 3 ～ 15 分钟左右，灸至皮肤产生红晕为止。

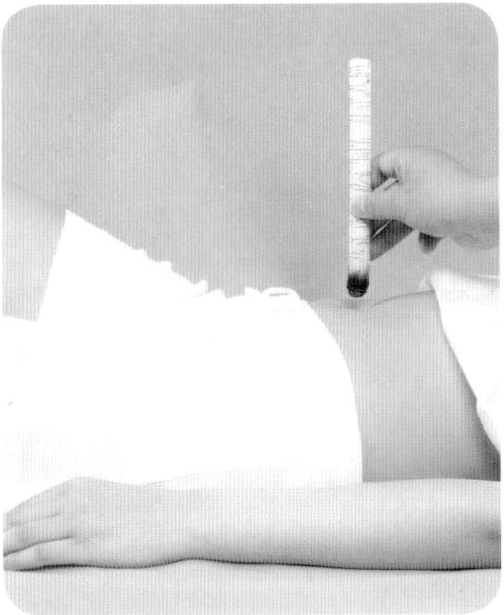

## 加灸脾俞穴

【定位】该穴位于背部，当第 11 胸椎棘突下，旁开 1.5 寸。

【艾灸】艾条温和灸，每日灸 1 次，每次灸 3 ～ 15 分钟，灸至皮肤产生红晕为止。

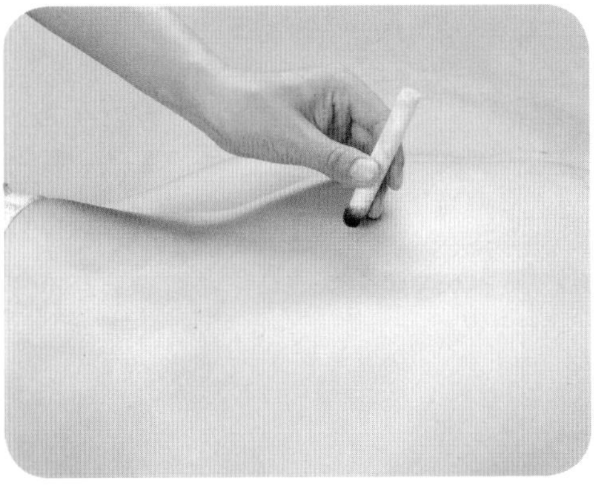

### 症状5：血色污浊，大便干结

## 加灸阴陵泉穴

【定位】该穴位于小腿内侧，当胫骨内侧髁后下方凹陷处。

【艾灸】艾条温和灸，每日灸 1 次，每次灸 3 ～ 15 分钟，灸至皮肤产生红晕为止。

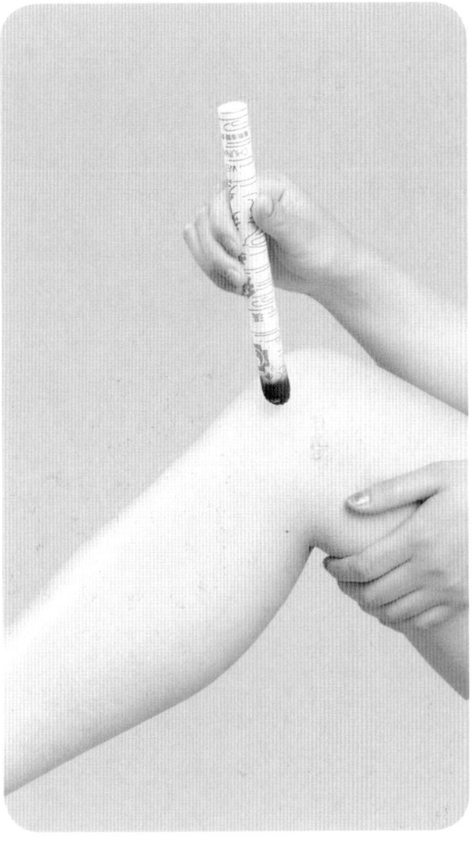

## 按摩疗法

### 点按长强穴

【定位】该穴位于尾骨尖端下，尾骨尖端与肛门连线的中点处。

【按摩】被按摩者俯卧，双腿分开，按摩者用中指轻轻点按揉长强穴约 2 分钟，以局部出现酸、麻、胀感觉为佳。

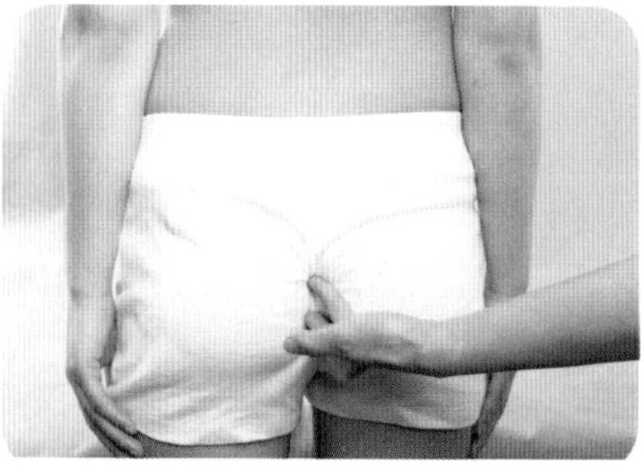

### 推擦八髎穴

【定位】该穴位于骶椎。包括上髎、次髎、中髎和下髎，左右共八个穴位，分别在第一、二、三、四骶后孔中，合称“八髎”。

【按摩】被按摩者屈肘前俯，坐在矮凳上，按摩者立其侧，手掌伸直，用掌面着力，紧贴骶部两侧皮肤，自上向下连续不断地直线往返摩擦5～10 分钟。

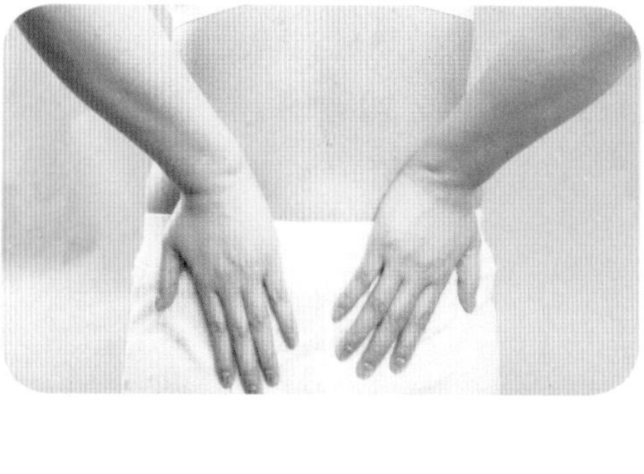

### 点揉承山穴

【定位】该穴位于小腿后面正中，委中与昆仑之间，当伸直小腿或足跟上提时腓肠肌肌腹下出现尖角凹陷处。

【按摩】被按摩者俯卧，按摩者用两手拇指端点按两侧承山穴，力度以稍感酸痛为宜，一压一松为 1 次，连做 10 ～ 20 次。

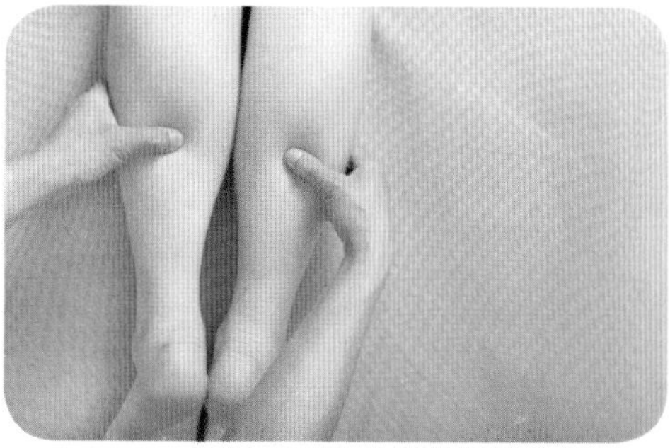

### 按揉肾俞穴

【定位】该穴位于腰部，当第 2 腰椎棘突下，旁开 1.5 寸。

【按摩】被按摩者俯卧，按摩者用双手拇指重叠按压肾俞穴 1 分钟，再按顺时针方向按揉约 1 分钟，然后按逆时针方向按揉约 1 分钟，以局部出现酸、麻、胀感觉为佳。

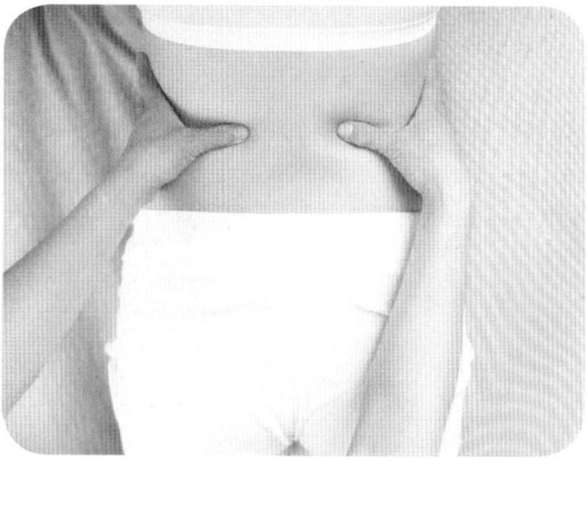

## 按揉会阴穴

【定位】该穴位于肛门和生殖器的中间凹陷处。

【按摩】被按摩者俯卧，双腿分开，按摩者用中指轻轻点按揉会阴穴约2分钟，当会阴穴有了热胀感时，即停止按摩。随着气力、体力增强之后，可以增加按摩次数。

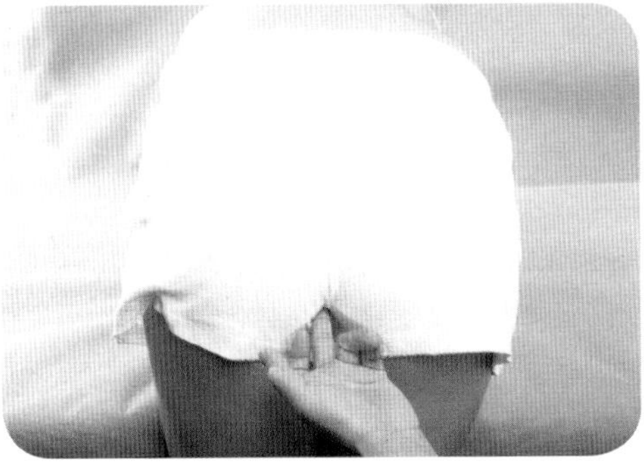

## 按揉会阳穴

【定位】该穴位于骶部，尾骨端旁开0.5寸。

【按摩】被按摩者俯卧，按摩者用拇指轻轻点按揉会阳穴约2分钟，以局部出现酸、麻、胀感觉为佳。

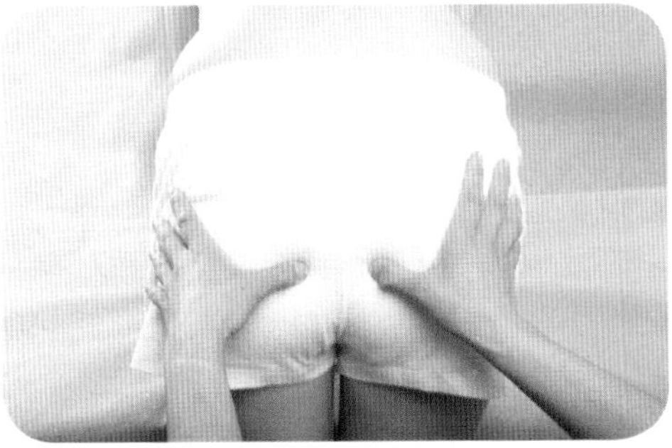

## 按揉孔最穴

【定位】该穴位于前臂掌面桡侧，尺泽穴与太渊穴连线上，腕横纹上7寸处。

【按摩】按摩者一手托着手臂，另一手拇指按顺时针方向按揉孔最穴约2分钟，然后按逆时针方向按揉约2分钟，左右手交替进行，以局部出现酸、麻、胀感为佳。有痔疮的人此处会明显感到疼痛，最好经常按压。

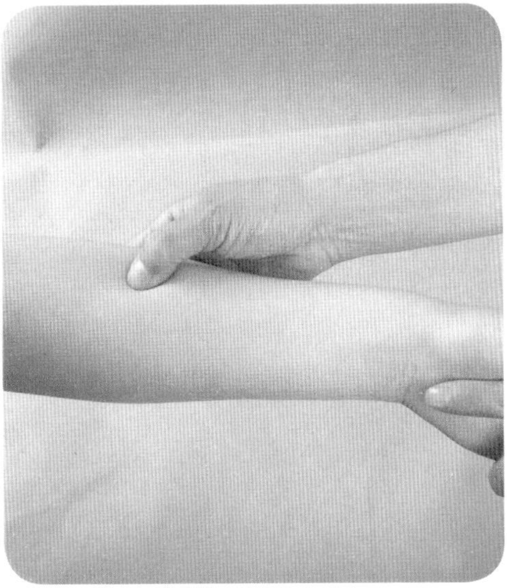

**专家解析**

长强可通淋止痛；八髎可调和气血；承山可宣通气血；肾俞益肾助阳；会阴疏通体内脉结；会阳可散发水湿；孔最穴可凉血止血、清热止血。七穴配伍，对痔疮有很好的疗效。

## 刮痧疗法

### 刮拭头部百会穴

【选穴定位】

百会：位于头部，前发际正中直上5寸，或两耳尖连线的中点处。让患者采用正坐的姿势，可以通过两耳尖直上连线中点，来简易取此穴。

【刮痧体位】可采取坐位，以方便刮拭与自我感觉舒适为宜。

【刮拭方法】放松身体，用单角刮法刮拭头顶百会穴。

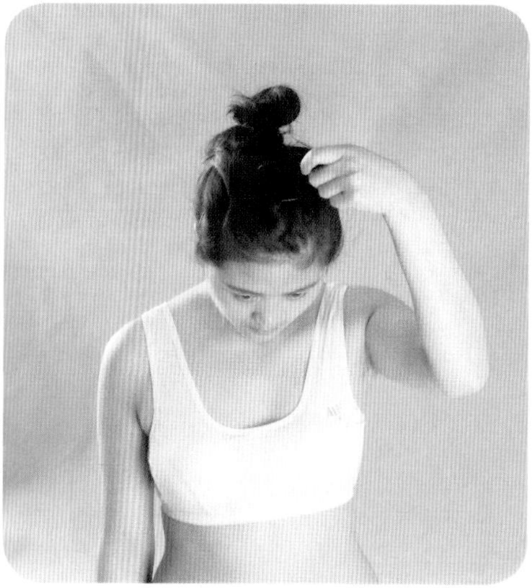

### 刮拭背腰部痔疮穴、腰俞穴、长强穴、关元穴、中极穴

【选穴定位】

痔疮：位于腰部正中线，第3、4腰椎棘之间点微上方处。

腰俞：位于骶部，后正中线上，适对骶管裂孔。取穴时一般采用俯卧姿势，臀沟分开处即是。

长强：位于尾骨尖端下，尾骨尖端与肛门连线的中点处。取穴时，跪伏或胸膝位，于尾骨尖与肛门连线之中点取穴。

关元：位于下腹部，前正中线上，脐中下3寸。

中极：位于下腹部，前正中线上，脐中下4寸。

【刮痧体位】背胸部刮拭可分别采用俯卧位与仰卧位，以方便刮拭与自我感觉舒适为宜。

【刮拭方法】用面刮法刮拭背部腰俞穴至长强穴，及腰部奇穴痔疮穴。然后用面刮法从上向下刮拭腹部关元穴至中极穴。

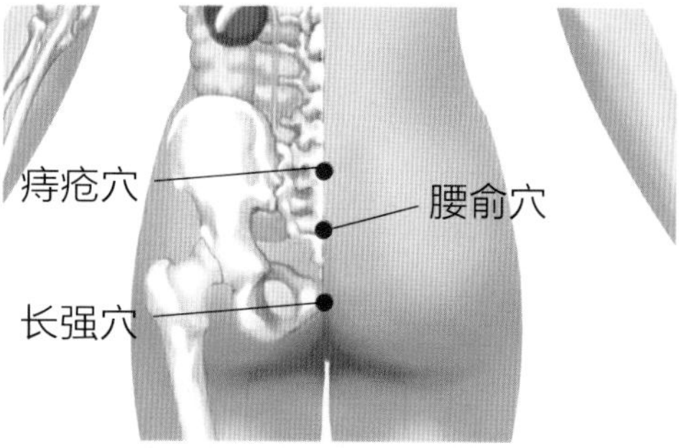


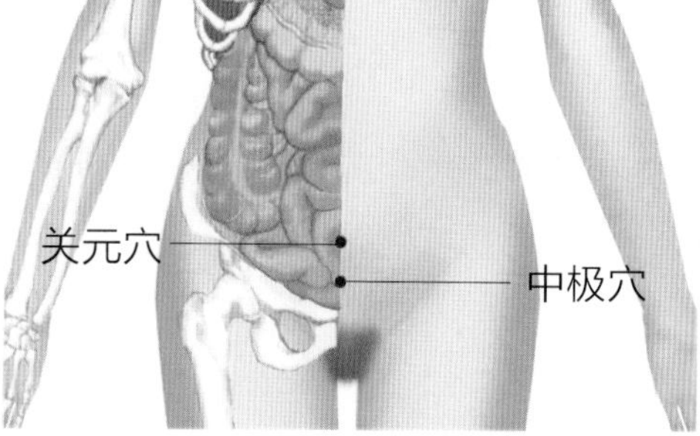

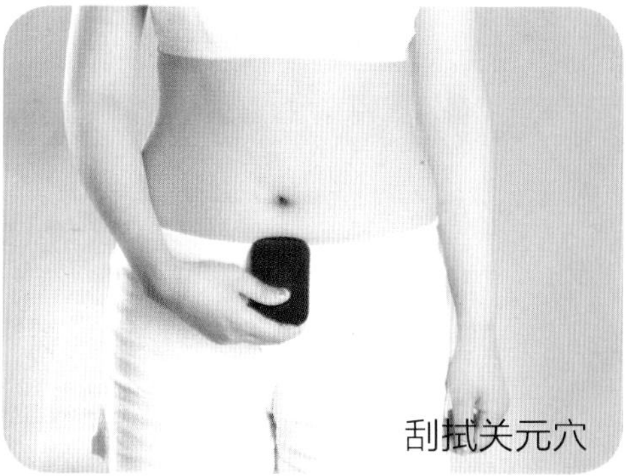


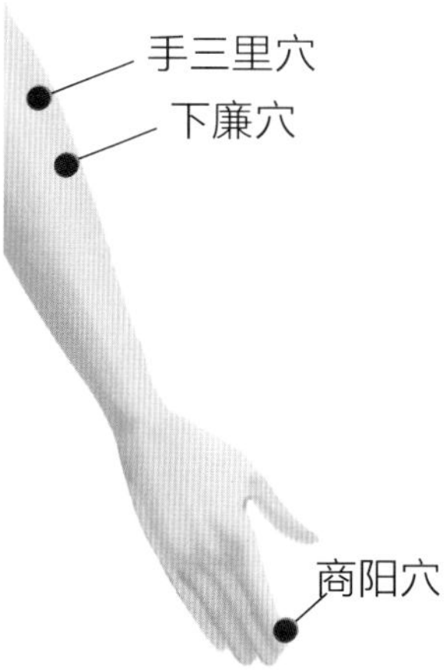


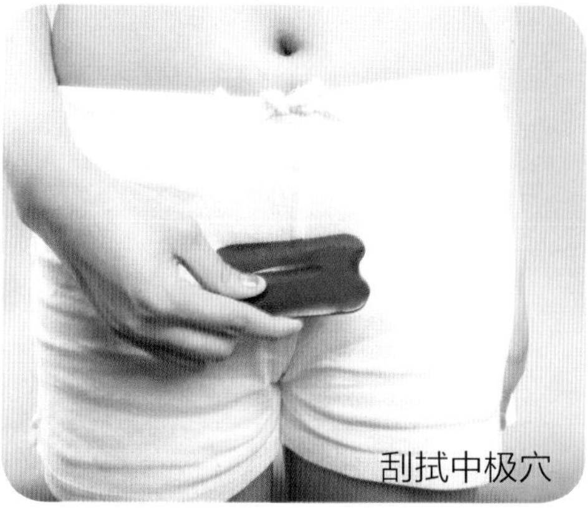


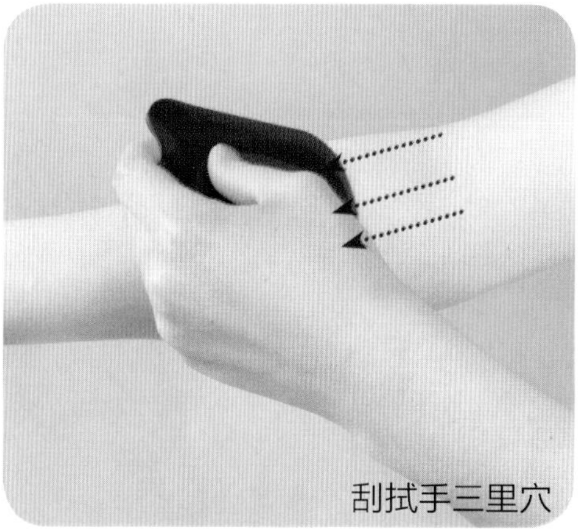


## 刮拭上肢手三里穴、下廉穴、商阳穴

【选穴定位】

手三里：位于前臂背面桡侧，阳溪与曲池连线上，肘横纹下 2 寸。

下廉：位于前臂背面桡侧，阳溪与曲池连线上，肘横纹下 4 寸处。

商阳：位于手食指末节桡侧，距指甲角 0.1 寸。

【刮痧体位】采取坐位，以方便刮拭与自我感觉舒适为宜。

【刮拭方法】用面刮法刮拭上肢手三里穴至下廉穴。

## 刮拭下肢血海穴、三阴交穴

【选穴定位】

血海：位于大腿内侧，髌底内侧端上 2 寸，股四头肌内侧头的隆起处。取穴时，坐位，屈膝成 90°，医者立于患者对面，用左手掌心对准右髌骨中央，手掌伏于其膝盖上，拇指尖所指处为取穴部位。

三阴交：位于小腿内侧，足内踝尖上 3 寸，胫骨内侧缘后方。取穴时以手4指并拢，小指下边缘紧靠内踝尖上，食指上缘所在水平线在胫骨后缘的交点，为取穴部位。

【刮痧体位】可采取坐位，以方便刮拭与自我感觉舒适为宜。

【刮拭方法】用面刮法刮拭下肢血海穴和三阴交穴。

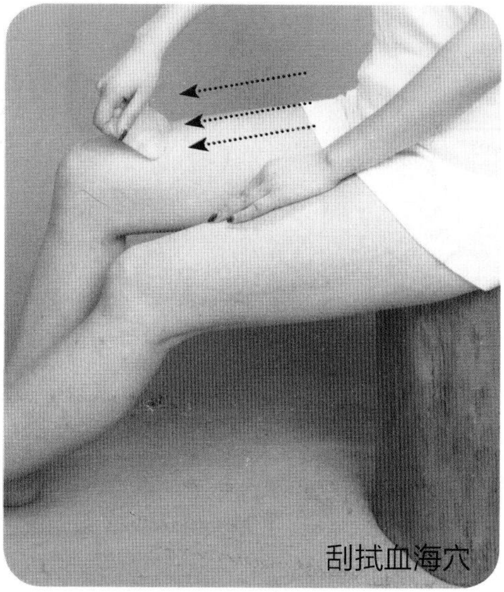


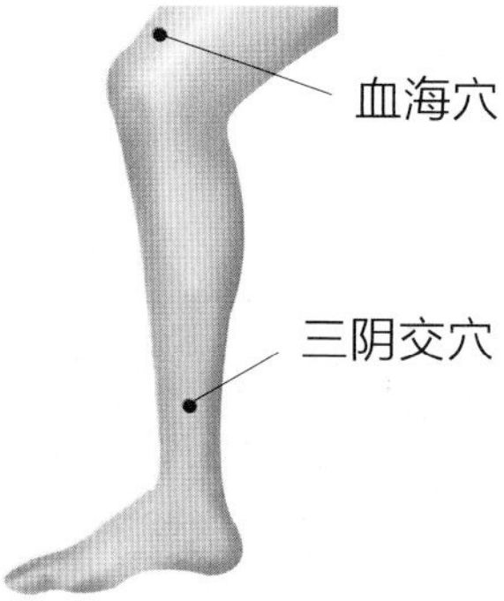